Recht in der Pflege verstehen

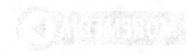

Ihr Bonus als Käufer dieses Buches

Als Käufer dieses Buches können Sie kostenlos unsere Flashcard-App „SN Flashcards" mit Fragen zur Wissensüberprüfung und zum Lernen von Buchinhalten nutzen. Für die Nutzung folgen Sie bitte den folgenden Anweisungen:

1. Gehen Sie auf **https://flashcards.springernature.com/login**
2. Erstellen Sie ein Benutzerkonto, indem Sie Ihre Mailadresse angeben, ein Passwort vergeben und den Coupon-Code einfügen.

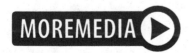

Ihr persönlicher „SN Flashcards"-App Code   EF3D6-53831-D2979-CB37C-CDE29

Sollte der Code fehlen oder nicht funktionieren, senden Sie uns bitte eine E-Mail mit dem Betreff **„SN Flashcards"** und dem Buchtitel an **customerservice@springernature.com.**

Joel Smolibowski

Recht in der Pflege verstehen

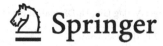 Springer

Joel Smolibowski
Ministerium für Soziales, Gesundheit und
Integration Baden-Württemberg, Stuttgart
Bottrop, Deutschland

ISBN 978-3-662-66340-0   ISBN 978-3-662-66341-7   (eBook)
https://doi.org/10.1007/978-3-662-66341-7

Die Deutsche Nationalbibliothek verzeichnet diese Publikation in der Deutschen Nationalbibliografie;
detaillierte bibliografische Daten sind im Internet über http://dnb.d-nb.de abrufbar.

Planung/Lektorat: Sarah Busch

Springer ist ein Imprint der eingetragenen Gesellschaft Springer-Verlag GmbH, DE und ist ein
Teil von Springer Nature.
Die Anschrift der Gesellschaft ist: Heidelberger Platz 3, 14197 Berlin, Germany

Vorwort

In den letzten Jahren haben Ereignisse wie die Corona-Pandemie oder der Krieg in Syrien und in der Ukraine mit all ihren direkten und indirekten Konsequenzen unsere Gesellschaft immer wieder vor schwierige Herausforderungen gestellt. Neben der Lösung der akuten wirtschaftlichen Probleme, war in der öffentlichen Diskussion immer von entscheidender Bedeutung, ob staatliches und privates Handeln in bestimmten Situationen rechtens ist. Gerade in den verzwicktesten Situationen hat sich unser Rechtssystem als äußerst effektiv und der Rechtsstaat als robust erwiesen.

Vor allem in der Zeit der Pandemie, war die Pflege Brennpunkt vieler juristischer Auseinandersetzungen. Manche waren von grundlegender verfassungsrechtlicher Natur, berührten das Recht auf Leben, die freie Meinungsäußerung und das Versammlungsrecht. Viele neue Vorschriften regelten auf einmal den Umgang mit Kollegen, Patienten und Angehörigen. Nie war die Pflege so intensiv mit juristischen Fragestellungen befasst, musste sie verstehen und sinnvoll umsetzen, wie in den letzten Jahren. Nie war die Pflege so gefragt, wenn es darum ging, das Recht – d. h. die Regeln, die unser Miteinander bestimmen – mitzugestalten. Und wenn man den Experten Glauben schenken will, dann wird dies in Zukunft nicht anders werden.

Fachkräfte in der Pflege müssen in der Lage sein, neben ihrer medizinischen Expertise Handeln und Situationen rechtlich einordnen zu können. Dies setzt ein grundlegendes Verständnis von Recht voraus. Nicht punktuelles Wissen, sondern strukturelle Kompetenzen sind gefragt, um jetzt und in Zukunft den Anforderungen dieses äußerst anspruchsvollen Berufs gerecht zu werden. Ziel dieses Buches ist deshalb, dem Leser nicht juristische Krümmel in die Hand zu streuen, sondern auf der Basis eines grundsätzlichen Verständnisses Sicherheit und Souveränität in extremen und schwierigen Situationen zu vermitteln.

Wieder einmal danke ich Schwester Monika Ledig-Martin, die mich mit ihrem außerordentlichen Fachwissen inspiriert und mit ihrer langen Erfahrung immer wieder auf das Wesentliche für die praktische Arbeit in der Pflege gestoßen hat. Liebe Monika, dieses Buch wäre ohne Deine große Unterstützung nicht möglich gewesen. Danke!

Allen Leser*innen wünsche ich vor allem Spaß und Freude beim Lesen und Lernen. Mit dem Verständnis von Recht – den Spielregeln unserer Gesellschaft – erlangen Sie Sicherheit. Recht ist nicht schwer – es ist aber gefährlich, weil es als Nebenwirkung weiteres Nachdenken nach sich zieht.

„Um eine Kultur zu schaffen, genügt es nicht, mit dem Lineal auf die Finger zu klopfen", schrieb Albert Camus. Wichtig ist, dass wir Verständnis füreinander und Respekt voreinander haben. Mit der Wahl ihres Berufes haben Sie sich bereits für eine sehr komplexe und herausfordernde Profession entschieden. Ich wünsche Ihnen viel Erfolg, ihrem eigenen Anspruch, der sicher sehr hoch ist, jederzeit gereicht werden zu können. Dieses Buch ist dabei hoffentlich eine kleine Hilfe.

Inhaltsverzeichnis

Grundlagen zum Verständnis des Rechts

1

Inhaltsverzeichnis

1.1 Was ist Recht und warum gehört dieses Buch zu Recht auf den Schreibtisch?

„Rechtsbewusstsein und Verständlichkeit haben viel damit zu tun, wie sich das Recht präsentiert. Alle Bürger werden mit Texten konfrontiert, die von Juristen verfasst sind. Wenn man sie lesen muss, sollte man wenigstens die Chance haben, sie zu verstehen."

Richard von Weizsäcker zur Eröffnung des 56. Deutschen Juristentages, Berlin, 9. September 1986

Die Grundlagen des Rechts sind ein wichtiger Bestandteil der Pflegeausbildung – und das zu Recht. Das Arbeitsleben ist vollständig verrechtlicht. Die Beachtung von gesetzlichen Vorgaben, die rechtliche Bewertung von Sachverhalten und nicht zuletzt die Beratung von Patienten und Angehörigen stellen eine immer größere Herausforderung im Berufsalltag dar. Wenn es aber um die rechtliche Bewertung von Sachverhalten geht, das Lesen von Urteilen oder gar das Formulieren juristischer Texte, dreht sich vielen Nichtjuristen automatisch der Magen um – man versteht oft nur „Bahnhof". Die Probleme mit dem Recht liegen zum einen an der besonderen Sprache von Juristen und zum anderen an der Art der besonderen Herangehensweise (Subsumtion) bei der rechtlichen Bewertung von Sachverhalten. Gesetze und Urteile lesen sich zunächst oft steif und schwer verständlich.

Auch die Vorstellung darüber, wie Gerichte funktionieren und Recht gesprochen wird, entspricht nicht immer der Realität. Das weit verbreitete Bild der Tätigkeit von Juristen ist überwiegend geprägt von amerikanischen Serien. Dadurch wird ein komplett falsches Klischee von der Art und Weise des deutschen Rechtssystems vermittelt. Während im angelsächsischen Raum die Anwendung von Präzedenzfällen und Grundsatzurteilen in Verbindung mit epischen

J. Smolibowski, *Recht in der Pflege verstehen*, https://doi.org/10.1007/978-3-662-66341-7_1

Plädoyers eine große Rolle spielen, ist der deutsche Gerichts- und Anwaltsalltag wesentlich weniger glamourös und dramatisch. In Deutschland sind nicht Fälle und Plädoyers Grundlage der Rechtsfindung, sondern die Gesetze. Die Rolle der Gerichte besteht vor allem darin, Gesetze für einen bestimmten Einzelfall auszulegen. Deshalb gelten Urteile auch lediglich für diesen einen Fall. Nur in bestimmten Fällen können Teile von Urteilen bei der Bewertung ähnlich gelagerter Fälle herangezogen werden. Aus diesem Grund ist auch ein reines „Fallbuch" für den juristisch ungeschulten Praktiker nicht sinnvoll. Im Zweifel richtet es sogar mehr Schaden an, als es Nutzen bringt. Das Auswendiglernen von Einzelfällen mit der Intention, diese für alle irgendwie gleich gearteten Fälle anwenden zu wollen, öffnet Tür und Tor für Falsch- und Fehlinterpretationen. Vielmehr ist es notwendig, einige grundlegende Kenntnisse über die juristische Arbeitsweise und von der Struktur von Urteilen zu erlangen. Dieses Buch hat sich deshalb zur Aufgabe gesetzt,

- die Grundlagen für das juristische System der Bundesrepublik Deutschland im Allgemeinen und ein Verständnis für juristische Texten und Urteilen im Besonderen zu vermitteln,
- dem juristisch nicht vorgebildeten Praktiker sowie Auszubildenden mehr Sicherheit bei der Beurteilung rechtlicher Fragestellungen im Berufsalltag zu verschaffen,
- die wichtigsten Klauseln von Verträgen (Arbeitsvertrag, Heimvertrag, Behandlungsvertrag etc.), Formularen und Erklärungen (wie z. B. Patientenverfügung, Vollmachten) so zu erklären, dass sie einfach zu verstehen sind.

Um einen größtmöglichen Bezug zur Praxis zu gewährleisten, lässt dieses Buch grundsätzlich die in der juristischen Fachliteratur geführten Streitigkeiten außer Acht und bezieht sich nur auf die von den Gerichten und Ämtern praktizierten Lösungsansätze.

Wenn man von Recht spricht, dann wird darunter zunächst einmal die Gesamtheit der Gesetze verstanden. Auch wenn Gesetze den wichtigsten Teil unserer Rechtsordnung ausmachen, so stellen sie nur einen Teil der „Spielregeln" unseres gesellschaftlichen Miteinanders dar. Das „Recht" umfasst alle Verhaltensregeln – geschrieben und ungeschrieben –, die von der Gesellschaft grundsätzlich als Norm anerkannt werden, fortdauernd befolgt werden oder, wie im Falle der förmlichen Gesetze, von der Legislative verabschiedet wurden. Das Recht kann zum einen dem Einzelnen verschiedene Freiheiten geben, ihn aber zum anderen auch verpflichten, bestimmte Dinge zu tun oder zu lassen. Das Recht wirkt sich aber nicht nur auf das Individuum aus, sondern bestimmt, wie unsere Gesellschaft als Ganzes funktioniert. Es ist, ganz grob gesprochen, die Spielanleitung für unseren Staat.

Das Recht funktioniert deshalb, weil die Gesellschaft grundsätzlich die Notwendigkeit und Durchsetzung von Regeln akzeptiert und für richtig erachtet. Viele sozialwissenschaftliche Experimente haben gezeigt, dass sich Menschen in Gruppen immer Regeln geben, nach denen sie zusammenleben möchten. Es sind keine stabilen anarchistischen Systeme bekannt, die über einen längeren Zeitraum existiert hätten. Wendet man die Nash-Gleichung zur Stabilisierung dynamischer Systeme auf das Recht in der Gesellschaft an, dann funktionieren Regeln weniger deshalb, weil die Allgemeinheit an ihre Notwendigkeit glaubt, sondern vielmehr deshalb, weil der Einzelne sich durch die Beachtung einen größeren persönlichen Vorteil als bei Nichtbeachtung verspricht. Regeln können auch dann wirken, wenn der Einzelne bei Nichtbeachtung einen so heftigen Nachteil befürchten muss, der den Vorteil der Nichtbeachtung wieder aufhebt. Dies erfolgt durch Sanktionierung, d. h. Strafe.

Recht spiegelt die Werte eines Systems wider – es gießt all das in Regeln, was für die Mitglieder einer Gruppe wichtig ist, woran sie glaubt. Recht bildet in modernen Staaten die Gesellschaftsmoral, technische Entwicklungen, wissenschaftliche Erkenntnisse sowie sich wandelnde soziale Realitäten ab und ist deshalb in bestimmten Bereichen von einer großen Dynamik. Manche Regelungen sind für viele Jahre oder Jahrzehnte stabil, während andere Regelungen innerhalb kurzer Zeit immer wieder angepasst werden oder neu entstehen.

In der Bundesrepublik Deutschland haben wir mit dem Parlament eine rechtsetzende Instanz (Legislative). Hier werden die Gesetze, die allgemeinen Spielregeln festgelegt. Die Exekutive, die Verwaltung und Behörden (z. B. die Polizei) sind dazu da, diese Spielregeln durchzusetzen und eine Nichtbefolgung ggf. zu sanktionieren. Die Legislative, die Gerichte, sind für die Auslegung der Gesetze zuständig und überprüfen diese z. B. im Hinblick auf deren Verfassungskonformität.

Da aber der Staat nur Regelungen für die Allgemeinheit trifft, haben die Bürger und Unternehmen Spielraum, ihre gegenseitigen Rechtsbeziehungen im Rahmen der Gesetze u. a. mit Verträgen selbst zu regeln. Die Durchsetzung der Vereinbarungen erfolgt dann wiederum über den Staat (Gerichte, Gerichtsvollzieher, Polizei), da bei ihm einzig und allein das Gewaltmonopol liegt.

Für den Praktiker im medizinischen Alltag ist zunächst einmal nicht so wichtig, wie Gesetze und Regelungen entstehen, sondern vielmehr, wie sie richtig zu verstehen und anzuwenden sind. Das Recht funktioniert in großen Teilen nach dem gleichen Schema wie mathematische Gleichungen. Der Rest ist eine sehr präzise Anwendung der Sprache.

Die Didaktik des Buches sowie die ausgewählten Inhalte orientieren sich darüber hinaus an den Anforderungen der Fachkommission für die Erstellung der Rahmenlehrpläne für die generalistische Ausbildung. Der Fachkommission ist es ein Anliegen, der neuen pflegeberuflichen Ausbildung ein Bildungsverständnis zugrunde zu legen, das als übergeordneter kultureller und gesellschaftlicher Anspruch verstanden wird. Bildung wird als (Weiter-)Entwicklung der Selbst- und Weltsicht verstanden. Gebildet-Sein bedeutet, so die Kommission, über ein reflektiertes Verhältnis zu sich, zu anderen und zur Welt zu verfügen. Dazu gehört die Entwicklung von kritischer Reflexionsfähigkeit, Mündigkeit, Emanzipation sowie Selbst-, Mitbestimmungs- und Solidaritätsfähigkeit. Diese komplexen Ziele sind für den gesellschaftlichen Zusammenhalt einer pluralisierten Gesellschaft unerlässlich und müssen auch im Pflegeberuf angebahnt bzw. weitergeführt werden (vgl. Fachkommission

nach § 53, 2020). Dieses Buch zielt insbesondere darauf ab, ein Fundament für „berufliche Tüchtigkeit" und „berufliche Mündigkeit" im Sinne der Fachkommission bei den Auszubildenden zu schaffen.

Für die Pflegeausbildung bedeutet Persönlichkeitsbildung die Fähigkeit zur verantwortlichen Teilhabe an gesellschaftlichen und betrieblichen Entscheidungsprozessen sowie die Befähigung zum Aufbau und zur Gestaltung von Pflege- und Beziehungsprozessen. Bildung geht dabei über den Erwerb von Kompetenzen hinaus und nimmt Macht- und Legitimationsaspekte auf. Bildung entwickelt sich insbesondere durch das Denken in Widersprüchen, wobei innere Widersprüche, institutionelle und gesellschaftliche Widersprüche und Widersprüche im Pflegehandeln rekonstruiert, aufgedeckt und reflektiert werden können (vgl. Fachkommission nach § 53, 2020).

Das Buch regt den Leser dazu an, den vermittelten Stoff umfassend zu verstehen, kritisch zu hinterfragen und so für die Herausforderungen des Alltags als Grundlage für fundierte Lösungsansätze anwendbar zu machen.

1.2 Die wichtigsten Rechtsquellen für den Praktiker – wie man sie findet und nutzt

Einem Praktiker stellen sich bei der juristischen Beurteilung eines strittigen Sachverhalts immer folgende Fragen:

- Welche Vorschriften/welche Urteile regeln mein Problem?
- Wie sind die Vorschriften/Urteile zu verstehen?

▶ Vorab sei ausdrücklich darauf hingewiesen, dass dieses Buch und die folgenden Erklärungen genauso wenig die Konsultation eines Anwalts ersetzen können, wie das Lesen eines medizinischen Fachbuchs die Notwendigkeit, im Falle einer Krankheit, einen Arzt aufzusuchen.

1.2.1 Die Suche nach der richtigen Vorschrift

Die Suche nach der richtigen Vorschrift ist oft schwierig und sollte im Zweifel einem Fachmann (Anwalt) überlassen werden. Es ist sicherlich für die Motivation nicht besonders förderlich, direkt mit diesem Punkt einzusteigen. Dennoch will dieses Buch auf seriöse Weise zeigen, was man als Nichtjurist „mit Bordmitteln" selbst erledigen kann und was eben nicht. Die Suche nach der richtigen Vorschrift gleicht der richtigen Diagnose von Krankheiten. Selbstverständlich kann jeder im Internet nach einer Lösung suchen, doch ist dies nicht immer von Erfolg gekrönt und deshalb mehr als risikobehaftet.

In vielen Fällen ist die in Frage stehende Norm jedoch klar. Entweder weil sie offensichtlich ist (z. B. bei der strafrechtlichen Verfolgung einer Sachbeschädigung – § 303 Strafgesetzbuch) oder weil z. B. ein amtliches Schreiben auf bestimmte Normen Bezug genommen hat.

Das Bundesministerium der Justiz und für Verbraucherschutz und das Bundesamt für Justiz stellen nahezu das gesamte aktuelle Bundesrecht kostenlos im Internet bereit. Die Gesetze und Rechtsverordnungen können in ihrer jeweils geltenden Fassung unter: https://www.gesetze-im-internet.de/ abgerufen werden.

1.2.2 Wie werden Gesetze gelesen und angewendet?

Gesetze zu verstehen ist dagegen leichter. Allerdings steckt der Teufel im Detail. Dies liegt zum einen an der oft seltsam anmutenden Sprache und zum anderen daran, dass Gesetze viele sogenannte *„unbestimmte Rechtsbegriffe"* enthalten.

Unbestimmte Rechtsbegriffe sind solche Wörter in Gesetzen, die mehr als eine Interpretation zulassen oder eine bestimmte Bandbreite an möglichen Interpretationen enthalten. Diese sind notwendig, um allgemeine Regelungen treffen zu können, die trotzdem möglichst jedem Einzelfall gerecht werden. Unbestimmte Rechtsbegriffe sind z. B. „regelmäßig" (das kann minütlich, täglich oder jährlich etc. bedeuten) oder „unverzüg-lich" (Ist das innerhalb einer Minute oder nach einem Tag?).

Der unbestimmte Rechtsbegriff ist grundsätzlich für den jeweiligen Einzelfall zu konkretisieren. Dies tun u. a. Ämter und Behörden in ihrer täglichen Arbeit. Für manche Begrifflichkeiten hat der Gesetzgeber allerdings bereits eine sogenannte „Legaldefinition" gegeben (wie z. B. für den Begriff „Fahrlässigkeit" in § 276 Abs. 2 BGB; danach handelt fahrlässig, „wer die im Verkehr erforderliche Sorgfalt außer Acht lässt"; dabei stellt sich im Anschluss allerdings bereits die Frage, was „die im Verkehr übliche Sorgfalt" sein soll).

Die Überprüfung der Auslegung dieser unbestimmten Begriffe obliegt endgültig aber immer den Gerichten. Sie können diese Interpretationen kippen, für unwirksam erklären und selbst eine – dann gültige – Form der Lesart festlegen. Damit wäre schon – im Vorgriff auf das, was noch kommt – eine wichtige Funktion von Gerichten und Urteilen offenbart: die Überprüfung und ggf. (Neu-)Definition von unbestimmten Rechtsbegriffen.

Die Auslegung dieser Rechtbegriffe kann auf verschiedenen Grundlagen erfolgen. In der Jurisprudenz gibt es vier unterschiedliche Herangehensweisen, die alle ihre Berechtigung haben und je nach Einzelfall angewendet werden. Der Praktiker muss diese Arten des Verständnisses von Vorschriften nicht en detail kennen und anwenden können – man sollte jedoch wissen, dass es diese gibt. Nur so ist ein wirkliches Verständnis für die Anwendung des Rechts möglich.

- Grammatikalische Auslegung
- Historische Auslegung
- Systematische Auslegung
- Teleologische Auslegung

Der grammatikalische Ansatz beschäftigt sich mit der Frage „Was wird gesagt?", nicht mit der Frage „Was ist gemeint?". Am Wortlaut orientiert, soll der sprachliche Sinn, die Bedeutung, die in einem Wort oder Satz eines Gesetzestextes steckt, erforscht werden. Besonderes Augenmerk liegt auf folgenden sprachwissenschaftlichen Parametern:

- Bedeutung sprachlicher Zeichen (Semantik)
- Arten sprachlicher Zeichen und ihr wechselseitiges Verhältnis (Syntax)
- Gebrauch sprachlicher Zeichen in Äußerungen (Pragmatik)

Die historische Auslegung erforscht den konkreten subjektiven Willen des Gesetzgebers anhand der hinter der Norm liegenden Rechtsgeschichte. Hierzu werden z. B. Protokolle der Gesetzesentstehung, amtliche Begründungen (genetische Auslegung), Texte von Normvorläufern, historische, auch mittlerweile außer Kraft gesetzte Normtexte herangezogen. Die historische Auslegung fokussiert sich auf zwei Gesichtspunkte:

- den Willen des Gesetzgebers bei Erlass des Gesetzes
- die Entstehungsgeschichte des Gesetzes: „Was wollte der Gesetzgeber mit diesem Gesetz erreichen?"

Die systematische Auslegung stellt die Norm und den unbestimmten Rechtsbegriff in Beziehung zum gesamten gültigen Normgefüge. Da das deutsche Rechtssystem ein einheitliches Gebilde darstellt, in dem die Normen und Rechtsbegriffe nicht in einem Widerspruch zueinanderstehen dürfen, kommt nur eine Auslegung in Betracht, die konform zu dem bestehenden Recht ist.

Bei dem teleologischen Ansatz werden der Sinn und Zweck einer Norm für die Auslegung des unbestimmten Rechtsbegriffs zugrunde gelegt. Hierbei muss insbesondere Rücksicht auf aktuelle Lebensbedürfnisse, bestehende Wertvorstellungen sowie moderne wissenschaftliche Erkenntnisse genommen werden.

Neben den verschiedenen Arten der Auslegung von unbestimmten Rechtsbegriffen gibt es für Gesetze noch eine bestimmte Art der juristischen Prüfung: die sogenannte Subsumtion. Diese Art der Prüfung variiert bei Grundrechten, zivilrechtlichen, strafrechtlichen und öffentlich-rechtlichen Normen. Wie dies im Einzelnen funktioniert, wird an gegebener Stelle einführend erläutert. Die Subsumtion stellt für Nichtjuristen

(aber auch sogar für manche Juristen) die größte Hürde zum Verständnis und bei der Anwendung von Recht dar.

1.2.3 Der Sinn von Urteilen und wie man sie liest

Die Aufgabe der Gerichte und damit auch der Urteile, erschließt sich bereits zu einem großen Teil aus dem oben Gesagten. Urteile sind immer eine Entscheidung von strittigen Rechtsfragen für einen Einzelfall. Der Grund für die Anrufung von Gerichten, ist normalerweise die Uneinigkeit über die Auslegung unbestimmter Rechtsbegriffe und mehrdeutiger Gesetze und Regelungen. Verfassungsgerichte sind sogar mit der Gültigkeit von Normen beschäftigt. Sie überprüfen deren Übereinstimmung mit dem Grundgesetz bzw. dem Recht der Europäischen Union.

Der Einfluss des Rechts der Europäischen Union und der Rechtsprechung der Europäischen Gerichtshöfe auf die Pflege in Deutschland ist gravierender als landläufig angenommen wird. Tatsächlich greift er teilweise fundamental in das Pflegegeschehen ein. Ausgangspunkt und Grundlage für die europäische Rechtsetzung sind die Europäischen Verträge mit einem Grundrechtskanon, der zum einen den Bürgern Rechte sichert und zum anderen den politischen Akteuren einen Korridor für ihr Handeln vorgibt. So kann z. B. eine Klage eines Bürgers aus Irland gegen die Republik Italien Auswirkungen auf die Arbeit eines polnischen Staatsbürgers in der Bundesrepublik Deutschland haben.

Für Bürger der Europäischen Union bildet die Europäische Menschenrechtskonvention (EMRK) einen menschenrechtlichen Mindeststandard, hinter den kein Land zurücktreten darf. In Deutschland wird dieser nach der ständigen Rechtsprechung des Bundesverfassungsgerichts (BVerfG) immer im Rahmen methodisch vertretbarer Auslegung für die Interpretation der Grundrechte des Grundgesetzes (GG) herangezogen. Vor dem BVerfG kann sich der Bürger aber nicht unmittelbar auf die Verbürgungen der EMRK berufen. Er kann lediglich geltend machen, dass die Normen des Grundgesetzes im Lichte der EMRK ausgelegt werden müssen und der Schutz der Grundrechte nicht kleiner sein dürfen als der der EMRK. Von unmittelbarer Relevanz sind deshalb für den Bürger zunächst einmal die Grundrechte des GG. Sie finden immer dann Anwendung, wenn nationales Recht im Hinblick auf die Einhaltung verfassungsmäßiger Rechte überprüft werden soll.

Urteile sind also zunächst einmal als Entscheidung eines Einzelfalls zu sehen. Sie können nur auf andere Fälle übertragen werden, wenn diese exakt auf den gleichen Lebensumständen beruhen. Schon geringfügige Abweichungen können zu einem komplett anderen Urteil führen.

Ein Urteil besteht immer aus mindestens aus fünf Teilen:

- dem sogenannten Rubrum, d. h. der Feststellung der am Verfahren beteiligten Parteien
- dem Urteilsspruch, d. h. der Entscheidung in der Sache
- dem vom Gericht festgestellten Sachverhalt, der dem Urteil zugrunde gelegt wurde – Dies beinhaltet den Vortrag der Parteien, ggf. Urteile der Vorinstanzen und Beweisaufnahme(n)
- der Urteilsbegründung. In dieser wird ausführlich dargelegt, wie und weshalb das Gericht zu seinem Urteil gekommen ist.
- der Kostenentscheidung – die aber eigentlich ein Beschluss und nicht wirklich Teil des Urteils ist.

Obwohl Urteile nur für den jeweils entschiedenen Einzelfall wirken, können letztinstanzliche Entscheidungen eine bestimmte Strahlkraft weit darüber hinaus entfalten. Dies gilt dann, wenn sogenannte „unbestimmte Rechtsbegriffe" konkretisiert werden. Außerdem kann das Bundesverfassungsgericht nicht nur einzelne Begriffe definieren oder konkretisieren, sondern auch ganze Lebenssachverhalte im Rahmen einer Auslegung im Lichte der Verfassung ganz neu interpretieren.

In beiden Fällen spricht man von Grundsatzurteilen oberer und oberster Gerichte, wie z. B. des Bundesverfassungs-, des Bundesverwaltungs- oder Bundessozialgerichts, des Bundesgerichtshofs oder der Oberlandes- und Oberverwaltungsgerichte. Sie können aber auch von Amts- oder Landgerichten gesprochen werden, wenn der Instanzenweg keine nächsthöhere Überprüfung des Urteils zulässt.

Weiterführende Literatur- und Rechtsprechungsverzeichnis

Fachkommission nach § 53 Pflegeberufegesetz: Begleitmaterialien zu den Rahmenplänen der Fachkommission nach § 53 PflBG. o. O., 2020, www.bibb.de/dienst/publikationen/de/16613
Weizsäcker von, Richard, Rede Zur Eröffnung des 56. Deutschen Juristentages, Berlin, 9. September 1986, https://www.bundespraesident.de/SharedDocs/Reden/DE/Richard-von-Weizsaecker/Reden/1986/09/19860909_Rede.html

Weitere Quellen

Subsumtion – eine einfache Erklärung
https://www.youtube.com/watch?v=klfmdUXBV2I
Dieses Video ist für die Leser interessant, die tiefer in die Arbeitsweise der Subsumtion eindringen wollen und ihr Wissen noch einmal vertiefen möchten.
Prof. Dr. Michael Ganner: Die Bedeutung der Grundlagen des Rechts für die Rechtspraxis
https://www.youtube.com/watch?v=xyDAUDw3ldM
In seiner Antrittsrede erklärt Prof. Ganner sehr ausführlich u.a. zur Persönlichkeit, den Persönlichkeits-, und Selbstbestimmungsrechten und das Spannungsfeld zwischen diesen Rechten und medizinscher (zwangsweiser) Behandlung. Für alle, die tiefer in die Materie eindringen und erleben wollen, dass das Recht immer im Kontext vieler anderer wissenschaftlicher Disziplinen steht.
Absolut empfehlenswert!

Das Bundesverfassungsgericht: Zum Vertrag von Lissabon, Maastricht und der Währungsunion

Zum Vertrag von Lissabon: https://www.bundesverfassungsgericht.de/SharedDocs/Entscheidungen/DE/2009/06/es20090630_2bve000208.html#

Zum Vertrag von Maastricht:
https://www.servat.unibe.ch/dfr/bv089155.html

Diese Beiden Entscheidungen zeigen wieder einmal, dass Gerichtsurteile gut lesbar und verständlich sein können.

Sehr empfehlenswert!

Gesetze im Internet

https://www.gesetze-im-internet.de/

Mit diesem Link hat man alle Gesetze der Bundesrepublik immer auf dem neuesten Stand mit einen Klick.

file:///C:/Users/pc/Downloads/5f5f3092481a4_Rahmenpl%C3%A4ne_BARRIEREFREI_07092020%20(1).pdf

Rahmenpläne der Fachkommission nach § 53 PflBG für den theoretischen und praktischen Unterricht

Rahmenausbildungspläne für die praktische Ausbildung.

Wegweisende Gerichtsurteile für die Pflege

2

Inhaltsverzeichnis

2.1 Die Funktionsweise von Grundrechten

Die im Weiteren vorgestellten Urteile sind solche Grundsatzurteile. Sie befassen sich vor allem mit der Auslegung von Grundrechten. Grundrechte sind in der deutschen Verfassung, dem Grundgesetz, in den Artikeln 1–19 festgelegt. Sie stellen Anspruchs- und Abwehrrechte des Bürgers gegenüber dem Staat dar. Darüber hinaus entfaltet auch der Grundrechtskanon der Europäischen Menschenrechtskonvention eine gewisse Schutzwirkung.

2.2 Prüfung von Grundrechten – wie prüfen die Gerichte?

Zunächst einmal soll ein Verständnis dafür geschaffen werden, was Grundrechte überhaupt beinhalten und wie Gerichte diese anwenden. Was bedeutet es, wenn der Gesetzgeber von der „Würde des Menschen" redet, und welche Rechte erwachsen daraus für den Bürger? Was ist genau gemeint, wenn es um die „Freiheit der Entfaltung der Persönlichkeit" geht? Darf ich alles tun, was mir gefällt; und was ist, wenn jemand anderes etwas tut, um seine Persönlichkeit auszuleben, mir aber schadet? Darf er das trotzdem?

J. Smolibowski, *Recht in der Pflege verstehen*, https://doi.org/10.1007/978-3-662-66341-7_2

Um all diese Fragen richtig zu beantworten und ein Gefühl für das Recht zu bekommen, wird dem Leser mit diesem Kapitel das erste wichtige Werkzeug an die Hand gegeben. Mit dem im Weiteren erläuterten Prüfungsschema lassen sich Grundrechte und deren Reichweite für jeden Einzelnen ziemlich genau bestimmen.

In letzter Zeit ist das Handeln des Staates mehrfach in Bezug auf die Maßnahmen zur Bekämpfung der Corona-Pandemie von den Gerichten überprüft worden. Dabei stand vor allem die potenzielle Verletzung von Grundrechten der Kläger durch die Coronaverordnungen und -gesetze im Mittelpunkt der verschiedenen Klagen.

Wenn ein Bürger ein Gesetz oder das Handeln des Staates im Hinblick auf die Übereinstimmung mit den Vorgaben der Verfassung überprüfen lassen will, prüfen die Gerichte – insbesondere das Bundes- oder Landesverfassungsgericht – immer nach dem gleichen Schema. Dabei sind folgende Punkte/Fragen zu beantworten:

- Kann sich der Kläger auf das Grundrecht berufen?
- Ist das Grundrecht überhaupt verletzt?
- Darf der Staat möglicherweise eine Einschränkung der Rechte eines Bürgers vornehmen oder ist es sogar geboten?

Im Einzelnen sind folgende Prüfungsschritte vorzunehmen:

Erster Schritt – Schutzbereich eröffnet? Der Schutzbereich ist immer dann eröffnet, wenn das Grundrecht den in Frage stehenden Lebensbereich ausdrücklich schützt. Dies ist in der Regel ziemlich einfach und unkompliziert zu prüfen und zu beantworten. Jura kann manchmal einfacher sein als die Spielregeln zu einem Gesellschaftsspiel.

Beispiel

Wenn durch Maßnahmen zur Eindämmung des Covid-19-Virus und zum Schutz vulnerabler Gruppen vor Ansteckung Gottesdienste durch eine Vorschrift untersagt werden, fällt dies unmittelbar in den Schutzbereich der Religionsfreiheit (Art. 4 Satz 2 GG).

Art. 4 GG
Die Freiheit des Glaubens, des Gewissens und die Freiheit des religiösen und weltanschaulichen Bekenntnisses sind unverletzlich. (2) Die ungestörte Religionsausübung wird gewährleistet. (3) Niemand darf gegen sein Gewissen zum Kriegsdienst mit der Waffe gezwungen werden.

Neben der Freiheit des Glaubens fällt auch die Religionsausübung in den Schutzbereich des Art. 4 GG. (Was wäre auch eine Religion, die man zwar glauben, aber nicht praktizieren darf?) ◄

Zweiter Schritt – Verletzung des Schutzbereichs Greift das staatliche Handeln unmittelbar in den Schutzbereich ein?

Als Nächstes ist zu prüfen, ob das staatliche Handeln die im Grundrecht verankerte Freiheit einschränkt und somit den Schutzbereich des Grundrechtes verletzt. Der Staat hat nämlich in diesem Schutzbereich nichts zu suchen. Er muss ihn aber mit allem, was er aufzubieten hat, schützen.

b **Beispiel** In dem oben genannten Beispiel wird der Gottesdienst untersagt. Die ungestörte Religionsausübung ist damit nicht mehr gewährleistet. Das staatliche Handeln greift also in das Recht auf freie Religionsausübung ein und verletzt damit das Grundrecht.

Dritter Schritt – Schranke Gibt es eine verfassungsrechtliche Rechtfertigung des Eingriffs?

Grundrechte sind aber nicht grenzenlos gewährleistet, sondern finden immer ihre Grenzen zumindest in den Grundrechten anderer Bürger sowie durch bestimmte Gesetze. Nach der Rechtsprechung des Bundesverfassungsgerichts gibt es kein uferloses Recht. Die Freiheit eines Menschen findet immer seine Schranken in dem Recht des anderen, auch seine Freiheiten ausleben zu können. Diese Rechte müssen jeweils zu ihrer größten Entfaltung gebracht werden. Dies ist auch logisch und nachvollziehbar. Die Gewährung von schrankenlosen Rechten würde zu nicht haltbaren Ergebnissen führen. So könnten unter Berufung auf die Religionsfreiheit auch Menschenopfer gerechtfertigt werden. Eine Schranke, die ihrerseits das Recht des anderen auf Leben schützt, ist also mehr als sinnvoll.

Beispiel

In diesem Fall findet das Recht auf Religionsausübung seine Schranke in einem Gesetz, das zum Schutz vor Ansteckung und Verbreitung der Krankheit erlassen wurde. Grundsätzlich darf der Gesetzgeber durch ein Gesetz die – ansonsten unendliche – Reichweite von Grundrechten einschränken. Allerdings ist bei der Prüfung noch immer nicht das „Ende der Fahnenstange" erreicht. Zu prüfen ist noch, ob diese Schranke ihrerseits einer gewissen Einschränkung bedarf. (Keine Angst – dann ist auch Schluss mit der Prüfung.) ◄

Vierter Schritt – Schranken-Schranken Durfte der Gesetzgeber gerade diese Einschränkung so erlassen?

Bei der Einschränkung (also der ersten Schranke) ist der Gesetzgeber an strikte Vorgaben gebunden. Das einschränkende Gesetz muss ebenfalls verfassungskonform einer Zweck-Mittel-Relation standhalten. Es wird überprüft, ob die Schranke ebenfalls ein Recht mit Verfassungsrang beinhaltet und ob der Gesetzgeber versucht hat, beide widerstreitenden Rechte zu einer größtmöglichen Entfaltung kommen zu lassen. Dabei kann es auch vorkommen, dass in einer bestimmten Lebenssituation ein Freiheitsrecht vorübergehend nur sehr eingescrhänkt ausgeübt werden kann.

Es gilt also, in diesem letzten Schritt gewissenhaft zu prüfen, ob der Gesetzgeber nicht mit einem Gesetz die grundrechtlichen Freiheitsrechte in ihrem Kern leerlaufen lässt – also quasi

durch die „Hintertür" die Grundrechte wieder aufhebt.

Beispiel

Das Gesetz stellt einen erheblichen Eingriff in die Religionsfreiheit dar, Religionsfreiheit ohne die Möglichkeit ihrer Ausübung ist nichts wert. Dem steht die Intention des Gesetzes zum Schutz der Allgemeinheit vor Ansteckung und Tod sowie der ungehemmten Weiterverbreitung des Virus entgegen. Dieses Recht auf Unversehrtheit und Schutz von Leib und Leben, das durch den Staat ebenfalls geschützt werden muss, ist in Art. 2 GG verankert.

Das Gericht muss nun abwägen, ob die das Grundrecht einschränkende Maßnahme des Verbots von Gottesdiensten tatsächlich gerechtfertigt war, d. h., ob die vom Gesetzgeber angeführten Gründe in der Abwägung schwerer wiegen. ◄

In dem Beispielfall geht es bei der Prüfung also darum, folgende Fragen zu beantworten:

1. Geht es bei der Einschränkung um ein Recht von Verfassungsrang?
2. Hat der Gesetzgeber eine möglichst große Entfaltung beider Grundrechte erreicht?

Aufgabe: Schreiben Sie den letzten Schritt der Prüfung selbst und entscheiden Sie, wie unter Ihrem Vorsitz als Richter beim Bundesverfassungsgericht die Entscheidung ausgefallen wäre. Ziehen Sie dabei auch alle wissenschaftlichen Erkenntnisse zum SARS-Cov-2-Virus in Ihre Entscheidung mit ein.

Das Bundesverfassungsgericht hat sich in einer lesenswerten Entscheidung zur Verfassungsmäßigkeit von Ausgangs- und Kontaktbeschränkungen als Maßnahmen zur Bekämpfung einer Pandemie geäußert. Wer lesen möchte, wie die Kollegen aus Kassel entschieden haben, kann dies in der Entscheidung BVerfG, Beschluss des Ersten Senats vom 19. November 2021 – 1 BvR

781/21 -, Rn. 1-306, tun oder unter Punkt 4 dieses Kapitels „Die richtungsweisende Entscheidung in der Corona-Pandemie" lesen.

2.3 Die wichtigsten Entscheidungen zur „Würde des Menschen" (Art. 1 GG)

Die Würde des Menschen stellt nicht nur die Grundlage für das Verständnis unserer Rechtsordnung dar. Sie ist auch das Postulat für die Arbeit in jedem medizinischen Beruf. Aus diesem Grund ist ein grundlegendes Verständnis dafür, was die Würde eines Menschen ist, absolut essenziell für jeden, der einen medizinischen Beruf ausübt. Die „Würde des Menschen" ist in Artikel 1 Absatz 1 Satz 1 des Grundgesetzes garantiert.

Der Wortlaut des Artikel 1 Abs. 1 GG lautet:

Art 1 Grundgesetz
(1) Die Würde des Menschen ist unantastbar. Sie zu achten und zu schützen ist Verpflichtung aller staatlichen Gewalt.

Backgroundinformation
Das Bekenntnis zu diesem unabdingbaren Recht eines jedes Menschen, und damit zu der Achtung des Existenzrechts jedes Menschen als Individuum ohne Wenn und Aber, stellt eine klare Abkehr von der völkischen Ideologie des Nationalsozialismus dar. In der Zeit der Covid-19-Pandemie wurde Art. 1 von bestimmten Gruppen immer wieder bewusst falsch interpretiert und in Verbindung mit Artikel 2 – dem Schutz der freien Entfaltung der Persönlichkeit – als Rechtfertigung für eine Ablehnung des Staates im Allgemeinen und einer strikten Verweigerung von Maßnahmen zur Verhinderung der Ausbreitung von Covid 19 im Besonderen missbraucht. Eine solche Interpretation widerspricht nicht nur dem Gedanken der Verfasser*innen des Grundgesetzes, es negiert gerade die in jedem Freiheitsrecht immanente Verantwortung des Einzelnen für die Gemeinschaft. Die Freiheit des Einzelnen steht und fällt mit der Verantwortung, die er selbst für die Gemeinschaft aller übernimmt.

Das Bundesverfassungsgericht hat hierzu grundsätzlich (in der Entscheidung BVerfGE 45,187 – Lebenslange Freiheitsstrafe) ausgeführt, dass die Menschenwürde ein unveräußerliches Recht darstellt. Damit meint es, dass kein Mensch dieses Recht jemals durch staatliches Handeln verlieren darf und kann – egal, was er getan hat; selbst, wenn er ein bestialischer Mörder ist. In dem Beschluss des Ersten Senats vom 17. Januar 1979 – 1 BvR 241/77 – zeigt sich sehr gut, welche Prüfung das Gericht bei möglichen Verstößen gegen die Menschenwürde vornimmt.

Die Würde des Menschen ist der oberste Wert im grundrechtlichen Wertsystem und gehört zu den tragenden Konstitutionsprinzipien (BVerfGE 6, 32 [36, 41]; 45, 187 [227] m. w. N.). Alle staatliche Gewalt hat sie zu achten und zu schützen (Art. 1 Abs. 1 GG). Dem Menschen kommt in der Gemeinschaft ein sozialer Wert- und Achtungsanspruch zu; deshalb widerspricht es der menschlichen Würde, den Menschen zum bloßen Objekt des Staates zu machen (BVerfGE 27, 1 [6]; 28, 386 [391]; vgl. auch BVerfGE 5, 85 [204] und 7, 198 [205]) oder ihn einer Behandlung auszusetzen, die seine Subjektqualität prinzipiell in Frage stellt (BVerfGE 30, 1 [26]). Nach dem Menschenbild des Grundgesetzes ist das Individuum indessen auch gemeinschaftsbezogen und gemeinschaftsgebunden (BVerfGE 4, 7 [15]; 33, 303 [334] m. w. N.), wobei allerdings die Eigenständigkeit der Person gewahrt bleiben muss (BVerfGE 4, 7 [16]).

Gleichzeitig unterstreicht das Gericht auch, dass jedes Freiheitsrecht immer unter der Prämisse der Verantwortung gegenüber der Gemeinschaft zu sehen ist. Jedes Freiheitsrecht des Einzelnen beinhaltet gleichzeitig die Verpflichtung zur Anerkennung und Achtung der Freiheitsrechte der anderen in einer Gemeinschaft. Deshalb kann es keine uferlose und unendliche Ausdehnung im Sinne einer egoistischen Selbstverwirklichung geben.

Diese Freiheit versteht das Grundgesetz nicht als diejenige eines isolierten und selbstherrlichen, sondern als die eines Individuums mit Verantwortung für und innerhalb einer Gemeinschaft von anderen Menschen. Sie kann im Hinblick auf unsere Gemeinschaftsgebundenheit nicht „prinzipiell unbegrenzt" sein. Der Einzelne muss sich diejenigen Schranken seiner Handlungsfreiheit gefallen lassen, die der Gesetzgeber zur Pflege und Förderung des sozialen Zusammenlebens in den Grenzen des bei dem gegebenen Sachverhalt allgemein Zumutbaren zieht: doch muss die Eigenständigkeit der Person gewahrt bleiben (BVerfGE 30,1 20 – Abhörurteil).

Das Bundesverfassungsgericht hat bis heute keine allgemeingültige, allumfassende Definition der Menschenwürde entwickelt. Vielmehr zäumt es das Pferd immer „von hinten" auf und definert für jedem Einzelfall die „Würde des Menschen" in dem speziellen Kontext neu. Grund hierfür ist, dass sich die Würde, die dem Menschen innewohnt, in immer neuen und verschiedenen Facetten des täglichen Lebens zeigt. Eine abschließende Definition würde dem Anspruch zuwiderlaufen, wirklich jeder möglichen Verletzung gerecht zu werden. Allerdings gibt es einige zentrale Gesichtspunkte, die das Gericht im Laufe der Jahre herausgearbeitet hat, die die Würde des Menschen charakterisieren bzw. die nicht verletzt sein dürfen, damit die Würde des Menschen gewahrt bleibt.

Dreh- und Angelpunkt vieler Entscheidungen ist, dass es der menschlichen Würde widerspricht, wenn der Mensch *„zum bloßen Objekt im Staate"* (u. a. BVerfGE 45, 187 – Lebenslange Freiheitsstrafe; BVerwGE 64, 274 – Peep-Show) gemacht wird. Dies, so das BVerfG, gelte uneingeschränkt *„für alle Rechtsgebiete"* (BVerfGE 45, 197 – Lebenslange Freiheitsstrafe). Damit ist gemeint, dass der Mensch immer als Individuum vom Staat erkannt und wahrgenommen werden muss.

Art. 1 Abs. 1 GG schützt die Würde des Menschen, wie er sich in seiner Individualität selbst begreift und seiner selbst bewusst wird. Hierzu gehört, dass der Mensch über sich selbst verfügen und sein Schicksal eigenverantwortlich gestalten kann (BVerfGE 49, 286 = 1 BvR 16/72).

Da die Menschenwürde an die Persönlichkeit und den sich daraus ergebenden Achtungsanspruch des Menschen anknüpft, erlischt sie auch nicht mit dem Tod (BVerfGE 30, 173 = 1 BvR 435/68).

Für die Pflege bedeutet das vor allem, das jeder Patient/jede Patientin in seiner Individualität und Komplexität wahrgenommen und behandelt werden muss. Kein Patient/keine Patientin darf lediglich als Teil einer Gruppe gesehen werden. Dies ist zum einen Verpflichtung der Pflege und aller Angehörigen medizinischer Berufe. Es ist aber auch eine Prämisse und Prüfungsmaßstab zur Bewertung aller Gesetze, die dem Patienten Leistungsrechte einräumen oder beschränken.

2.4 Die richtungweisenden Entscheidungen in der Corona-Pandemie

Mit Ausbruch von Covid-19 wurden zur Bekämpfung der sich anschließenden pandemischen Lage zahlreiche massive Grundrechtseinschränkungen, wie z. B. Kontaktbeschränkungen und Lockdowns, angeordnet. Damit taten sich zahlreiche rechtliche Problemfelder von Verfassungsrang auf. Andere Freiheitsrechte der Bürger, wie das Versammlungsecht und die Freiheit der Religionsausübung, wurden ebenfalls eingeschränkt. Ende 2021, mitten in der vierten Welle, wurde über eine allgemeine Impfpflicht diskutiert. Darüber hinaus wurden noch Entscheidungen von zentraler Bedeutung vom Kabinett am Parlament vorbei per Verordnung getroffen; hierzu gehört u. a. die umstrittene Impfreihenfolge oder Ausgangsbeschränkungen. Für die medizinischen Berufe gibt es erst seit Ende 2022 für eine mögliche Triage in Krankenhäusern eine gesetzliche Regelung.

Trotz all dieser wichtigen und drängenden Fragen und Problemen verfassungsrechtlicher Art gibt es erstaunlich wenige Urteile des Bundesverfassungsgerichts. Dafür gab es aber mehrere hundert Eilanträge, die das oberste deutsche Gericht zu entscheiden hatte. Der Grund dafür lag nicht an fehlender Klagebereitschaft von Bürgern, Verbänden und Unternehmen. Der wichtigste Grund für die wenigen Urteile des BVerfG in dieser Angelegenheit ist verfahrensrechtlicher Natur. Die meisten Einschränkungen basierten auf der Grundlage des Infektionsschutzgesetzes (IfSG). Gemäß §§ 28, 28a und 32 handeln hier die Bundesländer durch Rechtsverordnungen. Bei Rechtsverordnungen können nach den Landesverordnungen (gem. § 47 Verwaltungsgerichtsordnung auch per Normenkontrolle) die jeweiligen Oberverwaltungsgerichte (OVG) bzw. Verwaltungsgerichtshöfe (VGH) angerufen werden. Alle Flächenbundesländer haben diese Möglichkeit eingeräumt. Damit waren mit der Überprüfung der Corona-Maßnahmen vor allem die Oberverwaltungsgerichte und nicht das Bundesverfassungsgericht beschäftigt.

Soweit Kläger entweder strengere oder lockere Maßnahmen zur Bekämpfung der Pandemie forderten, verwies das Verfassungsgericht immer auf den weiten Gestaltungsspielraum des Staates bei der Erfüllung seiner Schutzpflicht (z. B. BVerfG, Beschl. v. 12.05.2020, Az. 1 BvR 1027/20).

Die Tatsache, dass das Bundesverfassungsgericht nicht häufig zum Einsatz kam, zeigt aber nicht, dass in dieser Zeit die Grundrechte nicht geschützt worden wären. Der Rechtsstaat hat gerade in dieser Krise bewiesen, dass das System der gegenseitigen Machtbegrenzung und Überprüfung des jeweiligen Handelns von Legislative, Judikative und Exekutive sowie deren Überprüfung durch seriöse journalistische Berichterstattung und Recherche funktioniert hat. Die Gerichte haben sich in dieser Zeit als äußerst kritisch und wachsam gezeigt und in einigen Fällen Corona-Verordnungen ganz oder teilweise für nichtig erklärt.

So hat das OVG Niedersachsen beispielsweise entschieden, dass eine generelle Quarantäne für Auslandsrückkehrer unverhältnismäßig ist (Az. 13 MN 143/20). Das OVG des Saarlands kippte ein generelles Prostitutionsverbot (Beschl. v. 06.08.2020, Az. 2 B 258/20). Das Verbot entgeltlicher Beherbergung wurde parallel vom OVG Niedersachsen (Beschl. v. 15.10.2020, Az. 13 MN 371/20) und vom VGH Baden-Württemberg (Beschl. v. 15.10.2020, Az. 1 S 3156/20) beanstandet. Zuletzt beendete der VGH Baden-Württemberg die dortige abendliche und nächtliche Ausgangssperre (Beschl. v. 05.02.2021, Az.: 1 S 321/21).

Die überwiegende Zahl der Entscheidungen bestätigten allerdings die jeweils angegriffenen Corona-Verordnungen. In Bayern, so berichtet die Süddeutsche Zeitung am 24. Juni 2020 zum Stand der gerichtlichen Verfahren zu Bayerns Corona-Politik, gab es „221 Siege, acht Niederlagen, ein Remis" (Süddeutsche Zeitung vom 24.06.2020: 221 Siege, acht Niederlagen, ein Remis). Seit Beginn der pandemischen Lage und den Bemühungen der Regierung, durch restriktive Maßnahmen die Verbreitung des Virus einzudämmen, hat es nur wenige erfolgreiche Klagen gegen staatliches Handeln gegeben.

Background Information
Der erste erfolgreiche Eilantrag hatte die Aufhebung eines zu pauschalen Versammlungsverbots in Gießen (Beschl. v. 15.04.2020, Az.: 1 BvR 828/20) zur Folge. Kläger war eine linke Projektwerkstatt. Der zweite Beschluss des BVerfG betraf wieder das Versammlungsrecht und gab der damals noch ganz neu gegründeten „Querdenker"-Bewegung Recht (Beschl. v. 17.04.2020, Az. 1 BvQ 37/20). Ebenfalls wurde einem niedersächsischen Moscheeverein sein Recht auf Versammlung bestätigt (Beschl. v. 29.04.2020, Az. 1 BvR 44/20). Im Oktober 2021 hatte der Bayerische Verwaltungsgerichtshof die strengen Corona-Maßnahmen im Freistaat im Frühjahr 2020 für unzulässig erklärt. Die Richter bemängelten insbesondere, dass damals Einzelpersonen ohne besonderen Grund nicht ihre Wohnung verlassen durften, obwohl sie nach Ansicht des Senats aus infektiologischer Sicht nicht gefährdet gewesen seien (VGH München, Entscheidung vom 04.10.2021 – 20 N 20.767).

Wenn man den warnenden Stimmen von Virologen Glauben schenkt, wird zum einen das Coronavirus nie wieder verschwinden und werden sich zum anderen Pandemien mit immer neuen Viren in immer kürzeren Abständen wiederholen. Hieraus folgt, dass wir immer wieder mit Einschränkungen bezüglich SARS-Cov-2 und in nicht allzu ferner Zukunft erneut mit einer ähnlichen Lage und einem anderen Virus konfrontiert werden. Aus diesem Grund ist die Rechtsprechung des Bundesverfassungsgerichts von Ende 2021 richtungweisend und sollte jedem, der in einem medizinischen Beruf arbeitet, geläufig sein (VGH München, Entscheidung vom 04.10.2021 – 20 N 20.767).

Grundlagen für die Überprüfung von staatlichen Eingriffen in Grundrechte
Durch gesetzliche Regelungen erfolgende Eingriffe in Grundrechte können lediglich dann gerechtfertigt sein, wenn der Gesetzgeber mit dem Gesetz verfassungsrechtlich legitime Zwecke verfolgt. Ob dies der Fall ist, unterliegt der Prüfung durch das Bundesverfassungsgericht (vgl. BVerfGE 153, 182; 268 Rn. 233; siehe auch BVerfGE 152, 68; 127 Rn. 156;). Es ist dabei nicht auf die Berücksichtigung solcher Zwecke beschränkt, die der Gesetzgeber selbst

ausdrücklich benannt hat (vgl. BVerfGE 151, 101;136 Rn. 89&), d. h., dass das Gesetz auch andere legitime Gründe selbst feststellen (nicht erfinden!) kann.

(…) Gegenstand verfassungsgerichtlicher Überprüfung ist also sowohl die Einschätzung des Gesetzgebers zum Vorliegen einer solchen Gefahrenlage als auch die Zuverlässigkeit der Grundlagen, aus denen er diese abgeleitet hat oder ableiten durfte.

Allerdings belässt ihm (dem Gesetzgeber, Anm. des Verfassers) die Verfassung für beides einen Spielraum, der vom Bundesverfassungsgericht lediglich in begrenztem Umfang überprüft werden kann (vgl. BVerfGE 121, 317;350;; 153, 182;272 Rn. 237;).

Die Einschätzung und die Prognose der dem Einzelnen oder der Allgemeinheit drohenden Gefahren sind verfassungsrechtlich darauf zu überprüfen, ob sie auf einer hinreichend gesicherten Grundlage beruhen. Je nach Eigenart des in Rede stehenden Sachbereichs, der Bedeutung der auf dem Spiel stehenden Rechtsgüter und den Möglichkeiten des Gesetzgebers, sich ein hinreichend sicheres Urteil zu bilden, kann die verfassungsgerichtliche Kontrolle dabei von einer bloßen Evidenz- über eine Vertretbarkeitskontrolle bis hin zu einer intensivierten inhaltlichen Kontrolle reichen (vgl. BVerfGE 153, 182; 272 Rn. 237t; m. w. N.; sich auf eine bloße Evidenzkontrolle beschränkend dagegen Conseil Constitutionnel, Entscheidung Nr. 2020-808 DC vom 13. November 2020, Rn. 6; Entscheidung Nr. 2020-811 DC vom 21. Dezember 2020, Rn. 4; Entscheidung Nr. 2021-824 DC vom 5. August 2021, Rn. 29).

Geht es um schwerwiegende Grundrechtseingriffe, dürfen Unklarheiten in der Bewertung von Tatsachen grundsätzlich nicht ohne Weiteres zu Lasten der Grundrechtsträger gehen. Jedoch kann sich –

wie hier – auch die Schutzpflicht des Staates auf dringende verfassungsrechtliche Schutzbedarfe beziehen. **Sind wegen Unwägbarkeiten der wissenschaftlichen Erkenntnislage die Möglichkeiten des Gesetzgebers begrenzt, sich ein hinreichend sicheres Bild zu machen, genügt es daher, wenn er sich an einer sachgerechten und vertretbaren Beurteilung der ihm verfügbaren Informationen und Erkenntnismöglichkeiten orientiert** (vgl. BVerfGE 153, 182 <272 f. Rn. 238> m. w. N.). **Dieser Spielraum gründet auf der durch das Grundgesetz dem demokratisch in besonderer Weise legitimierten Gesetzgeber zugewiesenen Verantwortung dafür, Konflikte zwischen hoch- und höchstrangigen Interessen trotz ungewisser Lage zu entscheiden** (BVerfG, Beschluss des Ersten Senats vom 19. November 2021- 1 BvR 781/21 -, Rn. 1-306).

Diese Rechtsprechung gibt dem Gesetzgeber die Möglichkeit, nach dem jeweiligen Stand der Wissenschaft und Forschung seine Entscheidungen zu treffen. Er muss nicht warten, bis alle Ursachen und Auswirkungen bis ins Letzte geklärt und wissenschaftlich fundiert nachgewiesen sind. Vielmehr kann (und muss) er im Rahmen der Abwehr von Gefahren für die Allgemeinheit handeln. Er (der Gesetzgeber) muss aber seine Gesetze und Regelungen immer wieder geänderten Faktenlage anpassen. Das war auch der Grund, warum die Coronaverordnungen immer nur eine kurze Laufzeit hatten.

Die Möglichkeit des Bundes, eine pandemische Lage durch gesetzliche Regelungen zu bekämpfen, ergibt sich aus Artikel 74 Abs. 1 Nr. 19 des Grundgesetzes. Diese Vorschrift gibt dem Bund die Gesetzgebungszuständigkeit, d. h. die Möglichkeit, entsprechende Maßnahmen gegen „gemeingefährliche oder übertragbare Krankheiten bei Menschen und Tieren" zu erlassen.

Krankheit im Sinne von Art. 74 Abs. 1 Nr. 19 **GG ist ein pathologischer Zustand, der im Regelfall der Behandlung bedarf** (vgl. Axer, in: Kahl/Waldhoff/Walter, Bonner Kommentar, Art. 74 Rn. 14 (April 2011); Broemel, in: v. Münch/Kunig, GG, Bd. 2, 7. Aufl. 2021, Art. 74 Rn. 70; Oeter, in: v. Mangoldt/Klein/Starck, GG, Bd. 2, 7. Aufl. 2018, Art. 74 Rn. 135; Wittreck, in: Dreier, GG, Bd. 2, 3. Aufl. 2015, Art. 74 Rn. 86). **Eine übertragbare Krankheit beim Menschen liegt vor, wenn sie durch Krankheitserreger oder deren toxische Produkte verursacht wird, die unmittelbar oder mittelbar auf den Menschen übertragen werden** (vgl. Axer a.a.O. Rn. 15; Broemel a.a.O. jeweils unter Hinweis auf § 2 Nr. 3 IfSG). **Das ist bei Infektionskrankheiten jedenfalls dann gegeben, wenn sie einen gewissen Grad an Schwere der Erkrankung mit sich bringen können** (vgl. Degenhart, in: Sachs, GG, 9. Aufl. 2021, Art. 74 Rn. 84; Wittreck a.a.O.). Der Begriff der Maßnahme im Sinne von Art. 74 Abs. 1 Nr. 19 GG umfasst sowohl Instrumente zur Bekämpfung bereits aufgetretener Krankheiten als auch solche zur Vorbeugung (vgl. Broemel und Oeter jeweils a.a.O. sowie Rengeling, in: Isensee/Kirchhof, HStR VI, 3. Aufl. 2008, § 135 Rn. 264). (BVerfG, Beschluss des Ersten Senats vom 19. November 2021- 1 BvR 781/21 -, Rn. 1-306).

Zu der Rechtmäßigkeit von Kontaktsperren hat sich das Gericht in der folgenden Entscheidung (BVerfG, Beschluss des Ersten Senats vom 19. November 2021- 1 BvR 781/21 -, Rn. 1-306). wie folgt geäußert:

Rechtmäßigkeit von Kontaktsperren
Mit dem Vierten Gesetz zum Schutz der Bevölkerung bei einer epidemischen Lage von nationaler Tragweite bezweckte der Gesetzgeber, ausweislich der Begründung des Gesetzentwurfs, insbesondere Leben und Gesundheit zu schützen sowie die Funktionsfähigkeit des Gesundheitssystems als überragend gewichtigem Gemeingut und damit zugleich die bestmögliche Krankenversorgung sicherzustellen (vgl. BT Drucks 19/28444, S. 1 und 8).

Diese Ziele sollten durch effektive Maßnahmen zur Reduzierung von zwischenmenschlichen Kontakten erreicht werden (vgl. BT Drucks 19/28444, S. 1 und 8).

Oberstes Ziel war es, die weitere Verbreitung des Virus zu verlangsamen sowie dessen exponentielles Wachstum zu durchbrechen, um eine Überlastung des Gesundheitssystems insgesamt zu vermeiden und die medizinische Versorgung bundesweit sicherzustellen.

Der Gesetzgeber wollte damit ausdrücklich seine in Art. 2 Abs. 2 Satz 1 GG wurzelnde Schutzpflicht erfüllen (vgl. BTDrucks 19/28444, S. 8). Dies umfasst den Schutz vor sämtlichen mit einer SARS-CoV-2-Infektion einhergehenden Gesundheits- und Lebensgefahren, insbesondere vor schweren Krankheitsverläufen und Langzeitfolgen (Long Covid).

Die Begründung des Gesetzentwurfs und das Regelungskonzept legen nahe, die Aufrechterhaltung eines funktionsfähigen Gesundheitssystems (vgl. BTDrucks 19/28444, S. 1 und 8) als Zwischenziel dieses Gesundheits- und Lebensschutzes zu verstehen. Es ist erforderlich, um sowohl das Leben als auch die Gesundheit von Patienten zu schützen, die sich trotz der bereits ergriffenen und durch das Gesetz erweiterten Schutzmaßnahmen zur Vermeidung der Übertragung des Virus infiziert hatten und an COVID-19 erkrankt waren. Ohne ein funktionsfähiges Gesundheitssystem wäre aber auch der Schutz von Leben und Gesundheit solcher Patienten in Frage gestellt gewesen, die nicht an COVID-19, sondern an anderen behandlungsbedürftigen Krankheiten litten und gar intensivpflichtig waren. Eine hohe Inanspruchnahme der intensivmedizinischen Kapazitäten für die Behandlung von COVID-19-Patienten wäre daher mit erheblichen Lebens- und Gesundheitsgefahren auch für andere intensivpflichtige Patienten einhergegangen.

Sowohl der Lebens- und Gesundheitsschutz als auch die Funktionsfähigkeit des Gesundheitssystems sind bereits

für sich genommen überragend wichtige Gemeinwohlbelange und daher verfassungsrechtlich legitime Gesetzeszwecke (vgl. BVerfGE 7, 377; 414; 121, 317; 349;). Aus Art. 2 Abs. 2 GG, der den Schutz des Einzelnen vor Beeinträchtigungen seiner körperlichen Unversehrtheit und seiner Gesundheit umfasst (vgl. BVerfGE 142, 313; 337 Rn. 69; m. w. N.), **kann zudem eine Schutzpflicht des Staates folgen, die eine Vorsorge gegen Gesundheitsbeeinträchtigungen umfasst** (vgl. BVerfGE 56, 54; 78; 121, 317; 356).

Der letzte Absatz ist außerdem spannend im Hinblick auf die Verfassungsmäßigkeit einer allgemeinen Impfpflicht.

Diese wird von einer Gruppe angezweifelt, da es ihr in Artikel 2 des Grundgesetzes postuliertes Recht auf „freie Entfaltung der Persönlichkeit" verletzen würde. Das Recht auf freie Entfaltung der Persönlichkeit findet jedoch immer seine Schranken in den Rechten der Allgemeinheit. Die vom Verfassungsgericht im Rahmen der Kontaktbeschränkung aufgestellten Maßstäbe dürften auch im Falle einer Klage gegen eine allgemeine Impfpflicht Anwendung finden.

Es scheint deshalb als sehr wahrscheinlich, dass das Bundesverfassungsgericht bei Vorliegen einer wissenschaftlichen Evidenz das überragende Gemeinwohl und die Schutzpflicht des Staates gegenüber der Bevölkerung über das Recht des Einzelnen stellen und die Rechtmäßigkeit einer allgemeinen Impfpflicht bejahen wird. Auch unter Betrachtung der Rechtsprechung zur Zwangsbehandlung (siehe unten) scheint die deutlich sichtbare Argumentationslinie des Bundesverfassungsgerichts für eine allgemeine Impfpflicht zu sprechen. Bei einer erneuten Pandemie bedarf außerdem die Situation von Kindern einer weitaus differenzierteren Betrachtung. Bereits jetzt weisen erste Auswertungen darauf hin, dass die Vulnerabilität dieser Gruppe falsch eingeschätzt und nicht in notwendigem Umfang geschützt wurde.

2.5 Das Bundesverfassungsgericht über „Leben und Tod" (Art. 1 und 2 GG)

In den Pflegeberufen sind der Tod und das Ringen um das Leben der Patienten ständige Begleiter und prägend für den Alltag. Der hippokratische Eid verpflichtet zur Erhaltung und zum Schutz des Lebens. Dennoch gebietet es die Moral, in bestimmten Situationen nicht um jeden Preis die Vitalfunktionen eines Menschen aufrechtzuerhalten, sondern den Patienten auch einen würdigen Tod zu ermöglichen.

Ärzte sind nach dem Hippokratischen Eid gebunden, das Leben der Patienten um jeden Preis zu erhalten. Die Verabreichung lebensverkürzender Maßnahmen ist ihnen danach ausdrücklich verboten.

Hippokratischer Eid
Schwurformel nach Hippokrates, die in Abwandlungen auch heute noch für Ärzte gültig ist:

„Ich schwöre, Apollon den Arzt und Asklepios und Hygieia und Panakeia und alle Götter und Göttinnen zu Zeugen anrufend, dass ich nach bestem Vermögen und Urteil diesen Eid und diese Verpflichtung erfüllen werde: den, der mich diese Kunst lehrte, meinen Eltern gleich zu achten, mit ihm den Lebensunterhalt zu teilen und ihn, wenn er Not leidet, mitzuversorgen; seine Nachkommen meinen Brüdern gleichzustellen und, wenn sie es wünschen, sie diese Kunst zu lehren ohne Entgelt und ohne Vertrag; Ratschlag und Vorlesung und alle übrige Belehrung meinen und meines Lehrers Söhnen mitzuteilen, wie auch den Schülern, die nach ärztlichem Brauch durch den Vertrag gebunden und durch den Eid verpflichtet sind, sonst aber niemandem. Meine Verordnungen werde ich treffen zu Nutz und Frommen der Kranken, nach bestem Vermögen und Urteil; ich werde sie bewahren vor Schaden und willkürlichem Unrecht. **Ich werde niemandem, auch nicht**

auf seine Bitte hin, ein tödliches Gift
verabreichen oder auch nur dazu raten.
Auch werde ich nie einer Frau ein
Abtreibungsmittel geben. Heilig und rein
werde ich mein Leben und meine Kunst
bewahren. Auch werde ich den Blasenstein
nicht operieren, sondern es denen überlassen,
deren Gewerbe dies ist. Welche Häuser ich
betreten werde, ich will zu Nutz und Frommen
der Kranken eintreten, mich enthalten jedes
willkürlichen Unrechtes und jeder anderen
Schädigung, auch aller Werke der Wollust an
den Leibern von Frauen und Männern, Freien
und Sklaven. Was ich bei der Behandlung sehe
oder höre oder auch außerhalb der Behandlung
im Leben der Menschen, werde ich, soweit
man es nicht ausplaudern darf, verschweigen
und solches als ein Geheimnis betrachten.
Wenn ich nun diesen Eid erfülle und nicht
verletze, möge mir im Leben und in der Kunst
Erfolg zuteil werden und Ruhm bei allen
Menschen bis in ewige Zeiten; wenn ich ihn
übertrete und meineidig werde, das Gegenteil."

Genfer (Ärzte-)Gelöbnis

Vom Weltärztebund 1948 in Genf beschlossene
Neufassung der ärztlichen Berufspflichten (in
Anlehnung an den Hippokratischen Eid; vom
Deutschen Ärztetag modifiziert):

„Bei meiner Aufnahme in den ärztlichen
Berufsstand gelobe ich feierlich, mein Leben
in den Dienst der Menschlichkeit zu stellen.
Ich werde meinen Beruf mit
Gewissenhaftigkeit und Würde ausüben. Die
Erhaltung u. Wiederherstellung der
Gesundheit meiner Patienten soll oberstes
Gebot meines Handelns sein. Ich werde alle
mir anvertrauten Geheimnisse auch über den
Tod des Patienten hinaus wahren. Ich werde
mit allen meinen Kräften die Ehre und die
edle Überlieferung des ärztlichen Berufes
aufrechterhalten und bei der Ausübung
meiner ärztlichen Pflichten keinen
Unterschied machen, weder nach Religion,
Nationalität, Rasse noch nach
Parteizugehörigkeit oder sozialer Stellung.

Ich werde jedem Menschenleben von der
Empfängnis an Ehrfurcht entgegenbringen
und selbst unter Bedrohung meine ärztliche
Kunst nicht in Widerspruch zu den Geboten
der Menschlichkeit anwenden. Ich werde
meinen Lehrern u. Kollegen die schuldige
Achtung erweisen. Dies alles verspreche ich
feierlich auf meine Ehre."

Durch den Hippokratischen Eid kam und
kommt es im Alltag immer wieder zu Situationen, die einen Arzt oder eine Pflegekraft vor ein
(scheinbar) unauflösliches Dilemma stellt. Was
soll ein Arzt tun, wenn ein Patient nach reiflicher
Überlegung aus dem Leben scheiden will? Gehört es nicht zur Würde des Menschen, neben
dem Recht auf Leben auch das Recht zu haben,
selbstbestimmt und in Würde aus dem Leben zu
scheiden?
**Darf medizinisches Personal beim Suizid
helfen oder sogar aktive Sterbehilfe im Sinne
eines würdigen Todes betreiben?**
Eine andere Frage, die aber eng mit der vorherigen verknüpft ist, stellt medizinisches Personal
auf Intensivstationen oft vor große Probleme und
löst starke innere Konflikte aus:
**Wann kann und muss ein Arzt und/oder
das Pflegepersonal lebenserhaltende Maßnahmen einstellen und den Patienten sterben lassen?**
Das Bundesverfassungsgericht hat sich mit
beiden Fragestellungen ausgiebig unter dem Gesichtspunkt der Würde des Menschen (Art. 1 GG)
und dem allgemeinen Persönlichkeitsrecht, d. h.
dem Recht auf freier Entfaltung der Persönlichkeit (Art. 2 GG), beschäftigt.

Art 1 Abs. 1 GG
(1) Die Würde des Menschen ist unantastbar.
Sie zu achten und zu schützen ist Verpflichtung
aller staatlichen Gewalt.

Art. 2 GG
(1) Jeder hat das Recht auf die freie Entfaltung
seiner Persönlichkeit, soweit er nicht die
Rechte anderer verletzt und nicht gegen die

verfassungsmäßige   Ordnung   oder   das Sittengesetz verstößt.

(2) Jeder hat das Recht auf Leben und körperliche Unversehrtheit. Die Freiheit der Person ist unverletzlich. In diese Rechte darf nur auf Grund eines Gesetzes eingegriffen werden.

Zu dem rechtlichen Problem der lebensverlängernden Maßnahmen, zwangsweise Behandlung und Patientenverfügung wird auf Punkt 6 „Das Bundesverfassungsgericht und zwangsweise Behandlung" verwiesen.

In der Entscheidung über die Verfassungsmäßigkeit gewerblicher Sterbehilfe (BVerfG, Urteil vom 26.02.2020 – 2 BvR 2347/15) und damit das Recht auf ein selbstbestimmtes Sterben hat das Gericht ganz klar entschieden und sich eindeutig positioniert. Das allgemeine Persönlichkeitsrecht (Art. 2 Abs. 1 i. V. m. Art. 1 Abs. 1 GG) schließt nach Ansicht des Gerichts auch das Recht auf selbstbestimmtes Sterben ein. Die Entscheidung des Einzelnen, seinem Leben entsprechend seinem Verständnis von Lebensqualität und Sinnhaftigkeit der eigenen Existenz ein Ende zu setzen, so das Bundesverfassungsgericht, ist im Ausgangspunkt als Akt autonomer Selbstbestimmung von Staat und Gesellschaft zu respektieren. Die Freiheit, sich das Leben zu nehmen, umfasst damit auch die Freiheit, hierfür bei Dritten Hilfe zu suchen und Hilfe, soweit sie angeboten wird, in Anspruch zu nehmen.

Das Gericht hat das Spannungsfeld der widerstreitenden Rechte und Schutzpflichten wie folgt beschrieben:

Das Recht auf selbstbestimmtes Sterben
Die Achtung vor dem grundlegenden, auch das eigene Lebensende umfassenden Selbstbestimmungsrecht desjenigen, der sich in eigener Verantwortung dazu entscheidet, sein Leben selbst zu beenden, und hierfür Unterstützung sucht, tritt in Kollision zu der Pflicht des Staates, die Autonomie Suizidwilliger und darüber auch das hohe Rechtsgut Leben zu schützen.

Der hohe Rang, den die Verfassung der Autonomie und dem Leben beimisst, ist grundsätzlich geeignet, deren effektiven präventiven Schutz auch mit Mitteln des Strafrechts zu rechtfertigen. Wenn die Rechtsordnung bestimmte, für die Autonomie gefährliche Formen der Suizidhilfe unter Strafe stellt, muss sie sicherstellen, dass trotz des Verbots im Einzelfall ein Zugang zu freiwillig bereitgestellter Suizidhilfe real eröffnet bleibt (BVerfG, Urteil vom 26.02.2020 – 2 BvR 2347/15).

Diese Entscheidung ist überwiegend positiv aufgenommen worden. Dennoch gab es auch negative Anmerkungen.

In einer Pressemitteilung vom 26.02.2020 mahnt die Deutsche Gesellschaft für Palliativmedizin, dass das Urteil einen gefährlichen Spielraum eröffne. Prof. Dr. Lukas Radbruch, Präsident der DGP, warnt in dieser Erklärung vor einer „freien Bahn für Sterbehilfeorganisationen". Dies begründet er wie folgt:

Kritik an der Rechtsprechung
„Die Äußerung eines Sterbewunsches als konkrete Handlungsaufforderung zu verstehen ist viel zu kurz gegriffen!" Vielmehr drücke dieser oftmals das Anliegen aus, über das Leiden unter einer unerträglichen Situation und die persönliche Hoffnungslosigkeit zu sprechen.   Ein   vertrauensvoller Gesprächsprozess über den Sterbewunsch in all seiner Ambivalenz sorge für Entlastung und eröffne nach Erfahrung der DGP – mit 6000 in der Palliativversorgung tätigen Mitgliedern – fast immer auch Perspektiven zur Linderung der belastenden Symptome und Nöte.

Statt mehr Spielraum für Sterbehilfeorganisationen hält die Deutsche Gesellschaft für Palliativmedizin eine breite gesellschaftliche Diskussion über Rahmenbedingungen am Lebensende in Pflegeheimen, Krankenhäusern und im häuslichen Umfeld für dringend erforderlich: „Besonders alte und hochaltrige mehrfach   schwersterkrankte   Menschen müssen offen darüber sprechen können, wenn sie so nicht mehr leben können und wollen!" Die DGP fordert eine Debatte, die weit über das Recht des Einzelnen auf eine adäquate Hospiz- und Palliativversorgung hinausgeht. Mit dem Konsensusprozess zur „Charta zur Betreuung schwerstkranker und sterbender Menschen in Deutschland" hat die DGP bereits vor zehn Jahren gemeinsam mit der Bundesärztekammer und dem Deutschen Hospiz- und Palliativ-Verband begonnen, gesellschaftliche Tabus zu Sterben, Tod und Trauer in Frage zu stellen (Deutsche Gesellschaft für Palliativmedizin, Pressemitteilung vom 26.02.2020).

Inwieweit die Bedenken der DGP berechtigt sind, mag dahingestellt sein. Es ist fraglich, ob die Rechtsprechung wirklich einen „gefährlichen Spielraum" für Sterbehilfeorganisationen eröffnet. Vielmehr hat das Gericht den § 217 StGB für verfassungswidrig erklärt, weil er dem Sterbewilligen keine Möglichkeit der Inanspruchnahme von Hilfe mehr eröffnete. Ein selbstbestimmtes und würdiges Sterben ist aber in manchen Fällen nur unter Mithilfe Dritter möglich. Es ist nunmehr Sache des Gesetzgebers – so sie denn notwendig sind –, für Rahmenbedingungen zu sorgen, die ein würdiges Sterben möglich machen.

2.6 Das Bundesverfassungsgericht und zwangsweise medizinische Behandlung (Art. 1 und Art. 2)

Im Juni 2021 hat das Bundesverfassungsgericht die Grenzen medizinischer Zwangsbehandlungen klar definiert (BVerfG, Beschluss vom 08.06.2021 – 2 BvR 1866/17). Dem Beschluss lag die Beschwerde eines Mannes zugrunde, der infolge eines Strafverfahrens dauerhaft im Maßregelvollzug eines psychiatrischen Bezirkskrankenhauses untergebracht war. Der Patient hatte jedoch in einer Patientenverfügung eindeutig bestimmt, dass er gegen seinen Willen keine Neuro-

leptika erhalten möchte. Zunächst hatte das Bezirkskrankenhaus dennoch eine Zwangsbehandlung des Mannes aufgrund einer Schizophrenie vom paranoid-halluzinatorischen Typ beantragt. Die Behandlung sei, so die behandelnden Ärzte, notwendig, um ihn vor irreversiblen hirnorganischen Gesundheitsschäden zu bewahren. Im Weiteren beschritt der Patient den Klageweg.

In dem Beschluss kam das Verfassungsgericht zu dem Ergebnis, das die Zwangsbehandlung eines Menschen nicht erfolgen darf, wenn er diese ausgeschlossen hat und Dritte nicht gefährdet.

Ärzte müssen also in jedem Fall dem in der Patientenverfügung konstatierten Willen des Patienten nachkommen. Sie dürfen sich nicht darüber hinwegsetzen, selbst wenn dies weitere Gesundheitsschädigungen oder gar den Tod des Patienten nach sich ziehen sollte.

In dem Beschluss heißt es wörtlich:

Staatliche Schutzpflicht und Zwangsbehandlung
„Staatliche Schutzpflichten aus Art. 2 Abs. 2 Satz 1 und 2 GG gegenüber einer untergebrachten Person können eine Zwangsbehandlung nicht rechtfertigen, wenn diese die in Rede stehende Behandlung im Zustand der Einsichtsfähigkeit durch eine Patientenverfügung wirksam ausgeschlossen hat.

Der Vorrang individueller Selbstbestimmung auf der Grundlage des allgemeinen Persönlichkeitsrechts setzt voraus, dass der Betroffene seine Entscheidung mit freiem Willen und im Bewusstsein über ihre Reichweite getroffen hat. Seine Erklärung ist daraufhin auszulegen, ob sie hinreichend bestimmt und die konkrete Behandlungs- und Lebenssituation von ihrer Reichweite umfasst ist." (BVerfG, Beschluss vom 08.06.2021 – 2 BvR 1866/17)

Allerdings stellt das Gericht auch klar, dass diese Freiheit nur insoweit reicht, wie Grundrechte anderer Personen, die mit dem Betroffenen in der Einrichtung des Maßregelvollzugs in Kontakt treten, verletzt werden. In diesem Fall besteht eine staatliche Schutzpflicht gegenüber Dritten. Die autonome Willensentscheidung des Patienten kann nur so weit reichen, wie seine eigenen Rechte betroffen sind. Über Rechte anderer Personen kann er, so das Gericht, nicht disponieren.

Eingriffscharakter einer Zwangsbehandlung

„Jede medizinische Behandlung einer Person gegen ihren natürlichen Willen greift in das Grundrecht auf körperliche Unversehrtheit ein (Art. 2 Abs. 2 Satz 1 GG). Dieses Grundrecht schützt die körperliche Integrität der Person und damit auch das diesbezügliche Selbstbestimmungsrecht. Zu seinem traditionellen Gehalt gehört der Schutz gegen eine staatliche Zwangsbehandlung (vgl. BVerfGE 79, 174; 201; 128, 282; 300).

Dem Eingriffscharakter einer Zwangsbehandlung steht nicht entgegen, dass sie zum Zweck der Heilung vorgenommen wird. Ein Eingriff in das Grundrecht auf körperliche Unversehrtheit setzt keine schädigende Zielrichtung voraus (vgl. BVerfGE 89, 120; 130&;; 128, 282; 300; 146, 294;310 Rn. 27). Die Eingriffsqualität entfällt auch nicht bereits dann, wenn der Betroffene der abgelehnten Behandlung keinen physischen Widerstand entgegensetzt (vgl. BVerfGE 128, 282; 300; 129, 269; 280; 133, 112;131 Rn. 50; 146, 294; 310 Rn. 28) und/oder krankheitsbedingt einsichtsunfähig ist (vgl. BVerfGE 128, 282;301 f.). Die medizinische Behandlung einer untergebrachten Person, die ihrer Art nach das Grundrecht auf körperliche Unversehrtheit berührt, greift in dieses Grundrecht allenfalls dann nicht ein, wenn sie von der frei, auf der Grundlage der gebotenen ärztlichen Aufklärung erteilten Einwilligung dieser Person gedeckt ist. Dies setzt allerdings deren Einwilligungsfähigkeit voraus (vgl. BVerfGE 128, 282;301).“

Das Verfassungsgericht unterstreicht, dass niemand seine Grundrechte aktiv einfordern muss und auch diese durch Passivität nicht verliert. Vielmehr besteht der verfassungsmäßige Schutz unabhängig vom eigenen Verhalten.

„Die materiellen Freiheitsgarantien des Art. 2 Abs. 2 GG – darunter das Recht auf körperliche Unversehrtheit – haben unter den grundrechtlich verbürgten Rechten ein besonderes Gewicht (vgl. BVerfGE 65, 317 <322>; 128, 282 <302>). Der in der medizinischen Zwangsbehandlung einer untergebrachten Person mit Neuroleptika liegende Grundrechtseingriff wiegt besonders schwer (vgl. BVerfGE 128, 282 <302 f.>). Dies gilt hinsichtlich der Wirkungen von Neuroleptika schon mit Blick auf die nicht auszuschließende Möglichkeit schwerer, irreversibler und lebensbedrohlicher Nebenwirkungen. Psychopharmaka sind zudem auf die Veränderung seelischer Abläufe gerichtet. Ihre Verabreichung gegen den natürlichen Willen des Betroffenen berührt daher, auch unabhängig davon, ob sie mit körperlichem Zwang durchgesetzt wird, in besonderem Maße den Kern der Persönlichkeit" (vgl. BVerfGE 128, 282 <303>).

b Grundrechte sind nicht grenzenlos. Freiheitsrechte und damit das Tun und Lassen einer einzelnen Person haben immer ihre Grenzen in den Rechten anderer auf Unverletzlichkeit ihrer eigenen Person.

Die Anwendung von Zwangsmaßnahmen kann nicht durch eine abstrakte Gefährdung (hier der Allgemeinheit) durch den Patienten (hier eine Behandlung mit Neuroleptika) gerechtfertigt werden. Es muss immer das mildeste Mittel der Gefahrenabwehr gewählt werden, d. h. die Maßnahme, die die geringste Grundrechtsbeeinträchtigung bewirkt. Damit bringt das Gericht die Rechte des Patienten und die Rechte unmittelbar Beteiligter in Balance.

Rechtmäßigkeit einer Zwangsbehandlung

Ungeachtet der besonderen Schwere des mit ihr verbundenen Grundrechtseingriffs kann die Zwangsbehandlung einer untergebrachten Person jedoch gerechtfertigt sein (vgl. BVerfGE 128, 282;303 ff.; 129, 269;280 ff.;

133, 112;131 ff. Rn. 52 ff.; 146, 294;311 f. Rn. 29 ff.).

Der Schutz der Allgemeinheit vor Straftaten der untergebrachten Person kommt als rechtfertigendes Schutzgut allerdings nicht in Betracht. Zur Rechtfertigung können jedoch die Grundrechte anderer Personen innerhalb der Maßregelvollzugseinrichtung herangezogen werden. Rechtfertigende Belange können überdies – als Grundlage einer staatlichen Schutzpflicht – das Recht auf körperliche Unversehrtheit aus Art. 2 Abs. 2 Satz 1 GG des Untergebrachten selbst sowie sein grundrechtlich geschütztes Freiheitsinteresse aus Art. 2 Abs. 2 Satz 2 GG (dd) sein, sofern der Untergebrachte zur Wahrnehmung seiner Interessen infolge krankheitsbedingter Einsichtsunfähigkeit nicht in der Lage ist.

Der Schutz der Allgemeinheit vor Straftaten der untergebrachten Person, die diese im Fall ihrer Entlassung aus dem Maßregelvollzug krankheitsbedingt begehen könnte, stellt keinen geeigneten Rechtfertigungsgrund dar. Dieser Schutz kann auch dadurch gewährleistet werden, dass die Person unbehandelt im Maßregelvollzug verbleibt. Er rechtfertigt daher keinen Behandlungszwang gegenüber einem Untergebrachten, denn dessen Weigerung, sich behandeln zu lassen, ist nicht der Sicherheit der Allgemeinheit vor schweren Straftaten, sondern seiner Entlassungsperspektive abträglich (vgl. BVerfGE 128, 282;303 f.).

Ein weiterer Verbleib des Betroffenen in der Maßregelvollzugseinrichtung kann aber diejenigen Personen nicht schützen, die ihm dort begegnen. Um die notwendige Pflege und Versorgung des Betroffenen zu gewährleisten und darüber hinaus zu Therapie und Resozialisierung erforderliche Maßnahmen anzubieten, tritt das Personal der Maßregelvollzugseinrichtung zwangsläufig mit dem Betroffenen in engen Kontakt. Zudem sind in der Maßregelvollzugseinrichtung weitere Patienten untergebracht, die mit dem Betroffenen zusammentreffen können. Die aus den Grundrechten dieser Personen, insbesondere ihrem Recht auf Leben und körperliche Unversehrtheit folgenden Schutzpflichten, können einen Rechtfertigungsgrund für eine Zwangsbehandlung darstellen. Das Grundrecht auf Leben und körperliche Unversehrtheit gewährt nicht nur ein subjektives Abwehrrecht gegen staatliche Eingriffe in diese Rechtsgüter. Es stellt zugleich eine objektive Wertentscheidung der Verfassung dar, die staatliche Schutzpflichten begründet. Danach hat der Staat die Pflicht, sich schützend und fördernd vor das Leben des Einzelnen (vgl. BVerfGE 39, 1;42; 46, 160;164; 90, 145;195; 115, 320;346; 142, 313; 337 Rn. 69), seine körperliche Unversehrtheit und Gesundheit zu stellen, wenn dieser nicht selbst für ihre Integrität sorgen kann. (BVerfG, Beschluss des Zweiten Senats vom 08.06.2021 – 2 BvR 1866/17 -, Rn. 1-95)

2.7 Das Bundesverfassungsgericht und die Sozialgesetze

Die Sozialgesetzgebung ist ein wichtiger Pfeiler unseres Sozialstaates. Sie ermöglicht die Ausübung und Verwirklichung insbesondere der in Artikel 1 und 2 des Grundgesetzes konstatierten Rechte. Der Gesetzgeber hat die Aufgaben in § 1 SGB I wie folgt beschrieben:

(1) Das Recht des Sozialgesetzbuchs soll zur Verwirklichung sozialer Gerechtigkeit und sozialer Sicherheit Sozialleistungen einschließlich sozialer und erzieherischer Hilfen gestalten. Es soll dazu beitragen,

- ein menschenwürdiges Dasein zu sichern,
- gleiche Voraussetzungen für die freie Entfaltung der Persönlichkeit, insbesondere auch für junge Menschen, zu schaffen,
- die Familie zu schützen und zu fördern,
- den Erwerb des Lebensunterhalts durch eine frei gewählte Tätigkeit zu ermöglichen und
- besondere Belastungen des Lebens, auch durch Hilfe zur Selbsthilfe, abzuwenden oder auszugleichen.

(2) Das Recht des Sozialgesetzbuchs soll auch dazu beitragen, dass die zur Erfüllung der in Absatz 1 genannten Aufgaben erforderlichen sozialen Dienste und Einrichtungen rechtzeitig und ausreichend zur Verfügung stehen.

In der richtungweisenden Entscheidung des Bundesverfassungsgerichts (BVerfGE 125, 175 – Regelsatz SGB II) hat das Gericht klargestellt, dass ein menschenwürdiges Leben einer materiellen Grundsicherung bedarf und dass der Staat für diese zu sorgen habe.

Wenn einem Menschen die zur Gewährleistung eines menschenwürdigen Daseins notwendigen materiellen Mittel fehlen, weil er sie weder aus seiner Erwerbstätigkeit noch aus eigenem Vermögen noch durch Zuwendungen Dritter erhalten kann, ist der Staat im Rahmen seines Auftrages zum Schutz der Menschenwürde und in Ausfüllung seines sozialstaatlichen Gestaltungsauftrages verpflichtet, dafür Sorge zu tragen, dass die materiellen Voraussetzungen dafür dem Hilfebedürftigen zur Verfügung stehen. Dieser objektiven Verpflichtung aus Art. 1 Abs. 1 GG korrespondiert ein Leistungsanspruch des Grundrechtsträgers, da das Grundrecht die Würde jedes individuellen Menschen schützt (vgl. BVerfGE 87, 209 <228>) und sie in solchen Notlagen nur durch materielle Unterstützung gesichert werden kann.

Das Verfassungsgericht stellt aber auch klar, dass der unmittelbar verfassungsrechtliche Leistungsanspruch auf Gewährleistung des Existenzminimums sich nur auf diejenigen Mittel erstreckt, die zur Aufrechterhaltung eines menschenwürdigen Daseins unbedingt erforderlich sind.

Das Existenzminimum beinhaltet die notwendigen finanziellen Mittel zur Aufrechterhaltung der physischen Existenz des Menschen, also Nahrung, Kleidung, Hausrat, Unterkunft, Heizung, Hygiene und Gesundheit (vgl. BVerfGE 120, 125 <155 f.>), aber auch die Sicherung der Möglichkeit zur Pflege zwischenmenschlicher Beziehungen und zu einem Mindestmaß an Teilhabe am gesellschaftlichen, kulturellen und politischen Leben; denn, so das Gericht, der Mensch als Person existiert notwendig in sozialen Bezügen (vgl. BVerfGE 80, 367;374; 109, 279;319; auch BVerwGE 87, 212;214).

Die Entscheidungen des Bundesverfassungsgerichts zu sozialrechtlichen Streitigkeiten offenbaren nicht selten Lücken im sozialen Netz und zeigen auf, dass der Sozialstaat – anders als von vielen angenommen – keinen umfassenden – und erst recht keinen optimalen Schutz bietet – und dass dies auch nicht von der Verfassung so vorgesehen ist.

Ein Beispiel hierfür ist der Beschluss des Bundesverfassungsgerichts vom 22. Mai 2003 BVerfG, Beschluss der 3. Kammer des Ersten Senats vom 22. Mai 2003 – 1 BvR 452/99 -, Rn. 1-28).

In dem Beschluss hatte das Gericht zu klären, ob es verfassungsmäßig ist, dass Versicherte der sozialen Pflegeversicherung, die an demenzbedingten Fähigkeitsstörungen, an geistigen Behinderungen oder an psychischen Erkrankungen leiden, nur einen eingeschränkten Versicherungsschutz erhalten. Diese Frage stellte sich vor dem Hintergrund, dass die pflegeversicherungsrechtliche Definition der (einen Leistungsanspruch auslösenden) „Pflegebedürftigkeit" nur auf ganz bestimmte Verrichtungen abstellt, für die ein bestimmter Bedarf gegeben sein muss (§§ 14, 15 SGB XI).

In diesem Fall hatte das Gericht die Regelung für verfassungskonform erklärt und einen Grundrechtsverstoß verneint. Die Richter stellten in ihrer Begründung auf die **„gesetzgeberische Gestaltungsfreiheit"** ab. Danach ist der Gesetzgeber frei, in welchem Umfang er bestimmte Regelungen trifft und wie eng er das soziale Netz spannt. Diese Gestaltungsfreiheit kann selbstverständlich auch gegen null gehen, wenn hierdurch die verfassungsmäßigen Rechte anderer verletzt und insbesondere der Gleichheitsgrundsatz nicht gewahrt ist.

Interessant und wichtig für das Verständnis der Pflegeversicherung ist deshalb die nähere Begründung des Gerichts. Die Richter erklärten, dass die Gestaltungsfreiheit des Gesetzgebers deshalb besonders groß sei, weil die Pflegeversicherung ohnehin **nur der „Teilabsicherung" eines Risikos diene**, und stellten damit klar, dass es im SGB XI eben nicht um eine umfassende Abdeckung des Pflegerisikos geht.

2.8 Das Bundesverfassungsgericht und die Pflege

Nicht nur die Sozialgesetze im Allgemeinen, sondern auch die Pflege im Speziellen war bereits mehrfach Gegenstand von Entscheidungen des Bundesverfassungsgerichts. Im Folgenden soll auf eine Entscheidung vom 11.01.2015 (BVerfG Beschluss vom 11.01.2016- 1 BvR 2980/14) näher eingegangen werden. Sie beschäftigt sich mit der grundsätzlichen Frage, ob die Pflege in Deutschland ausreichend und hinreichend gesichert ist.

In dem Beschluss der 1. Kammer des Ersten Senats begehrten die Beschwerdeführer die Feststellung, dass die gegenwärtigen staatlichen Maßnahmen zum Schutz der Grundrechte von Pflegeheimbewohnern nicht genügen und der Staat seiner Pflicht zur Abhilfe und kontinuierlichen Überprüfung nicht nachkäme. Mit anderen Worten: Das Gericht sollte die Regierung dazu verpflichten, entsprechende Regelungen für eine bessere und umfassendere Pflege zu verabschieden.

Die Verfassungsbeschwerde wurde von sechs Beschwerdeführern erhoben, die aufgrund ihres Gesundheitszustandes fürchteten, in absehbarer Zeit vollstationärer Pflege in einem Pflegeheim zu bedürfen. Zum Teil nahmen sie bereits ambulante Pflegedienste in Anspruch oder wurden von Angehörigen im häuslichen Umfeld gepflegt. Bei zwei der sechs wurde eine Demenzerkrankung diagnostiziert, bei zweien bestanden hierzu Anhaltspunkte oder sie waren erblich mit einem erhöhten Risiko belastet. Zwei weitere waren krankheitsbedingt auf einen Rollstuhl angewiesen und benötigten zur Bewältigung des Alltags Unterstützung durch einen ambulanten Pflegedienst.

Mit ihrer Verfassungsbeschwerde wollten die Beschwerdeführer auf Missstände in deutschen Pflegeheimen aufmerksam machen. Sie waren der Ansicht, dass der Gesetzgeber aufgrund seiner Untätigkeit Schutzpflichten der öffentlichen Gewalt gegenüber den Bewohnern von Pflegeheimen verletze. Bewohner von Pflegeheimen seien gravierenden Versorgungsmängeln ausgesetzt,

die von unzureichender Mobilisierung bis hin zu einer mangelnden Nahrungs- und Flüssigkeitsversorgung reiche. Die Verfassungsbeschwerde benennt die Schwierigkeiten, den Umfang der Versorgungsmängel in der Praxis exakt festzustellen. Die Kläger führten aus, dass die Datenlage insoweit lückenhaft sei. Außerdem müsse aufgrund der in den Qualitätsberichten des Medizinischen Dienstes der Krankenversicherung dokumentierten Pflegemängel zudem von einer erheblichen Dunkelziffer ausgegangen werden. Die bisherigen Reformen und Gesetzesnovellen hätten, so die Kläger, keine spürbare Verbesserung der Situation von Pflegeheimbewohnern gebracht. Die Beschwerdeführer sahen sich in ihren Grundrechten aus Art. 2 Abs. 1 und 2 in Verbindung mit Art. 20 Abs. 1 sowie Art. 1 Abs. 1 GG verletzt.

Das Bundesverfassungsgericht hat die Klage allerdings nicht zur Entscheidung angenommen. Sie erwies sich insgesamt als unzulässig, weil sie nach Ansicht des Gerichts nicht den an sie zu stellenden Begründungserfordernissen gemäß § 23 Abs. 1 Satz 2, § 92 BVerfGG genügte, d. h., die Kläger konnten nicht darlegen, dass der Staat in diesem Fall spezielle Regelungen hätte erlassen müssen.

Nach § 23 Abs. 1 Satz 2, § 92 BVerfGG muss sich eine Verfassungsbeschwerde mit dem zugrundeliegenden einfachen Recht sowie mit der verfassungsrechtlichen Beurteilung des vorgetragenen Sachverhalts auseinandersetzen und hinreichend substantiiert darlegen, dass eine Grundrechtsverletzung möglich erscheint (vgl. BVerfGE 89, 155;171). Der Beschwerdeführer muss darlegen, mit welchen verfassungsrechtlichen Anforderungen die angegriffene Maßnahme kollidiert (vgl. BVerfGE 108, 370;386). Soweit das Bundesverfassungsgericht für bestimmte Fragen bereits verfassungsrechtliche Maßstäbe entwickelt hat, muss anhand dieser aufgezeigt werden, inwieweit Grundrechte durch die angegriffene staatliche Maßnahme verletzt werden (vgl. BVerfGE 99, 84;87; 101, 331;346; 102, 147;164).

Nur in seltenen Ausnahmefällen, so das Gericht, lassen sich der Verfassung konkrete Pflichten entnehmen, die den Gesetzgeber zu einem bestimmten Tätigwerden zwingen. Ansonsten bleibt die Aufstellung und normative Umsetzung eines Schutzkonzepts dem Gesetzgeber überlassen. Ihm kommt ein weiter Einschätzungs-, Wertungs- und Gestaltungsspielraum zu (vgl. BVerfGE 77, 170;214; 79, 174 ;202; 88, 203;;262; 96, 56;64; 106, 166;177; 121, 317;356). Nach dem Grundsatz der Gewaltenteilung und dem demokratischen Prinzip der Verantwortung des vom Volk unmittelbar legitimierten Gesetzgebers muss dieser selbst die regelmäßig höchst komplexe Frage entscheiden, wie eine aus der Verfassung herzuleitende Schutzpflicht verwirklicht werden soll (vgl. BVerfGE 56, 54;81).

Das Gericht hat damit folgende Punkte klargestellt:

• Das Grundgesetz verpflichtet die Regierung nur in sehr wenigen Fällen zu einem ganz konkreten Handeln.
• Das Ob und Wie einer Gesetzgebung obliegt grundsätzlich der Regierung, nicht den Gerichten (Grundsatz der Gewaltenteilung).

Die Entscheidung, welche Maßnahmen geboten sind, kann vom Bundesverfassungsgericht nur begrenzt nachgeprüft werden. Das Bundesverfassungsgericht kann erst dann eingreifen, wenn der Gesetzgeber seine Pflicht evident verletzt hat (vgl. BVerfGE 56, 54;80 f.; 77, 170;214 f.;; 79, 174;202; 85, 191;212; 92, 26;46; Beschluss der 3. Kammer des Ersten Senats vom 26. Mai 1998 – 1 BvR 180/88 -, NJW 1998, S. 3264 ff.; Beschluss der 3. Kammer des Ersten Senats vom 29. Juli 2009 – 1 BvR 1606/08 -, juris, Rn. 12).

Da sich die Verhältnisse in der Pflege seit der Entscheidung nicht verbessert, sondern eher verschlimmert haben, sind weitere Klagen im Hinblick auf eine bessere Versorgung zu erwarten. Das Gericht hat für diese Fälle potenziellen Klägern folgende Formel mit auf den Weg gegeben. Nur unter diesen Voraussetzungen wird eine künftige Klage Aussicht auf Erfolg haben.

b Einen Verfassungsverstoß durch unterlassene Nachbesserung eines Gesetzes kann das Bundesverfassungsgericht insbesondere erst dann feststellen, wenn evident, d. h. offensichtlich ist, dass eine ursprünglich rechtmäßige Regelung wegen zwischenzeitlicher Änderung der Verhältnisse verfassungsrechtlich untragbar geworden ist, und wenn der Gesetzgeber gleichwohl weiterhin untätig geblieben ist oder offensichtlich unzureichende Nachbesserungsmaßnahmen getroffen hat (vgl. BVerfGE 56, 54 <81 f.>). Mit anderen Worten: Der Gesetzgeber ist erst verpflichtet, gesetzgeberisch tätig zu werden, wenn er durch ein Unterlassen Grundrechte verletzen würde.

Nach diesen Maßstäben ist eine Verletzung einer grundrechtlichen Schutzpflicht durch grundgesetzwidriges Unterlassen des Gesetzgebers in dem vorliegenden Fall durch die Kläger nicht hinreichend substantiiert vorgetragen worden. Weder haben die Beschwerdeführer ausgeführt, unter welchen Gesichtspunkten die bestehenden landes- und bundesrechtlichen Regelungen zur Qualitätssicherung evident unzureichend sein sollten, noch zeigte die Verfassungsbeschwerde substantiiert auf, inwieweit sich eventuelle Defizite in der Versorgung von Pflegebedürftigen in Pflegeheimen durch staatliche normative Maßnahmen effektiv verbessern ließen.

Außerdem konnte das Bundesverfassungsgericht auch nicht erkennen, dass hinreichend substantiiert die gegenwärtige und unmittelbare Verletzung von Grundrechten im Sinne des § 90 Abs. 1 Satz 1 BVerfGG vorgetragen wäre.

Die Verfassungsbeschwerde ist ein Rechtsbehelf zur Verteidigung eigener subjektiver Rechte (vgl. BVerfGE 15, 298;301; 43, 142;147). Weder das Grundgesetz noch das Gesetz über das Bundesverfassungsgericht kennen eine „Popularklage" des Bürgers (vgl. BVerfGE 49, 1;8; 64, 301;319). (Eine Popularklage ist eine Klage, die eine Person mit dem Ziel einreicht, als Nichtbeteiligter Rechte anderer Personen einzufordern oder zu sichern.)

Zur Zulässigkeit einer Verfassungsbeschwerde gehört aus diesem Grund die schlüssige Darlegung des Beschwerdeführers (Klägers), dass er **selbst, gegenwärtig und unmittelbar** durch die öffentliche Gewalt in seinen grundrechtlich geschützten Positionen verletzt ist (vgl. BVerfGE

53, 30;48; 79, 1;14 f.; 102, 197;206 f.; 123, 267;329;).

Die Möglichkeit der eigenen und gegenwärtigen Betroffenheit ist grundsätzlich erfüllt, wenn der Beschwerdeführer darlegt, dass er mit einiger Wahrscheinlichkeit durch die auf den angegriffenen Rechtsnormen beruhenden Maßnahmen in seinen Grundrechten berührt wird (vgl. BVerfGE 109, 279 <307 f.).

Nach diesen Maßstäben konnte das Gericht eine eigene und gegenwärtige Betroffenheit der nicht in einem Pflegeheim lebenden Beschwerdeführer nicht feststellen.

Zunächst war bereits die Notwendigkeit von stationärer Pflege in der Person der Beschwerdeführer nicht mit der gebotenen Wahrscheinlichkeit gegeben. Hinzu kam, dass Pflegebedürftige gemäß § 2 Abs. 2 Satz 1 SGB XI zwischen den für die Versorgung zugelassenen Pflegeheimen wählen können und so eine unzureichende Versorgung durch die Wahl der Pflegeeinrichtung ausgeschlossen werden könnte.

Weiterführende Literatur- und Rechtsprechungsverzeichnis

Literatur

Axer, in: Kahl/Waldhoff/Walter, Bonner Kommentar, Art. 74 Rn. 14 (April 2011)

Broemel, in: v. Münch/Kunig, GG, Bd. 2, 7. Aufl. 2021, Art. 74 Rn. 70

BTDrucks 19/28444

Degenhart, in: Sachs, GG, 9. Aufl. 2021, Art. 74 Rn. 84

Deutsche Gesellschaft für Palliativmedizin, Pressemitteilung vom 26.02.2020, www.dgpalliativmedizin.de/neuigkeiten/bundesverfassungsgericht-zu-§-217-stgb.html

Honer, Mathias: Recht-auf-Vergessen-Entscheidungen – Wie das BVerfG die Grundrechtsprüfung neu ordnet, Gastbeitrag in: LTO Legal Tribune Online, https://www.lto.de/recht/hintergruende/h/bverfg-recht-auf-vergessen-europa-eugh-grundrechte-teil-1/, 04.12.2019

Oeter, in: v. Mangoldt/Klein/Starck, GG, Bd. 2, 7. Aufl. 2018, Art. 74 Rn. 135

Rengeling, in: Isensee/Kirchhof, HStR VI, 3. Aufl. 2008, § 135 Rn. 264

Süddeutsche Zeitung vom 24.06.2020: 221 Siege, acht Niederlagen, ein Remis, https://www.sueddeutsche.de/bayern/bayern-politik-corona-massnahmen-gericht-1.4945067

Wittreck, in: Dreier, GG, Bd. 2, 3. Aufl. 2015, Art. 74 Rn.

Rechtsprechung

Entscheidungen des Bundesverfassungsgerichts

BVerfGE 4, 7 – Investitionshilfe

BVerfGE 5, 85 – KPD Verbot

BVerfGE 6, 32 – Elfes

BVerfGE 7, 198 – Lüth

BVerfGE 7, 377 – Apotheken-Urteil

BVerfGE 15, 298 – Umgang und Regelungsgehalt des Art. 101 Abs. 1 S. 2 GG

BVerfGE 27, 1 – Mikrozensus

BVerfGE 28, 386 – Verfassungsmäßigkeit des § 14 Abs. 1 StGB

BVerfGE 30, 1 [20] – Abhörurteil

BVerfGE 30, 173 – Mephisto

BVerfGE 33, 303 – AOK

BVerfGE 39, 1 – Numerus clausus I

BVerfGE 43, 142 – Zulässigkeit der Verfassungsbeschwerde einer Parlamentsfraktion

BVerfGE 45,187 – Lebenslange Freiheitsstrafe

BVerfGE 46, 160 – Schleyer

BVerfGE 49, 1 – Voraussetzungen für die Zulässigkeit einer Rechtssatzverfassungsbeschwerde

BVerfGE 53, 30 – Mühlheim Kärlich

BVerfGE 56, 54 – Fluglärm I

BVerfGE 64, 301 – Subsidiarität der Verfassungsbeschwerde bei Anfechtung der Regelung zur Abgeordnetenentschädigung

BVerfGE 65, 317 – Verfassungsmäßigkeit – Mündel – Willkürverbot – Absehen von weiterer mündlicher Anhörung – Sachaufklärung – Auslegung – Genehmigung der Unterbringung des Mündels

BVerfGE 77, 170 – Lagerung chemischer Waffen

BVerfGE 79, 174 – Straßenverkehrslärm

BVerfGE 79, 1 – Verfassungsmäßigkeit der Neuregelungen des Urheberrechtsgesetzes und des Urheberrechtswahrnehmungsgesetzes

BVerfGE 80, 367 – Tagebuch

BVerfGE 85, 191 – Nachtarbeitsverbot

BVerfGE 87, 209 – Tanz der Teufel

BVerfGE 88, 203 – Schwangerschaftsabbruch II

BVerfGE 89, 155 – Maastricht

BVerfGE 89, 120 – Voraussetzungen der Fortführung eines Strafverfahrens gegen einen verhandlungsunfähigen Angeklagten in dessen Abwesenheit

BVerfGE 90, 145 – Cannabis

BVerfGE 92, 26 – Zweitregister

BVerfGE 96, 56 – Vaterschaftsauskunft

BVerfGE 99, 84 – Finanzielle Unterstützung für kommunale Wählervereinigungen

BVerfGE 109, 279 – Großer Lauschangriff

BVerfGE 101, 331 – Berufsbetreuer

BVerfGE 102, 147 – Bananenmarktordnung

BVerfGE 102, 197 – Spielbankengesetz Baden-Württemberg

BVerfGE 106, 166 – Zählkindervorteil

BVerfGE 109, 279 – Großer Lauschangriff

BVerfGE 115, 320 – Rasterfahndung II

BVerfGE 120, 125 – Sonderaufwendungen
BVerfGE 121, 317 – Wählervereinigungen
BVerfGE 123, 267 – Vertrag von Lissabon
BVerfGE 125, 175 – Regelsatz SGB II
BVerfGE 128, 282 – Zwangsbehandlung im Maßregelvollzug
BVerfGE 142, 313 – Beschränkung ärztlicher Zwangsbehandlung
BVerfGE 146, 294 – Zwangsbehandlung im Rahmen öffentlich-rechtlicher Unterbringung in Mecklenburg-Vorpommern
BVerfGE 151, 101 – Stiefkindadoption in nichtehelichen Familien
BVerfGE 152, 68 – Maskenpflicht und Sanktionen bei ALG II
BVerfGE 153, 182 – Verbot der geschäftsmäßigen Förderung der Selbsttötung (§ 217 StGB)

Beschlüsse des Bundesverfassungsgerichts

BVerfG, Beschluss vom 17.06.1979, Az. 1 BvR 241/77
BVerfG, Beschluss vom 26.05.1998 – 1 BvR 180/88
BVerfG, Beschluss vom 22.05.2003, Az. 1 BvR 452/99
BVerfG, Beschluss vom 29.07.2009 – 1 BvR 1606/08
BVerfG, Beschluss vom 11.01.2016, Az. 1 BvR 2980/1
BVerfG, Beschluss vom 15.04.2020, Az.: 1 BvR 828/20
BVerfG, Beschluss vom 29.04.2020, Az. 1 BvR 44/20
BVerfG, Beschluss vom 12.05.2020, Az. 1 BvR 1027/20
BVerfG, Beschluss vom 08. 06.2021, Az. 2 BvR 1866/17
BVerfG, Beschluss vom 19.11.2021, Az. 1 BvR 781/21

Entscheidungen des Bundesverwaltungsgerichts

BVerwGE 87, 212
BVerwGE 64, 274 – Peep-Show

Entscheidungen der Obergerichte

OVG Niedersachsen, Az. 13 MN 143/20

VGH München, Entscheidung vom 04.10.2021 – 20 N 20.767

Beschlüsse der Obergerichte

OVG Saarland Beschl. v. 06.08.2020, Az. 2 B 258/20
OVG Niedersachsen (Beschl. v. 15.10.2020, Az. 13 MN 371/20)
VGH Baden-Württemberg (Beschl. v. 15.10.2020, Az. 1 S 3156/20)
VGH Baden-Württemberg (Beschl. v. 05.02.2021, Az.: 1 S 321/21).
Bayerischer VGH Beschluss vom 04.11.2021 – Az. 25 NE 21.2686

Entscheidungen ausländischer Gerichte

Conseil Constitutionel, Entscheidung Nr. 2020-808 DC vom 13. November 2020, Rn. 6;
Conseil Constitutionel, Entscheidung Nr. 2020-811 DC vom 21. Dezember 2020, Rn. 4;
Conseil Constitutionel, Entscheidung Nr. 2021-824 DC vom 5. August 2021, Rn. 29

Weitere Quellen

Homepage des Bundesverfassungsgerichts
https://www.bundesverfassungsgericht.de/DE/Homepage/homepage_node.html
Hier kann man nach Schlagworten die Rechtsprechung des Bundesverfassungsgerichts suchen. Die Urteile des Bundesverfassungsgerichts lesen sich sehr einfach und verständlich und geben immer einen wunderbaren Überblick über den zu entscheidenden Sachverhalt.
Erklärvideo zum Grundgesetz
https://www.youtube.com/watch?v=E9kXaSeqCv4
In diesem Video werden in einfacher Sprache die ersten sechs Art. des Grundgesetzes erklärt. Für alle, die schnell einen ersten Überblick über die Verfassung bekommen wollen.

Inhaltsverzeichnis

3.1 Überblick und Einstieg

Arbeitsrechtliche Kenntnisse sind für jeden Angestellten von großer Bedeutung. Zum einen bestimmen sie das Verhältnis von Arbeitgeber und Arbeitnehmer, zum anderen beinhalten sie zahlreiche berufsspezifische Regelungen. Da man als Arbeitnehmer einen Großteil seiner Lebenszeit der beruflichen Beschäftigung widmet – oft mehr als der eigenen Familie –, ist es sinnvoll, fundierte Grundkenntnisse darüber zu haben, welche Vorschriften diese Lebenszeit regeln. Denn Arbeitszeit ist Lebenszeit und das Wertvollste, was wir haben.

Das Arbeitsrecht ist in Deutschland Teil des Zivilrechts. Es regelt

- die Rechtsbeziehungen zwischen Arbeitnehmern und Arbeitgebern (diesen Teil nennt man Individualarbeitsrecht) und
- die Rechtsbeziehung zwischen Gewerkschaften/Betriebsvertretungen und ihren Verhandlungspartnern auf der Arbeitgeberseite (diesen Teil nennt man Kollektivarbeitsrecht).

In Deutschland ist das Arbeitsrecht nicht in einem einzigen Gesetzeswerk kodifiziert. Vielmehr besteht es aus zahlreichen verschiedenen Rechtsquellen. Die wichtigsten sind:

1. Europarechtliche Regelungen und deutsches Verfassungsrecht
2. Gesetze und Rechtsverordnungen

© Der/die Autor(en), exklusiv lizenziert an Springer-Verlag GmbH, DE, ein Teil von Springer Nature 2023
J. Smolibowski, *Recht in der Pflege verstehen*, https://doi.org/10.1007/978-3-662-66341-7_3

3. Tarifverträge
4. Betriebsvereinbarung
5. Arbeitsverträge
6. Direktionsrecht des Arbeitgebers

3.2 Europarechtliche Regelungen und deutsches Verfassungsrecht

In der Hierarchie der Gesetze stehen Verordnungen und Richtlinien der Europäischen Union (EU) sowie das deutsche Grundgesetz ganz oben. Europa- und Verfassungsrecht geben den Rahmen für nationale Gesetzgebung und sind Grundlage sowie Wertemaßstab für die Rechtsprechung der deutschen Gerichte.

Die wichtigsten grundgesetzlichen Regelungen im Hinblick auf das Arbeitsrecht für Pflegeberufe sind:

- Artikel 1 – Menschenwürde
- Artikel 2 – Freie Entfaltung der Persönlichkeit
- Artikel 3 – Gleichheitsgrundsatz
- Artikel 12 – Berufsfreiheit

Wichtige europarechtliche Regelungen (Richtlinien) für die Pflege, die ihre Umsetzung in deutsches Recht gefunden haben, sind u. a. folgende Richtlinien, die in nationales Recht eingeflossen sind:

Richtlinie 92/85/EWG des Rates vom 19.10.1992 über die Durchführung von Maßnahmen zur Verbesserung der Sicherheit und des Gesundheitsschutzes von schwangeren Arbeitnehmerinnen, Wöchnerinnen und stillenden Arbeitnehmerinnen am Arbeitsplatz (zehnte Einzelrichtlinie im Sinne des Artikels 16 Absatz 1 der Richtlinie 89/391/EWG)

Die Richtlinie verpflichtet die Mitgliedsstaaten der EU dazu, arbeitsrechtliche Vorschriften zu schaffen, die schwangere Arbeitnehmerinnen nach der Entbindung vor Arbeitsüberlastung, Gesundheitsgefahren und dem Verlust des Arbeitsplatzes schützen.

Die Vorgaben sind in Deutschland durch das Mutterschutzgesetz umgesetzt worden.

Richtlinie 2010/18/EU des Rates vom 8. März 2010 zur Durchführung der von BUSINESSEUROPE, UEAPME, CEEP und EGB geschlossenen überarbeiteten Rahmenvereinbarung über den Elternurlaub und zur Aufhebung der Richtlinie 96/34/EG

Mit dieser Regelung hat die EU eine von Arbeitgebern und Gewerkschaften auf europäischer Ebene getroffene Vereinbarung in eine Richtlinie umgesetzt. Ziel ist, dass Arbeitnehmerinnen und Arbeitnehmer in allen Ländern der Europäischen Union bei der Geburt oder Adoption eines Kindes das Recht auf einen Elternurlaub haben, der mindestens vier Monate beträgt und dazu dient, dass sich die beurlaubten Arbeitnehmer um ihr Kind kümmern können.

Deutschland hat die Richtlinie 2010/18/EU (wie bereits der Vorgängerrichtlinie 96/34/EG) mit dem gesetzlichen Recht auf eine Elternzeit, d. h. mit dem Bundeselterngeld- und Elternzeitgesetz (BEEG), umgesetzt.

Richtlinie 2008/104/EG des Europäischen Parlaments und des Rates vom 11. November 2008 über Leiharbeit

Ziel dieser Richtlinie ist es, für den Schutz der Leiharbeitnehmer zu sorgen und die Qualität der Leiharbeit zu verbessern. Der Grundsatz der Gleichbehandlung von Leiharbeitnehmern schreibt vor, dass diese grundsätzlich die gleichen Arbeitsbedingungen wie vergleichbare Arbeitnehmer der Stammbelegschaft (gleiche Bezahlung/gleiche Behandlung) haben müssen. Hierzu gibt es jedoch Ausnahmen.

Richtlinie 2004/38/EG des Europäischen Parlaments und des Rates vom 29. April 2004 über das Recht der Unionsbürger und ihrer Familienangehörigen, sich im Hoheitsgebiet der Mitgliedstaaten frei zu bewegen und aufzuhalten, zur Änderung der Verordnung (EWG) Nr. 1612/68 und zur Aufhebung der Richtlinien 64/221/EWG, 68/360/EWG, 72/194/EWG, 73/148/EWG, 75/34/EWG,

75/35/EWG, 90/364/EWG, 90/365/EWG und 93/96/EWG

Diese Richtlinie regelt insbesondere die Bedingungen, unter denen Unionsbürger und ihre Familienangehörigen das Recht auf Freizügigkeit und Aufenthalt innerhalb des Hoheitsgebiets der Mitgliedstaaten genießen, sowie das Recht auf Daueraufenthalt der Unionsbürger und ihrer Familienangehörigen im Hoheitsgebiet der Mitgliedstaaten.

Richtlinie 2003/88/EG des Europäischen Parlaments und des Rates vom 04.11.2003 über bestimmte Aspekte der Arbeitszeitgestaltung

Die Richtlinie schreibt den Mitgliedstaaten der EU vor, eine Reihe von zwingenden Mindestschutzbestimmungen zugunsten der Arbeitnehmer bezüglich der täglichen und wöchentlichen Arbeitszeit sowie einen gesetzlichen Anspruch auf einen vierwöchigen bezahlten Jahresurlaub in nationales Recht umzusetzen.

Die Regelungen haben im Arbeitszeitschutzgesetz und Bundesurlaubsgesetz ihren Niederschlag gefunden.

Richtlinie 2002/14/EG des Europäischen Parlaments und des Rates vom 11. März 2002 zur Festlegung eines allgemeinen Rahmens für die Unterrichtung und Anhörung der Arbeitnehmer in der Europäischen Gemeinschaft – Gemeinsame Erklärung des Europäischen Parlaments, des Rates und der Kommission zur Vertretung der Arbeitnehmer

Aufgrund dieser Richtlinie 2002/14/EG mussten die Mitgliedstaaten der Europäischen Union (EU) Gesetze schaffen oder anpassen, die dafür zu sorgen, dass es in allen Betrieben ab 20 Arbeitnehmern oder in allen Unternehmen ab 50 Arbeitnehmern Arbeitnehmervertretungen gibt, die vom Arbeitgeber über soziale und wirtschaftliche Angelegenheiten informiert werden und ihre Meinung äußern können.

In Deutschland ist die Richtlinie durch das Recht der Betriebsverfassung und der Personalvertretung eingeflossen. Von besonderer Wichtigkeit ist dabei das Betriebsverfassungsgesetz (BetrVG), das die Rechte des Betriebsrats regelt.

3.3 Gesetze und Rechtsverordnungen

Arbeitsrechtliche Gesetze setzen die Vorgaben der Europäischen Union und politischer Ziele der jeweiligen nationalen Regierung in Regelungen um, die das Verhältnis zwischen Arbeitgeber und Arbeitnehmer (Individualarbeitsrecht), den Arbeitsschutz sowie das kollektive Arbeitsrecht betreffen.

Die verschiedenen Gesetze, die das Individualarbeitsrecht regeln, sind:

- Allgemeines Gleichbehandlungsgesetz (AGG)
- Arbeitnehmerüberlassungsgesetz (AÜG)
- Berufsbildungsgesetz (BBiG)
- Betriebsrentengesetz (BetrAVG)
- Bundeselterngeld- und Elternzeitgesetz (BEEG)
- Bundesurlaubsgesetz (BUrlG)
- Bürgerliches Gesetzbuch (BGB)
- Entgeltfortzahlungsgesetz (EFZG)
- Entgelttransparenzgesetz (EntgTranspG)
- Familienpflegezeitgesetz (FPfZG)
- Gewerbeordnung (GewO)
- Handelsgesetzbuch (HGB)
- Kündigungsschutzgesetz (KSchG)
- Mindestlohngesetz (MiLoG)
- Nachweisgesetz (NachwG)
- Pflegezeitgesetz (PflegeZG)
- Schwarzarbeitsbekämpfungsgesetz (SchwarzArbG)
- Teilzeit- und Befristungsgesetz (TzBfG)
- Wissenschaftszeitvertragsgesetz (WissZeitVG)

Arbeitsschutzrechtliche Regelungen finden sich in folgenden Gesetzen:

- Arbeitnehmer-Entsendegesetz (AEntG)
- Arbeitsschutzgesetz (ArbSchG)
- Arbeitszeitgesetz (ArbZG)
- Bundesdatenschutzgesetz (BDSG)
- Jugendarbeitsschutzgesetz (JArbSchG)
- Mindestarbeitsbedingungengesetz (MiArbG)
- Mutterschutzgesetz (MuSchG)

Das kollektive Arbeitsrecht ist in Deutschland durch folgende Gesetze geregelt:

- Betriebsverfassungsgesetz (BetrVG)
- Mitarbeitervertretungsgesetz (MVG)
- Mitarbeitervertretungsordnung (MAVO)
- Mitbestimmungsgesetz (MitbestG)
- Sprecherausschutzgesetz (SprAuG)
- Tarifvertragsgesetz (TVG)
- Wahlordnung (WO)

Die Gesetze werden durch Rechtsverordnungen konkretisiert, ausgestaltet oder fortgeschrieben.

Beispiel

Ein Beispiel ist die Dritte Verordnung zur Anpassung des Mindestlohns (Dritte Mindestlohnanpassungsverordnung – MiLoV3) vom 09.11.2020. Nach dieser Verordnung ist der Mindestlohn nach dem MiLoG zum Juli 2021 auf 9,60 EUR brutto angepasst worden. Ab dem 01.10.2022 steigt der Mindestlohn auf 12,00 EUR brutto. ◄

3.4   Tarifverträge

Die Arbeitsbedingungen und die Bezahlung für viele Menschen in der Pflege werden vor allem durch Tarifverträge geregelt.

Tarifverträge sind branchen- oder unternehmensspezifische Regelungen, insbesondere zu

- Löhnen und Gehältern,
- Urlaub,
- Arbeitszeiten sowie
- Kündigungszeiten, -beschränkungen oder
- Ausschlussfristen für die Geltendmachung von vertraglichen Ansprüchen.

Tarifverträge können gesetzliche Regelungen nicht aufheben, sondern nur konkretisieren. In der Rangfolge stehen sie unter den Gesetzen und dürfen nicht gegen diese verstoßen. Sie gelten für bestimmte Branchen und Tarifgebiete (Flächentarifvertrag) oder für einzelne Unternehmen (Firmentarifvertrag). Die Tarifparteien sind auf der einen Seite die Arbeitnehmer, vertreten durch die Gewerkschaften, und auf der anderen Seite die Arbeitgeber, vertreten entweder durch die jeweiligen Arbeitgeberverbände oder einzelne Arbeitgeber, die für ihr Unternehmen singuläre Firmentarifverträge verhandeln.

Es gibt drei Möglichkeiten, wie ein Tarifvertrag zur Anwendung kommt:

- Tarifverträge sind dann anzuwenden, wenn sowohl der Arbeitnehmer als auch der Arbeitgeber tarifgebunden sind. Das gilt für alle Arbeitnehmer, die Mitglied in der tarifvertragsschließenden Gewerkschaft sind.
- Außerdem erhält der Tarifvertrag – unabhängig von der Zugehörigkeit zu einer Gewerkschaft – dann Gültigkeit zwischen Arbeitnehmer und Arbeitgeber,
  - teilweise, wenn auf einzelne Regelungsinhalte im Arbeitsvertrag verwiesen wurde bzw.
  - vollständig, wenn seine Gültigkeit in Gänze vereinbart wurde.
- Darüber hinaus kann das Bundesministerium für Arbeit und Soziales (BMAS) einzelne Tarifverträge im öffentlichen Interesse für allgemeinverbindlich erklären. Durch die Allgemeinverbindlichkeit erlangen diese Regelungen automatisch für die gesamte Branche Gültigkeit und gelten für jedes Arbeitsverhältnis als vereinbartes und anzuwendendes Recht.

Ein geplanter flächendeckender Tarifvertrag für die Altenpflege in Deutschland scheiterte im Jahr 2021 am Ende an dem Veto der Caritas. Damit konnte ein solcher Vertrag, den die Gewerkschaft ver.di zuvor mit einem Pflegeverband geschlossen hatte, nicht durch den damals zuständigen Bundesarbeitsminister Hubertus Heil für allgemeinverbindlich erklärt werden. Damit gibt es nach wie vor keinen Flächentarifvertrag für die Pflege in Deutschland. Allerdings existieren zahlreiche einzelne Haustarifverträge.

3.5 Betriebsvereinbarungen

Neben den Gewerkschaften kann auch der Betriebsrat mit dem Arbeitgeber generell-abstrakte Regelungen aushandeln, sogenannte Betriebsvereinbarungen. Grundlage ist das Betriebsverfassungsgesetz (BetrVG). Bei Meinungsverschiedenheiten in Bezug auf den Abschluss von Betriebsvereinbarungen entscheidet eine Einigungsstelle, die paritätisch aus Vertretern der Arbeiter und Betriebsratsseite zusammengesetzt ist; den stimmberechtigten Vorsitz übernimmt in der Regel ein Arbeitsrichter. Der Betriebsrat hat kein Recht, seinen Forderungen durch Streik Nachdruck zu verleihen; solche betriebsverfassungsrechtlichen Streiks sind rechtswidrig. (Hierzu mehr im 9. Kapitel „Gewerkschaft, Streik, Arbeitskampf – Alle Räder stehen still …")

Betriebsvereinbarungen stehen in der Rangfolge unterhalb von Gesetzen und Tarifverträgen.

Arbeitsentgelte und sonstige Arbeitsbedingungen, die durch Tarifvertrag geregelt sind oder üblicherweise geregelt werden, können nicht Gegenstand einer Betriebsvereinbarung sein, es sei denn, dass ein Tarifvertrag den Abschluss ergänzender Betriebsvereinbarungen ausdrücklich zulässt, § 77 Abs. 3 Satz 1 BetrVG).

3.6 Arbeitsverträge

Grundsätzlich sind Arbeitsverträge frei verhandelbar, d. h., Arbeitnehmer und Arbeitgeber können die Ausgestaltung des Arbeitsvertrages im Hinblick auf die wesentlichen Vertragsbestandteile, d. h. die Lohnhöhe, die Arbeitsaufgaben und die Arbeitszeit, selbst vornehmen.

Allerdings dürfen die vertraglichen Bestimmungen nicht gegen zwingende übergeordnete Vorschriften (Gesetz, Tarifvertrag, Betriebsvereinbarung) verstoßen. Eine Abweichung von diesen Regelungen ist gem. § 4 Abs. 3 Tarifvertragsgesetz (TVG) nur möglich, wenn diese Regelungen für den Arbeitnehmer günstiger sind

als die tariflichen Vorgaben (Günstigkeitsprinzip).

Neben den schriftlichen Vereinbarungen gehören zum Vertrag auch:

- sog. betriebliche Übungen
- Allgemeine Geschäftsbedingungen
- und sonstige vertragliche Nebenabreden (schriftlich und mündlich)

Unter **betrieblicher Übung** versteht man die Wiederholung bestimmter Verhaltensweisen des Arbeitgebers, aus denen die betroffenen Arbeitnehmer den Schluss ziehen können, dass ihnen bestimmte Vergünstigungen auf Dauer gewährt werden sollen. Klassisches Beispiel ist die (mindestens) dreimalige vorbehaltlose Gewährung einer Einmalzahlung wie Urlaubs- oder Weihnachtsgeld.

Allgemeine Geschäftsbedingungen (AGB) sind für eine Vielzahl von Fällen anwendbare vorformulierte Vertragsbedingungen, die eine Vertragspartei (der Verwender) der anderen Vertragspartei bei Abschluss eines Vertrages stellt (§ 305 Abs. 1 BGB). In solchen AGBs können u. a. Kündigungsfristen, Ausschlussfristen oder Widerrufsvorbehalte formuliert und vereinbart werden. Die rechtliche Überprüfung der Allgemeinen Geschäftsbedingungen (AGB) durch die Arbeitsgerichte erfolgt auf der Grundlage von §§ 305 ff. Bürgerliches Gesetzbuch (BGB).

In der Regel wird dem Arbeitnehmer ein bereits vorgedruckter Vertragsentwurf vorgelegt, in dem nur noch verschiedene persönliche Daten sowie das Eintrittsdatum und der Lohn eingetragen werden. Damit müssen diese Dokumente auch den Anforderungen der gesetzlichen Regelungen über die allgemeinen Geschäftsbedingungen genügen.

Sonstige vertragliche **Nebenabreden** sind in der Regel laut Vertrag nur schriftlich gültig (siehe Erklärungen zu den Vertragsklauseln). Deshalb sollte in jedem Fall jede zugesicherte Abänderung des Vertrags schriftlich bestätigt werden. Sonst besteht die Gefahr, dass sie nicht gültig ist.

Tab. 3.1 Grenzen des Direktionsrechts des Arbeitgebers

Grenze	Beispiel
Die Anweisung widerspricht einer klaren Regelung des Arbeitsvertrags. Das Direktionsrecht kann nicht Regelungen des Arbeitsvertrags revidieren.	Laut Arbeitsvertrag ist der Einsatzort eindeutig in der Filiale XX in S-Stadt. Eine Versetzung in die Filiale YY in S-Stadt ist nicht möglich. Dies wäre nur möglich, wenn der Arbeitsplatz nicht konkret im Vertrag genannt wäre. Eine andere zulässige Direktive ist die Zuweisung geringwertiger Arbeit bei gleicher Vergütung.
Die Anweisung verstößt gegen eine Betriebsvereinbarung oder den Tarifvertrag.	Der Tarifvertrag regelt oft bestimmte Arbeitszeit- und Vergütungsmodelle. Wenn z. B. eine gewisse Anzahl von Arbeitstagen oder Vergütungen für Tätigkeiten vorgesehen ist, darf davon nicht abgewichen werden.
Die Anweisung verstößt gegen gesetzliche Vorschriften.	Durch das Direktionsrecht dürfen keine gesetzlichen Vorschriften ausgehebelt oder umgangen werden, z. B. Regelungen zum Arbeitsschutz oder des Arbeitszeitgesetzes.
Die Anweisung verstößt gegen einen eindeutig erweckten Eindruck.	Hat der Arbeitgeber durch konkrete Äußerungen den Eindruck erweckt hat, dass es niemals Änderungen geben wird (BAG, 11.04.2006, 9 AZR 557/05), ist er daran gebunden. Allerdings muss dafür ein stärkeres Indiz vorliegen als eine ständige betriebliche Praxis. Ausreichend sind aber eine eindeutige Zusicherung, z. B. nicht in eine andere Stadt versetzt zu werden, und eine entsprechende bisherige Praxis.
Die Anweisung verstößt gegen „billiges Ermessen" (§ 315 BGB).	Ein stark religiöser Arbeitnehmer, der sonntags nicht arbeiten möchte, weil er z. B. am Gottesdienst teilnehmen will, darf ggf. nicht im Rahmen des Direktionsrechts zur Arbeit an Sonntagen eingeteilt werden, wenn der Arbeitgeber andere Möglichkeiten hat. Dieses Recht ist allerdings schwer durchzusetzen, da betriebliche Belange in diesem Zusammenhang in der Regel Vorrang genießen.

3.7   Direktionsrecht des Arbeitsgebers

Das Direktionsrecht findet in der Praxis häufig Anwendung. Es gibt dem Arbeitgeber das Recht, Anweisungen an den Arbeitnehmer zu geben, die das Arbeitsverhältnis betreffen und so nicht im Vertrag oder in Anlagen geregelt sind. Allerdings ist die Ausübung des Direktionsrechts nur in einem bestimmten, eng abgesteckten Korridor möglich (s. Tab. 3.1).

Weiterführende Literatur- und Rechtsprechungsverzeichnis

Keine

Weitere Quellen

Grundlagen des Rechts
https://www.bmas.de/DE/Arbeit/Arbeitsrecht/arbeits-recht.html
Die Seite des Bundesministeriums für Arbeit und Soziales informiert umfänglich über alle Neuigkeiten und Änderungen im Arbeitsrecht. Von Mindestlohn bis Tarifrecht hält die Seite viele Informationen, Tools und Hotlines bereit.

Interessant gemachtes und ausführliches Erklärvideo
https://www.youtube.com/watch?v=-EF-xhmQkYI
In diesem Video werden die Grundlage das Arbeitsrechts einfach erklärt. Insbesondere werden individuelle Arbeitsrecht von dem kollektiven Arbeitsrecht abgegrenzt und einige wichtige Normen genauer beleuchtet.

Aus der Pflege, für die Pflege
https://www.youtube.com/watch?v=3hfzCs_Hct8
Arbeitsrecht von einem examinierten Pfleger erklärt und mit Hinweisen auf die Examensrelevanz des Stoffes versehen.

Von der Bewerbung zum Arbeitsvertrag

4

Inhaltsverzeichnis

4.1 Einführung und Überblick

Nach einem ersten Überblick über die Rechtsquellen des Arbeitsrechts, deren Rangfolge und Relevanz beschäftigt sich dieser Teil – das Individualarbeitsrecht – mit den Rechtsbeziehungen zwischen dem Arbeitnehmer auf der einen Seite und dem Arbeitgeber auf der anderen Seite.

Der Schwerpunkt der Betrachtung des Individualrechts wird auf folgenden Punkten liegen, die immer wieder zu Problemen und Fragen im Arbeitsalltag führen:

- Ausgestaltung des Arbeitsvertrags
- Arbeitszeiten und Arbeitszeitmodelle
- Arbeitsschutz
- Pausen und Urlaub
- Aktivitäten in sozialen Netzwerken

4.2 Bewerbung, Einstellung und Arbeitsvertrag

Bei den medizinischen Berufen macht sich der Fachkräftemangel seit einiger Zeit bemerkbar. Schon lange war es schwierig, vor allem in der Altenpflege, junge, qualifizierte Menschen für den Beruf zu gewinnen. Die extreme Situation der pandemischen Lage aufgrund des SARS-Virus sowie immer schwierigere Arbeitsbedingungen haben die Situation noch verschärft. Noch viel offensichtlicher als in anderen Branchen besteht mittlerweile ein Arbeitnehmermarkt – die Arbeitskraft ist das rare Gut.

4.2.1 Ausschreibung und Bewerbung

Bei der Ausschreibung ist der Arbeitgeber absolut frei in der Gestaltung sowohl des Layouts als auch des Inhalts. Es gibt, mit Ausnahme des Allgemeinen Gleichstellungsgesetzes, keine durch ein Gesetz vorgeschriebene Anforderung an eine Stellenausschreibung. Eine Ausschreibung sollte jedoch bestimmte Mindestinhalte im Hinblick auf die Anforderungen an die Stelle enthalten. Hierzu gehören Angaben zur Position, zum Beschäftigungsumfang und zu einer kurzen prägnanten Tätigkeitsbeschreibung mit einer kurzen Vorstellung des Unternehmens. Danach sind Angaben zu den geforderten Qualifikationen sowie die Hauptaufgaben zu beschreiben und ggf. auf Besonderheiten hinzuweisen.

Wichtig ist, dass bei der Ausschreibung die Vorgaben des Allgemeinen Gleichbehandlungsgesetzes (AGG) eingehalten werden. Danach hat der Arbeitgeber den Arbeitsplatz so auszuschreiben, dass er keinen Bewerber aus Gründen der Rasse oder wegen der ethnischen Herkunft, des Geschlechts, der Religion oder Weltanschauung, einer Behinderung, des Alters oder der sexuellen Identität benachteiligt, § 1 AGG. Eine unterschiedliche Behandlung ist jedoch dann zulässig, wenn dieser Grund wegen der Art der auszuübenden Tätigkeit oder der Bedingungen der Ausübung eine wesentliche und entscheidende berufliche Anforderung darstellt. Darüber hinaus muss der Zweck rechtmäßig und die Anforderung angemessen sein, § 8 Abs. 1 AGG. Wenn also z. B. ein weiblicher Vorstand unbedingt einen jungen, attraktiven, männlichen Sekretär in ihrem Vorzimmer sitzen haben möchte, so ist dies vor allem aus arbeitsrechtlicher Sicht problematisch. Eine solche Stellenausschreibung ist nicht mit dem AGG vereinbar.

4.2.2 Bewerbungsgespräch – unzulässige Fragen, Lügen und Konsequenzen

Nachdem man die erste Hürde des schriftlichen Verfahrens gemeistert hat, ist das Einstellungsgespräch in der Regel der erste persönliche Kontakt zwischen dem Bewerber und dem potenziellen Arbeitgeber.

Vor der Einstellung möchte der Arbeitgeber möglichst viel über seinen künftigen Mitarbeiter wissen. Leider nehmen nur wenige Arbeitnehmer diese Gelegenheit ebenso wahr und versuchen ihrerseits, sich so gut es geht über den zukünftigen „Brötchengeber" zu informieren. Immer noch fühlen sich die meisten Bewerber in einer Art Prüfungssituation. Sie reagieren defensiv und antworten nur auf die ihnen gestellten Fragen. Dabei sollte sich jede Pflegekraft darüber im Klaren sein, dass es bei der derzeitigen Arbeitsmarktsituation eher so ist, dass sich der Arbeitgeber bei ihm oder ihr bewirbt – und nicht umgekehrt.

Es ist wichtig zu wissen, dass manche Fragen in einem Bewerbungsgespräch unzulässig sind. Wird von Seiten des Arbeitgebers eine solche Frage gestellt, darf der Bewerber/die Bewerberin sogar in manchen Fällen hemmungslos lügen. Aber wie immer im Leben gibt es natürlich auch bei solchen „unerlaubten Fragen" Ausnahmen von der Regel. Die weiteren Beispiele listen die wichtigsten „No-Gos" unter den Bewerbungsfragen auf.

4.2.2.1 Schwangerschaft und Kinderwunsch

„Wie sieht es denn mit der Kinderplanung aus?" Diese oder ähnliche Fragen zu Schwangerschaft und Kinderwunsch sind generell unzulässig, da eine Bewerberin gegenüber einem Bewerber nicht benachteiligt werden darf. Grundsätzlich besteht bei einem Bewerbungsgespräch zwar das Wahrheitsgebot, d. h., dass alle Fragen nach bestem Wissen und Gewissen richtig beantwortet werden müssen – in diesem Fall darf der potenzielle Arbeitgeber aber sogar angelogen werden.

Lügen im Bewerbungsgespräch Erreicht ein Arbeitnehmer den Abschluss des Arbeitsvertrages durch bewusst falsche Beantwortung von Fragen, die der Arbeitgeber ihm vor Vertragsschluss stellt, so ist darin zunächst einmal eine arglistige Täuschung im Sinne von § 123 Abs. 1 BGB zu sehen. In einem solchen Fall kann der getäuschte Arbeitgeber den Vertrag anfechten.

Der Arbeitsvertrag verliert mit dieser Erklärung, ähnlich wie im Falle einer außerordentlichen Kündigung, seine rechtliche Wirksamkeit mit sofortiger Wirkung.

Eine solche Anfechtungsmöglichkeit besteht allerdings nicht, wenn die gestellte Frage unzulässig war.

In einem solchen Fall ist das Fragerecht des Arbeitgebers eingeschränkt. Der befragte Arbeitnehmer hat ein „Recht zur Lüge". Wenn ein Chef in einem Bewerbungsgespräch Fragen stellt, die gegen das Allgemeine Gleichbehandlungsgesetz verstoßen, muss er sogar mit Schadenersatzansprüchen in Höhe von bis zu 3 Monatsgehältern von Seiten des Bewerbers rechnen.

Dieses Recht besteht bei einer Frage nach bestehender oder geplanter Schwangerschaft; sogar dann, wenn Art und Umfang der zu besetzenden Stelle von Anfang an ein Beschäftigungsverbot einer schwangeren Arbeitnehmerin erfordern würde (BAG, Urteil vom 06.02.2003 – 2 AZR 621/01).

4.2.2.2 Religionszugehörigkeit, Partei- und Gewerkschaftszugehörigkeit

Die Frage nach Partei-, Religions- oder Gewerkschaftszugehörigkeit ist zunächst einmal unzulässig. Etwas anderes gilt aber, wenn es sich bei dem Unternehmen um einem sogenannten Tendenzarbeitgeber, also etwa Kirche, Partei oder Gewerkschaft handelt. In so einem Fall ist die Frage erlaubt. Der Grund für diese Ausnahme ist, dass es bei den angesprochenen Institutionen auf eine über das Normale hinausgehende Identifikation mit den Zielen und den Wertevorstellungen ankommt; je exponierter die angestrebte Posi-

tion, desto stärker ist diese Notwendigkeit. So ist es, um ein Extrembeispiel anzuführen, für eine kirchliche Institution schwer darstellbar, wenn ihr Pressesprecher Satanist wäre.

4.2.2.3 Vorstrafen und polizeiliches Führungszeugnis

„*Sind Sie vorbestraft?*" Diese Frage darf nur gestellt werden, wenn sie für den Arbeitsplatz relevant ist. So darf Pflegepersonal etwa nach Vorstrafen bezüglich Körperverletzungs- oder Tötungsdelikten oder ggf. Verstößen gegen das Betäubungsmittelgesetz gefragt werden. Vorstrafen, die nicht in Zusammenhang mit der Arbeit zu bringen sind, müssen nicht erwähnt und Fragen hierzu dürfen nicht gestellt bzw. müssen nicht beantwortet werden. Vorstrafen, die aus dem Register getilgt wurden, muss der Bewerber nicht mehr nennen und darf die Frage nach Vorstrafen insoweit verneinen.

In diesem Zusammenhang stellt sich auch die Frage nach dem Recht des potenziellen Arbeitgebers, die Vorlage eines Führungszeugnisses verlangen zu dürfen. Ein Arbeitgeber darf nicht generell ein Führungszeugnis verlangen, denn darin sind womöglich mehr Angaben enthalten als er aus berechtigtem Interesse erfahren darf. Allerdings hat der Gesetzgeber für die Pflege in § 75 Abs. 2 SGB XII die Vorlage eines Führungszeugnisses vorgeschrieben.

4.2.2.4 Privatinsolvenz, geregelte Vermögensverhältnisse, Schulden

Auch die Frage nach den Vermögensverhältnissen hat in einem Bewerbungsgespräch grundsätzlich nichts zu suchen. Schulden, Insolvenzverfahren oder andere finanzielle Probleme gehen den Arbeitgeber nichts an.

Eine Ausnahme ist hier ebenfalls eine Position, die den Bewerber für Bestechung empfänglich machen würde, oder wenn der Bewerber auf der Stelle über große Vermögenswerte verfügen kann.

4.2.2.5   Krankheiten, insbesondere HIV-Infektion und Hepatitis?

Fragen nach Krankheiten dürfen nur gestellt werden, wenn sie für das Arbeitsverhältnis relevant sind. Ein Beispiel wäre eine ansteckende und meldepflichtige Krankheit bei medizinischem oder pflegendem Personal.

Nach einer HIV-Infektion darf der Arbeitgeber im Allgemeinen nicht fragen. Etwas anderes gilt nur, wenn der Arbeitnehmer aufgrund gesetzlicher Vorgaben eine Arbeit mit der Krankheit auf dem vorgesehenen Arbeitsplatz nicht möglich ist. Dies ist z. B. im Bereich der invasiven Medizin der Fall. In diesem Fall muss die Frage nach einer HIV-Infektion wahrheitsgemäß beantwortet werden. Eine Küchenhilfe muss auf diese Frage dagegen mangels Ansteckungsgefahr nicht die Wahrheit sagen; dieses Rechtsproblem ist allerdings umstritten und hängt nicht selten vom Einzelfall ab. Es wird angeraten, sich in diesem Fall von einem spezialisierten Anwalt beraten zu lassen. Etwas anderes gilt bei einer meldepflichtigen Erkrankung, wie etwa Hepatitis. Diese Krankheiten müssen dem Arbeitgeber (und dem Gesundheitsamt) in jedem Fall mitgeteilt werden.

Die Frage nach früheren – auskurierten – Krankheiten ist jedenfalls immer unzulässig.

4.2.2.6   Partnerschaft, Familienverhältnisse

Ebenso sind sämtliche Fragen nach dem Partner und dessen Tätigkeit, Einstellungen, Vermögensverhältnissen, Vorbildung, sexueller Orientierung etc. unzulässig. Das Gleiche gilt für die Berufe und sonstige Informationen zu Geschwistern oder den Eltern.

4.2.2.7   Berufliche Fähigkeiten

Fragen nach beruflichen und fachlichen Fähigkeiten, Kenntnissen und Erfahrungen sowie nach bisherigem beruflichen Werdegang, nach Prüfungs- und Zeugnisnoten dürfen uneingeschränkt gestellt werden.

4.2.2.8   Vorheriges Gehalt

„Wie viel haben Sie denn in Ihrem vorherigen Job verdient?" Die Zulässigkeit der Frage nach der vorherigen Vergütung hängt davon ab, ob die Höhe des letzten Gehalts für die erstrebte Stelle eine Aussagekraft hat und der Bewerber sie auch nicht von sich aus als Mindestvergütung für die neue Stelle gefordert hat. Eine Aussagekraft hat sie übrigens in den wenigsten Fällen. Im Zweifel sollte man sich auf eine solche Diskussion nicht einlassen. In der derzeitigen Situation können sich Arbeitnehmer ohnehin den Arbeitgeber aussuchen und müssen Einrichtungen um Angestellte buhlen.

4.2.2.9   Wettbewerbsverbote

Die Frage nach etwaigen Wettbewerbsverboten ist jedoch von größter Wichtigkeit für den Arbeitgeber. Bei einem solchen Verbot könnte der Bewerber im Unternehmen nur eingeschränkt oder ggf. gar nicht wie geplant eingesetzt werden. Deshalb ist diese Frage nicht nur absolut legitim, der Bewerber muss sogar im Bewerbungsgespräch auf ein solches Verbot ungefragt hinweisen.

4.2.2.10   Schwer-/Behinderung

Der Arbeitgeber darf grundsätzlich weder nach einer Behinderung noch nach der Eigenschaft als Schwerbehinderter fragen. Allerdings darf sie dann gestellt werden, wenn sie einen konkreten Bezug zu dem geplanten Arbeitsplatz hat, d. h. die Arbeit mit einer gewissen Behinderung nicht ausgeübt werden kann.

Nach einer Schwerbehinderung im Sinne von § 2 Abs. 2 und 3 Neuntes Buch Sozialgesetzbuch (SGB IX) durfte der Arbeitgeber nach der früheren Rechtsprechung fragen. Schwerbehinderte Bewerber mussten demnach auf diese Frage wahrheitsgemäß antworten.

Da heutzutage allerdings § 164 Abs. 2 SGB IX und das AGG die Diskriminierung (schwer) behinderter Menschen verbieten, ist mittlerweile anerkannt, dass bei einer Einstellung nicht nach einer Schwerbehinderung gefragt werden darf. Eine Ausnahme ist nur dann zu machen, wenn die Schwerbehinderung die vertragsgemäße Tätigkeit unmöglich macht.

Das Benachteiligungsverbot des § 81 Abs. 2 SGB IX für Schwerbehinderte und Gleichgestellte ist sogar mit einer weitreichenden Entschädigungs- oder Schadensersatzpflicht verbunden.

Dies gilt vor allem für Bewerber, die das – weitergehende – Merkmal der „Behinderung" im Sinne von § 1 AGG erfüllen.

Nachfragen beim Ex ... Den oder die Ex bezüglich seines Neuen zu befragen ist im Privaten erlaubt; im Verhältnis Arbeitnehmer-Arbeitgeber sollte ein potenzieller Arbeitgeber im Bewerbungsverfahren auf keinen Fall den vorherigen Arbeitgeber kontaktieren. Als Auskunft über das letzte Arbeitsverhältnis müssen das Arbeitszeugnis und die Beantwortung der Fragen im Interview genügen. Etwas anderes gilt nur, wenn der Arbeitnehmer Referenzen in seinem Lebenslauf angegeben hat. Damit hat er die Zustimmung gegeben, die genannten Personen kontaktieren zu dürfen.

Private Facebook- und Instagram-Accounts sind für den neuen Arbeitgeber so lange tabu, bis ein Arbeitsverhältnis besteht. Etwas anderes gilt *nach* Einstellung (hierzu weiter unten „Aktivitäten in sozialen Netzwerken)". Netzwerke, die rein beruflich genutzt werden, wie Xing und LinkedIn, sind wiederum gute Quellen, um mehr Informationen über einen neuen Mitarbeiter zu erhalten.

Das Erheben von personenbezogenen Daten, ohne die Bewerber zu informieren, ist absolut tabu und kann sowohl hohe Bußgelder als auch Strafverfahren nach sich ziehen. Die Datenschutzgrundverordnung (Artikel 13 und 14) sieht vor, dass Betriebe Bewerber informieren müssen, sobald sie personenbezogene Daten erheben. Dies gilt auch dann, wenn sie Informationen von Dritten einholen.

4.3 Gegenseitige Rechte und Pflichten im Arbeitsverhältnis

Ein Vertrag ist ein gegenseitiges Versprechen von Leistung und Gegenleistung. Im Falle eines Arbeitsvertrages bestehen die Hauptleistungspflichten auf Seiten des Arbeitnehmers in der Bereitstellung der Arbeitskraft, die Hauptleistungspflicht eines Arbeitgebers ist die Zahlung von Lohn.

Obwohl Verträge auch mündlich geschlossen werden können, muss ein Arbeitsvertrag aus Gründen der Nachweisbarkeit für die Sozialversicherungs- und Steuerbehörden immer schriftlich erfolgen.

Neben den schriftlich vereinbarten Leistungen gibt es darüber hinaus noch zahlreiche Rechte und Pflichten, die nicht im Vertrag stehen. Diese sind zum Beispiel gesetzlich geregelt oder entspringen dem Grundsatz von Treu und Glauben.

4.3.1 Vertragliche Vereinbarungen – welche Klauseln hat ein Standardvertrag und was bedeuten sie?

In diesem Abschnitt wird ein Arbeitsvertrag vorgestellt und der Inhalt ausführlich erklärt (s. Abb. 4.1).

Der Vertragstext basiert auf einem frei zugänglichen und für den Gebrauch zur Verfügung gestellten Muster eines unbefristeten Vollzeitvertrages für Unternehmen ohne Tarifbindung und Betriebsvereinbarungen.

Es sei ausdrücklich darauf hingewiesen, dass die Musterverträge in jedem Fall der Anpassung an den Einzelfall bedürfen. Es wird ausdrücklich keinerlei Haftung für rechtliche Folgen bei dessen eigenmächtiger Anpassung oder Nutzung übernommen. In jedem Fall ist die anwaltliche Beratung sowie ggf. eine solche durch einen Steuerberater erforderlich. Für Arbeitsverträge in Form des sog. Minijobs sind gesonderte Arbeitsvertragsmuster zu verwenden. Da die Einbeziehung von Tarifverträgen oder Betriebsvereinbarungen grundsätzlich Besonderheiten enthalten, die unternehmensspezifisch sind, ist in diesem Fall davon abgesehen worden.

Ein Arbeitsvertrag muss in jedem Fall die geschuldete Leistung und die entsprechende Gegenleistung enthalten. In diesem Fall sind das die Arbeitszeit und die Entlohnung. Der Jurist spricht von den sogenannten Hauptleistungspflichten. Diese heißen so, weil sie für den Charakter des Vertrages als Arbeitsvertrag, Mietvertrag (Miete gegen Mietraum) oder

Arbeitsvertrag

(Pflegedienst, unbefristet, Vollzeit)

zwischen

_____

– nachfolgend „*Arbeitgeber*" genannt –

und

Herrn/Frau _____, geboren am _____, wohnhaft _____, Tel. _____

– nachfolgend „*Arbeitnehmer*" genannt –

Vertragstext	Kommentierung
§ 1 Allgemeines / Schriftformklausel / 3.PflegeArbbV	
(1) Das Arbeitsverhältnis richtet sich ausschließlich nach den Bestimmungen dieses Vertrages. Änderungen des Vertrages bedürfen in jedem Fall der Schriftform. Dies gilt auch für eine etwaige Änderung dieser Schriftformklausel.	Abs. 1 Satz 1 ist missverständlich formuliert. Grundsätzlich gelten neben den vertraglichen Vereinbarungen uneingeschränkt die Gesetze. Gesetzliche Vorgaben dürfen nur dann ausgeschlossen oder abgeändert oder von der Wirksamkeit für den Vertrag ausgeschlossen werden, wenn der Gesetzgeber dies ausdrücklich erlaubt hat. **Tipp:** In jedem Fall
(2) Ergänzend zu diesem Vertrag gelten die Regelungen über zwingende Arbeitsbedingungen für die Pflegbranche (Dritte Pflegearbeitsbedingungenverordnung – 3. PflegeArbbV), v. 01.08.2017, in Kraft seit	den Vertrag von einem Anwalt untersuchen lassen! Abs. 1 Satz 2 bedeutet, dass mündliche Absprachen – egal wie und in welcher Form – nicht gelten.

Abb. 4.1 Arbeitsvertrag

01.11.2017 sowie diese Verordnung etwaig zukünftig ersetzende Verordnungen über Mindestarbeitsbedingungen in der Pflege, aber nur soweit auch diese zwingender Natur sind. Enthält dieser Arbeitsvertrag günstigere Bedingungen als die 3. PflegeArbbV, so geht der Arbeitsvertrag der 3. PflegeArbbV vor.	Abs. 2 Satz 1 und Satz 2: Diese Regelung muss nicht unbedingt in den Vertragstext aufgenommen werden, da der Text nur die gesetzlichen Regelungen wiedergibt. Zwingendes Recht kann ohnehin nicht durch einen Vertrag abbedungen werden, bei Konkurrenz zwischen Gesetz und Vertragsregelung gilt immer die für den Arbeitnehmer vorteilhafteste Regelung. Die Regelung bezüglich der Mindestarbeitsbedingungen dürfte unwirksam sein. Die Voraussetzungen und der Umfang der Leistungspflicht müssen so bestimmt oder zumindest so bestimmbar sein, dass der Vertragspartner des Verwenders bereits bei Vertragsschluss erkennen kann, was auf ihn zukommt (vgl. etwa BAG Urteil vom 26.01.2017 - 6 AZR 671/15, mwN; BAG Urteil vom 23.01.2014 - 8 AZR 130/13; BGH, Urteil vom 14.03.2017 - VI ZR 721/15; BGH, Urteil vom 6.6.2016 - IV ZR 44/15, mwN, BGHZ 211, 51, Urteil vom 25.11.2015 - VIII ZR 360/14, mwN). Danach verletzt eine Klausel das im Transparenzgebot enthaltene Bestimmtheitsgebot, wenn sie vermeidbare Unklarheiten enthält und Spielräume eröffnet (vgl. etwa BAG, Urteil vom 21.04.2016 - 8 AZR 474/14, mwN; BAG Urteil vom 21.01.2015 - 10 AZR 84/14, mwN, BAGE 150, 286, Urteil vom 30.09.2014 - 3 AZR 930/12; BAGE 149, 200, Urteil vom 19.02.2014 - 5 AZR 700/12; BAG Urteil vom 23.01.2014 - 8 AZR 130/13). In diesem Fall ist es für den Arbeitgeber nicht möglich, bezüglich zukünftiger ersetzender Verordnung zu überschauen, welche Rechte und Pflichten er tatsächlich hat. **Tipp:** In Fällen, in denen Unklarheit über den tatsächlichen Inhalt der Klausel besteht, unbedingt einen Rechtsanwalt oder die Gewerkschaft aufsuchen und sich beraten lassen!
§ 2 Tätigkeit / Weiterbildung / Weisungsrecht / Dokumentationspflichten u. a. / Versetzung / allgemeine Arbeitspflichten	
(1) Der Arbeitnehmer wird ab dem _____ [Datum] als _____ [möglichst genaue Bezeichnung der Tätigkeit] eingestellt. Das Aufgabengebiet umfasst die aus	Abs. 1 S. 1: Statt des Verweises auf die Stellenbeschreibung könnten hier auch die genauen Aufgaben aufgelistet werden. Darüber hinaus kann auch auf bereits vorhandene Stellenbeschreibungen, die als Anlage beigefügt werden, verwiesen werden. In jedem Fall sollten so klar und umfänglich wie möglich die Aufgaben, die Art und der

Abb. 4.1 (Fortsetzung)

Anlage 1

ersichtliche Stellenbeschreibung.

(2) Der Arbeitnehmer wurde über sein Aufgabengebiet umfassend informiert. Er erklärt, dass er diese Aufgaben gemäß seiner Ausbildung, Befähigung und persönlichen Eignung zu leisten im Stande ist.

(3) Weiterbildungs- und Fortbildungskosten werden grundsätzlich vom Arbeitnehmer getragen, sofern nicht ausdrücklich etwas Abweichendes geregelt ist.

(4) Der Arbeitnehmer verpflichtet sich, die ihm übertragenen Aufgaben und Aufträge entsprechend den gesetzlichen Vorschriften sowie den allgemeinen und besonderen Anweisungen des Arbeitgebers oder seiner Vorgesetzten sorgfältig und gewissenhaft auszuführen. Soweit dem Arbeitnehmer eine Stellenbeschreibung zur Verfügung gestellt wird, stellt diese eine verbindliche Weisung dar. Der Inhalt der Stellenbeschreibung ist dem Direktionsrecht des Arbeitgebers zugänglich und kann daher innerhalb der gesetzlichen Grenzen einseitig vom Arbeitgeber abgeändert werden.

(5) Der Arbeitnehmer ist verpflichtet, Pflegedokumentationen, Leistungsnachweise und Durchführungsnachweise ordnungsgemäß und der Wahrheit entsprechend zu führen. Unregelmäßigkeiten in diesem Bereich können zu Regressforderungen und gegebenenfalls sogar zu Betrugsvorwürfen gegenüber dem Arbeitgeber von Seiten der zu betreuenden Pflegebedürftigen, deren Angehörigen und/oder der Kostenträger führen. Der Arbeitgeber wird Verstöße gegen diese Aufzeichnungspflichten nicht hinnehmen und gegebenenfalls zum Anlass für eine ordentliche oder auch außerordentliche Kündigung aus wichtigem Grund nehmen sowie Regressansprüche geltend machen.

(6) Der Arbeitgeber ist berechtigt, erforderlichenfalls dem Arbeitnehmer innerhalb des Betriebs eine andere, seiner Befähigung und körperlichen Eignung

Umfang der Tätigkeit beschrieben werden. Wenn möglich, kann auch der Sitz des Arbeitsplatzes hier aufgenommen werden. Dadurch wird es dem Arbeitgeber wesentlich erschwert, eine Versetzung, z.B. in eine andere Stadt, vorzunehmen (siehe auch Abs. 4, Abs. 6 und Abs. 7!).

Abs. 2: Bei Verstoß gegen diese Klausel hat der Arbeitgeber einen Grund für eine unbefristete Kündigung.

Abs. 3: Diese Klausel ist selten in Verträgen zu finden. Sie ist für Arbeitgeber gefährlich, da hier kein Limit im Hinblick auf die Kosten angegeben ist. Für fleißige, wissbegierige und karrierebewusste Arbeitnehmer ist diese Klausel ein Glücksfall.

Abs. 4 Satz 3: Diese Regelung gibt dem Arbeitgeber einen großen Spielraum im Hinblick auf den Einsatz des Arbeitnehmers. Hier sollte vor allem der Arbeitnehmer genau hinschauen, ob er tatsächlich auf Zuruf des Arbeitgebers auf einen anderen Arbeitsplatz versetzt werden möchte. Da die wenigsten Arbeitgeber über Vertragsklauseln verhandeln, muss man sich eine Anstellung unter diesen Gegebenheiten gut überlegen.

Abs. 5. Satz 1: Diese Regelung hat eine Aufklärende Funktion. Sie weist auf die zivilrechtlichen Schadensersatzansprüche und die strafrechtlichen Konsequenzen hin. Es zeugt außerdem, dass der Arbeitgeber auf eine ordnungsgemäße Ausführung der Arbeit ganz besonderen Wert legt.

Abs. 5 Satz 2: Ein solcher Regress kann dann neben dem deliktischen Anspruch gem. § 823 BGB direkt aus Vertragsverletzung geltend gemacht werden (§ 280 BGB).

Abs. 6 gibt dem Arbeitnehmer eine weitere Möglichkeit, dem Arbeitgeber eine andere als die ursprüngliche Tätigkeit zuzuweisen. Diese Klausel stellt für den Arbeitnehmer ein gewisses Risiko dar, da sie dem Arbeitgeber unabhängig von der obigen Stellenbeschreibung die Möglichkeit einer ganz anderen Aufgabenzuweisung gibt. Diese Klausel relativiert insofern die in Abs. 1

Abb. 4.1 (Fortsetzung)

entsprechende gleichwertige und gleichbezahlte Tätigkeit zuzuweisen.

(7) Der Arbeitgeber ist berechtigt, soweit es die betrieblichen Belange erfordern, auch Einsätze in anderen, auch auswärtigen Betriebsstätten anzuordnen oder den Arbeitnehmer dauerhaft dorthin zu versetzen.

(8) Dem Arbeitnehmer kann vorübergehend zur Vertretung oder zur Ausfüllung einer Vakanz (jeweils bis zu 2 Monaten) eine höherwertige Aufgabe zugewiesen werden. Eine derartige Zuweisung begründet keine Vertragsänderung und kann von dem Arbeitgeber wieder rückgängig gemacht werden, sofern das Bedürfnis für die Zuweisung entfallen ist.

formulierte Stellenbeschreibung und nimmt dem Arbeitnehmer die Sicherheit, tatsächlich die gewünschte Arbeit auszuführen.

Abs. 7 gibt dem Arbeitgeber sogar die Möglichkeit, den Arbeitnehmer in ein anderes Haus, an einem anderen Standort bzw. einer anderen Stadt zu versetzen. Diese Klausel ist ein ständiges Damoklesschwert über dem Kopf des Arbeitnehmers.

Abs. 8: Bei einer solchen Zuweisung sollte der Arbeitnehmer noch darauf achten, dass in einer Zusatzvereinbarung neben der Mehrarbeit auch eine entsprechende Gehaltsanpassung erfolgt. Diese ist nämlich in der Klausel nicht automatisch inkludiert.

§ 3 Gesundheitliche Eignung

(1) Der Arbeitnehmer erklärt, dass er an keiner ansteckenden Krankheit leidet und keine körperlichen und/oder gesundheitlichen Defizite aufweist, die die Eignung für die durchzuführende Tätigkeit entfallen lassen. Der Arbeitnehmer versichert, für die durch diesen Vertrag beschriebene Tätigkeit uneingeschränkt leistungsfähig zu sein. Er versichert weiterhin, nicht an einer Krankheit zu leiden und/oder nicht (schwer)behindert zu sein, mit der Folge, dass er seinen arbeitsvertraglichen Pflichten nicht nachkommen kann. Im Übrigen wird der von dem Arbeitnehmer unterschriebene Personalfragebogen.

- Anlage 2 -

Bestandteil dieses Vertrages.

(2) Der Arbeitnehmer ist verpflichtet, ein ärztliches Attest über seine gesundheitliche Eignung bei Tätigkeitsaufnahme vorzulegen.

Abs. 1: Es gibt keinen umfassenden Anspruch des Arbeitgebers auf Offenbarung von Krankheiten. Für medizinische Berufe gibt es jedoch Ausnahmen. Hier kann der Arbeitgeber ein berechtigtes Interesse an der Offenlegung haben. Jedoch müssen nur solche ansteckenden Krankheiten offenbart werden, die einer gesetzlichen Meldefrist unterliegen (z.B. Tuberkulose, Hepatitis) und bei denen die Ausübung der speziellen pflegerischen Tätigkeit untersagt/eingeschränkt ist. Eine HIV-Infektion führt nur in seltenen Fällen, nämlich bei einer inversiven Pflege, zu einem Ausübungsverbot.

Abs. 2: In medizinischen Berufen ist diese Klausel statthaft.

§ 4 Beginn und Dauer des Arbeitsverhältnisses / keine Befristung / Ende mit Bezug von Altersrente und Erwerbminderungsrente

(1) Das Arbeitsverhältnis beginnt am _____ [Datum] und wird unbefristet

Abs. 1: (Ausschluss der Kündigung vor Aufnahme der Tätigkeit) Eine solche Vereinbarung ist grundsätzlich wirksam.

Abb. 4.1 (Fortsetzung)

abgeschlossen. Vor Beginn der Tätigkeit ist eine ordentliche Kündigung ausgeschlossen. (2) Das Arbeitsverhältnis endet mit Ablauf des Monats, in dem der Arbeitnehmer das gesetzliche Rentenalter für eine ungekürzte Altersrente aus der gesetzlichen Rentenversicherung erreicht hat, das ist nach derzeitiger Gesetzeslage das 65. bis 67. Lebensjahr. Wird durch den Bescheid eines Rentenversicherungsträgers festgestellt, dass der Arbeitnehmer voll und zeitlich unbefristet erwerbsgemindert ist, so endet das Arbeitsverhältnis mit Ablauf des Monats, in dem der Bescheid des Rentenversicherungsträgers zugestellt wird. Der Arbeitnehmer ist verpflichtet, den Bescheid unverzüglich dem Arbeitgeber zur Kenntnis zu bringen. Beginnt die Rente wegen Erwerbsminderung erst nach der Zustellung des Rentenbescheids, endet das Arbeitsverhältnis mit Ablauf des dem Rentenbeginn vorangehenden Tages. Liegt im Zeitpunkt der Beendigung des Arbeitsverhältnisses eine gemäß § 175 SGB IX erforderliche Zustimmung des Integrationsamts nicht vor, endet das Arbeitsverhältnis mit Ablauf des Tages der Zustellung des Zustimmungsbescheids des Integrationsamts. In allen Fällen kann das Arbeitsverhältnis zuvor von beiden Seiten ordentlich gekündigt werden.	Beispiel: Frau Kunze hat den Arbeitsvertrag mit dem Altenheim „Abendrot" am 28. Februar abgeschlossen. Ein anderes Altenheim bietet ihr an, ab 1. April zu einem höheren Gehalt als Altenpflegerin zu arbeiten. Frau Kunze kündigt am 1. März den Arbeitsvertrag mit dem mit dem Altenheim „Abendrot" zum 31. März. Die Kündigung ist unwirksam. Sie wäre nur dann wirksam, wenn der Ausschluss der Kündigung im Arbeitsvertrag nicht vereinbart worden wäre. Abs. 2: Diese Klausel ist so korrekt, auch wenn sie in der Ausführlichkeit nicht Standard ist. In der Regel begnügen sich die gängigen Verträge mit dem ersten Satz.
§ 5 Probezeit Die Probezeit beträgt sechs Monate. Während der Probezeit kann das Arbeitsverhältnis von beiden Seiten mit einer Frist von zwei Wochen gekündigt werden (§ 622 Abs. 3 BGB).	Nach § 622 Abs. 3 BGB beträgt die maximale Dauer für die Probezeit 6 Monate. Diese Höchstdauer kann gemäß der Rechtsprechung des Bundesarbeitsgerichts auch für einfach gelagerte Tätigkeiten voll ausgeschöpft werden (BAG, Urteil vom 24.01.2008 - 6 AZR 519/07). Faktisch beträgt die Probezeit ohnehin sechs Monate, da der allgemeine Kündigungsschutz erst nach sechs Monaten Beschäftigungsdauer einsetzt.
§ 6 Kündigung / Kündigungsfristen / Freistellung / keine Kündigung vor Dienstantritt (1) Nach Ablauf der Probezeit (siehe	Abs. 1: Diese Kündigungsfrist entspricht den gesetzlichen Vorgaben. Sie kann aber auch

Abb. 4.1 (Fortsetzung)

vorstehender § 5) kann das Arbeitsverhältnis mit einer Frist von vier Wochen zum 15. oder zum Ende eines Kalendermonats gekündigt werden. Ändert sich die Kündigungsfrist für eine ordentliche Kündigung aufgrund gesetzlicher Vorschriften für den Arbeitgeber (§ 622 Abs. 2 BGB), so gilt diese Änderung auch für eine Kündigung durch den Arbeitnehmer.

(2) Während der Kündigungsfrist kann der Arbeitnehmer unter Anrechnung auf seinen Urlaubsanspruch oder einen etwaigen Freizeitanspruch wegen erbrachter Überstunden oder einem etwa bestehenden Arbeitszeitkonto mit einem Positivsaldo zugunsten des Arbeitnehmers unwiderruflich von der Pflicht zur Erbringung seiner Arbeitsleistung freigestellt werden.

(3) Die Zulässigkeit einer fristlosen Kündigung aus wichtigem Grund bleibt in jedem Falle unberührt. Für den Fall ihrer Unwirksamkeit gilt eine fristlose Kündigung zugleich als fristgerechte Kündigung zum nächstmöglichen Termin.

(4) Vor Dienstantritt kann der Arbeitsvertrag nicht gekündigt werden.

individuell angepasst werden.

Abs. 2: Diese Klausel ist eine Standardklausel und ist in dieser Form wirksam.

Abs. 3: Die fristlose Kündigung ist immer eine Option, die dem Arbeitgeber auch ohne vertragliche Vereinbarung zusteht. Zu den Einzelheiten der fristlosen Kündigung siehe weiter unten „Fristlose Kündigung".

Abs. 4: Diese Klausel ist wirksam. Wird der Vertrag trotzdem vor Arbeitsantritt gekündigt, kann dies Schadensersatzansprüche auslösen.

§ 7 Verschwiegenheit

(1) Der Arbeitnehmer hat alle im Rahmen seiner Tätigkeit zur Kenntnis gelangenden geschäftlichen Angelegenheiten und Vorgänge, die ihrer Natur nach nicht zur Weitergabe an Dritte bestimmt sind, geheimzuhalten. Dies gilt insbesondere für die persönliche Situation sowie die pflegerischen und medizinischen Belange der Pflegebedürftigen. Die Pflicht zur unbedingten Verschwiegenheit gilt auch gegenüber den nächsten Angehörigen des Arbeitnehmers (Ehepartner/Lebenspartner/Kinder usw.).

(2) Der Arbeitnehmer ist verpflichtet, alle die Tätigkeit betreffenden Schriftstücke einschließlich eigener Aufzeichnungen geschäftlicher Art sorgsam zu behandeln, sicher unter Verschluss aufzubewahren und bei Beendigung dieses Arbeitsvertrages unaufgefordert vollständig an den

Abs. 1: Alle an der Pflege Beteiligten unterliegen der gleichen Schweigepflicht wie ein Arzt. Verstöße gegen diese Pflicht können zivil- und strafrechtliche Folgen nach sich ziehen. Diese Vertragsklausel hat keinen konstitutiven, sondern nur erklärenden Charakter.

Abs. 2 und 3: Diese Klauseln umschreiben die dem Arbeitnehmer obliegenden nachvertraglichen Pflichten. Ein Verstoß kann zu Schadensersatzforderungen führen.

Abb. 4.1 (Fortsetzung)

Arbeitgeber zurückzugeben. Ein Zurückbehaltungsrecht steht dem Arbeitnehmer insoweit nicht zu.

(3) Der Arbeitnehmer hat auch nach Beendigung des Arbeitsverhältnisses über Angelegenheiten, die der Schweigepflicht unterliegen, strengste Verschwiegenheit zu bewahren.

§ 8 Arbeitszeit / Nachtarbeit / Arbeit an Sonn- und Feiertagen / Schichtdienst / geteilter Dienst / Überstunden / Arbeitszeitkonto / ArbeitszeitG

(1) Die regelmäßige monatliche Arbeitszeit beträgt 173,33 Stunden (durchschnittlich 40 Stunden wöchentlich); Beginn und Ende der Arbeitszeit und der Pausen richten sich nach den Anordnungen des Arbeitgebers. Die tägliche Arbeitszeit richtet sich nach den Erfordernissen des Arbeitgebers und den besonderen Gegebenheiten eines Pflegedienstes. Dementsprechend kann die tägliche Arbeitszeit unterschiedlich sein. Die Arbeitszeiten können zu allen Tages- und Nachtzeiten, an Wochenenden und Feiertagen sowie an mehr als fünf Tagen in der Woche anfallen.

(2) Der Arbeitnehmer erbringt seine Arbeitsleistung in der Regel im Rahmen eines Schichtdienstes. Einzelheiten ergeben sich aus den im Betrieb üblichen Schichtarbeitszeiten, die dem Arbeitnehmer rechtzeitig (im Regelfall wenigstens vier Tage im Voraus) gesondert bekannt gegeben werden. Die Zuweisung des Arbeitnehmers zu einer einzelnen Schicht obliegt dem Weisungsrecht des Arbeitgebers, das auch durch die Einrichtungs- oder Pflegedienstleitung bzw. deren Stellvertretung ausgeübt werden kann. Die zeitliche Lage der einzelnen Schichten und Pausen sowie die Dauer der Pausen unterliegen dem Weisungsrecht des Arbeitgebers.

(3) Der Arbeitgeber behält es sich vor, die wöchentliche Arbeitszeit so aufzuteilen, dass der Arbeitnehmer an einem Tag voneinander unabhängige, zeitlich auseinander liegende Arbeitseinsätze zu leisten hat (sog. geteilter Dienst), z.B. zwei

Abs. 1 Satz 1: In der Regel wird die Arbeitszeit in Wochenarbeitsstunden definiert, sie kann aber auch auf den Monat hochgerechnet werden.

Abs. 2 Satz 1: Für die Bekanntgabe der Dienstpläne existieren keine klaren gesetzlichen Regelungen. Ebenso wenig gibt es ein bis jetzt ein Grundsatzurteil, dass Klarheit geschaffen hätte.
Einen Anhaltspunkt liefert lediglich § 12 Abs. 2 des Teilzeit- und Befristungsgesetzes. Hier dürfen Arbeitnehmer die Arbeitsleistung verweigern, wenn diese nicht mindestens vier Tage im Voraus mitgeteilt wurde. Der Tag der Bekanntgabe zählt dabei nicht mit. Ob und unter welchen Umständen sich diese Regelung auch auf das Erstellen des Dienstplans sowie die Bekanntgabe von Dienstplänen auswirkt, ist allerdings unklar.

Abs. 3: Als „geteilter Dienst" wird ein Dienst dann bezeichnet, wenn er aus zwei oder (selten) mehreren Abschnitten besteht, die durch eine längere Freizeitphase geteilt werden. Die Zeit zwischen den einzelnen Dienstabschnitten ist dabei meist deutlich länger als die gesetzlich

Abb. 4.1 (Fortsetzung)

Zeitabschnitt zu je vier Stunden.

(4) Der Arbeitnehmer ist verpflichtet, Nacht-, Wechselschicht, Feiertags- und Sonntagsarbeit sowie Bereitschaftsdienst und Rufbereitschaft zu leisten, soweit dies aus betrieblichen Gründen erforderlich und gesetzlich zulässig ist.

(5) Der Arbeitnehmer ist verpflichtet, Mehr- und Überarbeit zu leisten, soweit dies aus betrieblichen Gründen erforderlich und gesetzlich zulässig ist. Mehrarbeits- und Überstunden sind die auf Anordnung oder auf nachträgliche Genehmigung des Arbeitgebers geleisteten Arbeitsstunden, die über die vereinbarte Arbeitszeit hinausgehen.

(6) Der Arbeitnehmer ist verpflichtet, die von ihm geleisteten Arbeitsstunden und Pausenzeiten unter Angabe des Arbeitsbeginns und des Arbeitsendes täglich separat aufzulisten und die von ihm einzeln gegengezeichneten Stundenzettel jeweils nach Abschluss einer Arbeitswoche, spätestens am ersten Tag der darauffolgenden Arbeitswoche, dem Arbeitgeber zu übergeben.

(7) Mehr- und Überarbeit werden grundsätzlich nicht vergütet, sondern über ein Arbeitszeitkonto durch Freizeit ausgeglichen. Der Arbeitnehmer ist mit der Einrichtung eines Arbeitszeitkontos einverstanden. Im Arbeitszeitkonto werden Überschreitungen der vereinbarten monatlichen Arbeitszeit als Plus- und Unterschreitungen als Minusstunden erfasst. Urlaub und Krankheit sowie vergleichbare Fälle werden unter Beachtung der gesetzlichen Bestimmungen behandelt. Fallen in einem Kalendermonat Minusstunden an, werden diese am jeweiligen Monatsende – soweit möglich – mit einem positiven Arbeitszeitguthaben verrechnet. Verbleibt dennoch ein negativer Saldo, gilt die an den Arbeitnehmer für diesen Kalendermonat zu viel geleistete Vergütung als Entgeltvorschuss. Plusstunden sind innerhalb eines Ausgleichszeitraums von 12 Monaten ab dem Ende des Kalendermonats, in welchem sie geleistet worden sind, entweder durch

vorgeschriebene Mindestruhepause. Die Unterbrechung zwischen zwei Dienstabschnitten kann dabei aber durchaus als Pause im Sinne von § 4 Arbeitszeitgesetz (ArbZG) herangezogen werden.
Arbeitszeitgesetzlich gibt es kein Verbot des geteilten Dienstes. Es sind aber selbstverständlich die allgemeinen schutzrechtlichen Vorschriften zu beachten, vor allem zur Mindestruhezeit zwischen zwei Werktagen (§ 5 ArbZG).
Geteilte Dienste können aber z.B. durch tarifvertragliche Regelungen ausgeschlossen sein.
Grundsätzlich hat bei geteilte Dienste nach § 87 Abs. 1 Nr. 2 der Betriebsrat ein Mitbestimmungsrecht

Tipp: Sollte es bezüglich der geteilten Dienste zu Problemen, insbesondere zu Kollisionen mit z.B. familiären Pflichten wie Kinderbetreuung kommen, sollte ein Rechtsanwalt konsultiert werden.

Abs. 6: Die Pflicht, einen täglichen Stundenzettel einzureichen, ist sehr ungewöhnlich. Normalerweise besteht Vertrauensarbeitszeiten oder die Anwesenheit wird durch eine Stechuhr o.Ä. erfasst.

Abs. 4: Auch diese Vereinbarung ist grundsätzlich zulässig. Eine Einteilung zu bestimmten Schichtarbeiten ist allerdings nur unter den Prämissen des Direktionsrechts zulässig. Ein unspezifischer Verweis auf die gesetzliche Zulässigkeit kann unter Umständen für den Arbeitgeber unter dem Gesichtspunkt des Bestimmtheitsprinzips schwierig sein.

Abs. 5: Auch diese Klausel ist problematisch. Grundsätzlich sind Überstunden nur in absoluten Ausnahmefällen anzuordnen. Auch eine solche Klausel gibt dem Arbeitgeber nicht das Recht, Mehrarbeit und Überstunden als reguläres Instrument zur Kompensation fehlender Arbeitskräfte zu nutzen.

Abs. 6: Ab dem 1. Oktober 2022 gilt in Deutschland der gesetzliche Mindestlohn von 12,00 € je Stunde. Um sicherzustellen, dass dieser tatsächlich für jede Arbeitsstunde

Abb. 4.1 (Fortsetzung)

Verrechnung mit Minusstunden oder durch Auszahlung auszugleichen. Überschreitet der Saldo des Arbeitszeitkontos zum Stand des letzten Arbeitstages eines Kalendermonats eine Höhe von _____ (z.B. 100) Stunden (Obergrenze), ist jede darüberhinausgehende Plusstunde, sofern sie nicht in diesem Monat durch Verrechnung mit Minusstunden ausgeglichen werden kann, an den Arbeitnehmer auszuzahlen, auch wenn der Ausgleichszeitraum von 12 Monaten noch nicht abgelaufen ist. Im Falle der Beendigung des Arbeitsverhältnisses hat der Arbeitgeber nicht ausgeglichene Plusstunden spätestens zum 15. des auf die Beendigung des Arbeitsverhältnisses folgenden Kalendermonats auszugleichen. Sind bei Beendigung des Arbeitsverhältnisses Minusstunden im Arbeitszeitkonto verzeichnet, werden sie spätestens mit der letzten Vergütungsabrechnung mit einem etwaigen Vergütungsanspruch des Mitarbeiters verrechnet. Der Arbeitnehmer erklärt sich hiermit bereits jetzt damit einverstanden. Findet keine Verrechnung statt, hat der Arbeitnehmer den Entgeltvorschuss an den Arbeitgeber zurückzuzahlen."

(8) Für Wochenend- und Feiertagsarbeit wird kein Entgeltzuschlag gewährt.

(9) In jedem Falle sind die zwingenden gesetzlichen Vorschriften im Arbeitszeitgesetz in seiner jeweiligen Fassung zu beachten.

bezahlt wird, besteht in bestimmten Branchen die Pflicht, die Arbeitszeiten zu notieren (Dokumentationspflicht). Die Dokumentationspflicht gilt generell nur für geringfügig Beschäftigte (Ausnahme: Minijobber im privaten Bereich) und die im Schwarzarbeitsbekämpfungsgesetz genannten Wirtschaftsbereiche, in denen eine besondere Missbrauchsgefahr besteht. Eine entsprechende Dokumentationspflicht aufgrund des Arbeitnehmer-Entsendegesetzes besteht in Wirtschaftsbereichen, in denen ein Tarifvertrag nach dem Arbeitnehmer-Entsendegesetz allgemein verbindlich ist.

Eine Erfassung der Arbeitszeit ist also keine Pflicht, kann aber vereinbart werden. Doch wo sie eingeführt ist, stellt sich oft die Frage nach dem Datenschutz. Das betrifft in erster Linie personenbezogene Daten der Beschäftigten. Hier ist vor allem § 26 Bundesdatenschutzgesetz (BDSG) zu beachten. Danach dürfen Unternehmen Informationen über ihre Beschäftigten nur erfassen, sammeln, verarbeiten und verwenden, wenn dies für das Arbeitsverhältnis erforderlich ist.

Abs. 7: Grundsätzlich sind Überstunden zusätzlich zu in Geld zu bezahlen. Sie können aber durch Freizeitausgleich (Abbummeln) ausgeglichen werden, wenn der Arbeitnehmer damit im konkreten Einzelfall einverstanden ist oder wenn sich der Arbeitgeber, wie in diesem Fall, diese Möglichkeit im Arbeitsvertrag vorbehalten hat.

Bezüglich weiterer Informationen zu Überstunden, deren Wirksamkeit und Berechnung siehe weiter unten: „Überstunden".

Abs. 8: Leider ist diese Klausel wirksam. Es gibt keinen gesetzlichen Anspruch auf einen entsprechenden Zuschlag.

Abs. 9 ist wieder lediglich ein Hinweis und keine konstituierende Wirkung; mit anderen Worten, sie ist überflüssig.

§ 9 Vergütung / Bereitschaftsdienst / Rufbereitschaft / Fälligkeit /

Abb. 4.1 (Fortsetzung)

ungerechtfertigte Bereicherung

(1) Der Arbeitnehmer erhält für sog. Vollarbeit eine Vergütung von ___ EUR brutto/Stunde *[alternativ: _____ EUR brutto/Monat]*. Rufbereitschaft wird nicht gesondert vergütet, wenn nichts anderes vereinbart ist. Bereitschaftsdienstzeiten werden im betrieblichen und persönlichen Anwendungsbereich der 3. PflegeArbbV (Dritte Pflegearbeitsbedingungenverordnung) nach eben dieser Verordnung vergütet. Demnach gilt:

Bereitschaftsdienste leisten Arbeitnehmer, die sich auf Anordnung des Arbeitgebers außerhalb ihrer regelmäßigen Arbeitszeit an einer vom Arbeitgeber bestimmten Stelle aufhalten, um im Bedarfsfall die Arbeit aufzunehmen, wenn zu erwarten ist, dass zwar Arbeit anfällt, erfahrungsgemäß aber die Zeit ohne Arbeitsleistung mindestens 75 Prozent beträgt. Bereitschaftsdienste sind im Dienstplan zu hinterlegen.

Zum Zwecke der Entgeltberechnung wird die Zeit des Bereitschaftsdienstes einschließlich der geleisteten Arbeit zu 40 Prozent als Arbeitszeit bewertet. Zeiten des Bereitschaftsdienstes, die über 64 Stunden im Kalendermonat hinausgehen, sind mit einem Stundensatz von ____ EUR brutto zu vergüten. Das Gleiche gilt, wenn die Arbeitsleistung innerhalb eines Bereitschaftsdienstes mehr als 25 Prozent umfasst.

Die monatlich ausgezahlte Bruttovergütung geteilt durch die geleisteten Arbeitsstunden einschließlich der Bereitschaftsstunden muss stets mindestens die jeweilige Höhe des gesetzlichen Mindestlohns nach dem Mindestlohngesetz erreichen.

Unterfällt das Arbeitsverhältnis nicht der 3. PflegeArbbV, so steht dem Arbeitnehmer für Zeiten des Bereitschaftsdienstes wenigstens das Mindestentgelt nach dem Mindestlohngesetz zu.

(2) Die Auszahlung des Entgelts erfolgt im Nachhinein bis zum 15. des Folgemonats.

(3) Irrtümliche Entgeltüberzahlungen sind

Altenpfleger sind in der Regel Tarifangestellte. Da hier keine Tarifbindung besteht, kann das Altenheim zwar die Höhe des Gehalts frei vereinbaren, aber die Vergütung (oder Freizeitausgleich) für Überstunden nicht ausschließen. Eine Vereinbarung, dass Überstunden mit dem Gehalt abgegolten sind, ist nur unter bestimmten Voraussetzungen möglich. Eine solche Klausel sollte immer von einem Anwalt auf die aktuelle Rechtsprechung und Gesetzeslage überprüft werden. Solche Klauseln sind häufig unwirksam, weil sie nicht festlegen, wie viele Überstunden es maximal sein können (BAG Urteil vom 22.02.2012, Az. 5 AZR 765/10). Dasselbe gilt für Klauseln wie „übliche Überstunden", „Überstunden in geringfügigem Umfang" oder „in angemessenem Rahmen". Ausreichend klar ist hingegen eine Regelung wie „10 Überstunden pro Monat sind mit dem Gehalt abgegolten" (Landesarbeitsgericht Hamm, Urteil vom 22.05.2012 Az. 19 Sa 1720/11). Eine arbeitsvertragliche Regelung wird jedoch immer durch einen Tarifvertrag ausgehebelt. Wenn es also einen Tarifvertrag gibt, haben dessen Regelungen in jedem Fall Vorrang. Etwas anderes gilt nur, wenn das Gehalt über der Beitragsbemessungsgrenze der gesetzlichen Rentenversicherung liegt, (BAG Urteil vom 22.02.2012 - Az. 5 AZR 765/10).

Das Bundesarbeitsgericht (BAG, Urteil vom 19.11.2014 – 5 AZR 1101/12) hat darauf hingewiesen, dass die Regelung des § 2 PflegeArbbV die Mindestvergütung bezogen auf die geleistete Arbeitszeit festlegt. Hierzu gehören nicht nur die Zeiten, innerhalb derer Vollarbeit erbracht wird, sondern auch Arbeitsbereitschaft und Bereitschaftsdienst geleistet werden, so der fünfte Senat des BAG. Grundsätzlich kann für Bereitschaftsdienste ein geringeres Entgelt als für Vollarbeit bestimmt werden. Da der Verordnungsgeber von dieser Möglichkeit im Bereich der Pflege aber keinen Gebrauch gemacht hat, so das BAG, sind arbeitsvertragliche Vereinbarungen, die für Bereitschaftsdienst in der Pflege einen geringeren als den Mindestlohn nach § 2 PflegeArbbV vorsehen, unwirksam.

Abb. 4.1 (Fortsetzung)

vom Arbeitnehmer zurückzuzahlen ohne dass dieser sich auf die Bestimmungen über die ungerechtfertigte Bereicherung (§§ 812 ff. BGB) berufen kann; insbesondere kann sich der Arbeitnehmer nicht auf einen Wegfall der Bereicherung nach § 818 Abs. 2 BGB berufen.	**Tipp:** Weicht der Arbeitgeber also, wie in diesem Fall bei der Bezahlung von Bereitschaftsdiensten vom Entgelt ab, sollte die Klausel unbedingt von einem Rechtsanwalt überprüft werden.
	Abs. 2: Diese Klausel ist rechtmäßig, reizt aber das rechtlich Hinnehmbare ziemlich aus. Arbeitgeber sollten das Gehalt nicht später als bis zum 15. des Folgemonats zahlen, dann darüber hinaus ist aus Sicht der LAG Baden-Württemberg die Zumutbarkeitsgrenze für Arbeitnehmer erreicht: Das Gericht entschied, dass eine Klausel zur Fälligkeit der Gehaltszahlung am 20. des Folgemonats unwirksam ist (LAG Baden-Württemberg, Urteil v. 9.10.2017, Az. 4 Sa 8/17).
	Zur Begründung führte das Gericht aus: Ein Abweichen von § 614 BGB sei nur dann möglich, wenn es durch schutzwürdige Interessen des Arbeitgebers gerechtfertigt sei. Dies sei der Fall, wenn der Arbeitgeber die Vergütungsbestandteile monatlich neu berechnen muss. Bis zum 15. des Folgemonats sei das Hinausschieben der Fälligkeit des Gehalts angemessen – zumindest, wenn dem Arbeitnehmer zuvor wenigstens ein Abschlag gezahlt wurde. Diese Zumutbarkeitsschwelle habe der Arbeitgeber im verhandelten Fall jedoch überschritten.
	Abs. 3: Diese Klausel ist wirksam.
§ 10 Urlaub / Beantragung / Verfall des Urlaubs (1) Ausgehend von einer 5-Tage-Woche hat der Arbeitnehmer einen gesetzlichen Anspruch auf einen bezahlten Jahresurlaub von 20 Tagen (entspricht vier Wochen). (2) Über den Urlaubsanspruch nach Abs. 1 hinaus hat der Arbeitnehmer einen übergesetzlichen Anspruch auf einen bezahlten Jahresurlaub von __ weiteren Tagen. Der Arbeitnehmer hat dementsprechend einen Urlaubsanspruch von insgesamt __ Arbeitstagen jährlich. (3) Mit der Urlaubserteilung durch den	20 Tage sind der gesetzliche Mindesturlaub bei einer Fünf-Tage-Woche. Arbeitete der Arbeitnehmer in einer Sechs-Tage-Woche, betrüge der Mindesturlaub 24 Tage. Für weitere Einzelheiten zum Urlaub siehe unten „Urlaub". Abs. 3: Diese Klausel ist zulässig.

Abb. 4.1   (Fortsetzung)

Arbeitgeber erfüllt dieser zunächst den Anspruch des Arbeitnehmers auf Urlaub nach Abs. 1, sodann den etwaig weitergehenden Anspruch nach vorstehendem Abs. 2.

(4) Urlaubszeit wird vom Arbeitgeber unter Beachtung der betrieblichen Notwendigkeiten und unter Berücksichtigung der Urlaubswünsche des Arbeitnehmers festgelegt. Das Urlaubsjahr ist das Kalenderjahr. Grundsätzlich sind Urlaubsanträge am Anfang des Kalenderjahres, zumindest aber drei Monate vor Urlaubsbeginn einzureichen.

(5) Der Urlaub muss im laufenden Kalenderjahr gewährt und genommen werden. Eine Übertragung des Urlaubs auf das nächste Kalenderjahr ist nur statthaft, wenn dringende betriebliche oder in der Person des Arbeitnehmers liegende Gründe dies rechtfertigen. Im Fall der Übertragung muss der Urlaub in den ersten drei Monaten des folgenden Kalenderjahres gewährt und genommen werden; anderenfalls verfällt der Urlaub mit Ablauf des 31.03. des Folgejahres, soweit nicht durch zwingende gesetzliche Vorgaben etwas anderes bestimmt wird.

(6) Kann der gesetzliche Urlaub wegen Beendigung des Arbeitsverhältnisses ganz oder teilweise nicht gewährt werden, so ist er abzugelten. In Bezug auf den gesetzlichen Urlaubsanspruch besteht ein Abgeltungsanspruch auch dann, wenn die Inanspruchnahme wegen krankheitsbedingter Arbeitsunfähigkeit nicht bis zum Ende des Kalenderjahres beziehungsweise – für den Fall der Übertragung – bis zum 31.03. des Folgejahres erfolgt ist; allerdings gilt dies längstenfalls bis zum 31.03. des übernächsten Jahres (Beispiel: Der Urlaubsanspruch für das Jahr 2019 verfällt auch in Fällen krankheitsbedingter Arbeitsunfähigkeit spätestens am 31.03.2021). Eine Abgeltung des übergesetzlichen Urlaubsanspruchs ist ausgeschlossen.

(7) Der Urlaub darf erst nach Genehmigung durch den Arbeitgeber angetreten werden.

Abs. 4: Satz 1 ist eine Wiederholung der gesetzlichen Vorgaben und deshalb überflüssig.
Die Wortwahl „grundsätzlich" heißt, dass dem nicht in jedem Fall so sein muss, der Urlaub also auch später eingereicht werden kann. Es ist fraglich, warum diese Klausel überhaupt so im Arbeitsvertrag steht. Es macht vielmehr Sinn, solche Dinge in Betriebsvereinbarungen zu regeln.

Abs. 5: Diese Klausel ist eine Standardklausel, die so oder in leicht abgewandelter Form in jedem Vertrag vorkommt.
Wichtig für den Arbeitnehmer ist die sogenannte „Verfallsklausel". Soll der noch ausstehende Urlaub auch nach dem Datum genommen werden können, ist dies vom Arbeitgeber ausdrücklich zu genehmigen.

Bezüglich des vertraglichen Mehrurlaubs, das heißt mehr als den gesetzlich vorgeschriebenen Mindesturlaub von 24 Werk- bzw. 20 Arbeitstagen, kann durchaus vom Bundesurlaubsgesetz abgewichen werden. Dies hat der Arbeitgeber auch in diesem Vertrag bis zum Limit getan.

Wichtig ist, dass diese Regelungen im Arbeitsvertrag ausdrücklich geregelt sind und dass zum Ausdruck kommt, dass der gesetzliche Mindesturlaub und der vertragliche Mehrurlaub unterschiedlichen Regelungen folgen sollen. Ansonsten folgt der vertragliche Mehrurlaub stets den Regeln des gesetzlichen Mindesturlaubs.

Abs. 7. Diese Regelung ist so rechtmäßig.

Abb. 4.1 (Fortsetzung)

§ 11 Arbeitsverhinderung / keine Entgeltzahlung bei Pflege erkrankter Kinder und akuter Pflege naher Angehöriger / Ausschluss von § 616 BGB	
(1) Der Arbeitnehmer verpflichtet sich, jede Arbeitsverhinderung unverzüglich, tunlichst noch vor Dienstbeginn, dem Arbeitgeber unter Benennung der voraussichtlichen Verhinderungsdauer, ggf. telefonisch, mitzuteilen.	Abs. 1: Diese Klausel ist so voll wirksam. Gemäß § 5 Entgeltfortzahlungsgesetz (EntgFG) sollte die Krankmeldung beim Arbeitgeber unverzüglich erfolgen. Das meint, dass die Mitteilung ohne schuldhaftes Zögern beziehungsweise Verzögern seitens des Arbeitgebers gemacht werden muss.
(2) Im Krankheitsfall hat der Arbeitnehmer unverzüglich, spätestens jedoch vor Ablauf des dritten Kalendertages, dem Arbeitgeber eine ärztlich erstellte Arbeitsunfähigkeitsbescheinigung vorzulegen, aus der sich die voraussichtliche Dauer der Krankheit ergibt. Dauert die Krankheit länger an als in der ärztlich erstellten Bescheinigung angegeben, so ist der Arbeitnehmer gleichfalls zur unverzüglichen Mitteilung und Vorlage einer weiteren Bescheinigung verpflichtet. Der Arbeitgeber ist berechtigt, eine Vorlage früher zu verlangen.	Eine Krankmeldung muss noch *vor* dem Arztbesuch erfolgen, und zwar *vor* Arbeitsbeginn, damit der Arbeitgeber auf den Ausfall entsprechend reagieren kann. Eine Krankmeldung kann der Arbeitgeber auch schon früher, z.B. ab dem ersten Tag, fordern.
(3) § 616 BGB (vorübergehende Verhinderung zur Erfüllung der Arbeitspflicht) findet keine Anwendung. Im Falle der Freistellung des Arbeitnehmers zur Pflege seines erkrankten Kindes erfolgt keine Entgeltfortzahlung. Kein Anspruch auf Entgeltzahlung besteht im Übrigen in den Fällen akut auftretender Pflegebedürftigkeit naher Angehöriger nach dem Gesetz über Pflegezeit; die Möglichkeit der Beantragung von Urlaub bleibt hiervon unberührt.	Abs. 3: Im Falle der Erkrankung eines Kindes hat der Arbeitnehmer grundsätzlich gem. § 616 BGB einen Anspruch auf Entgeltfortzahlung, wenn sie für eine „verhältnismäßig nicht erhebliche" Zeit ihre Arbeitsleistung nicht erbringen können, aus Gründen, die nicht in ihrer Person liegen – etwa, weil sie zur Pflege eines Kindes zu Hause bleiben müssen.
(4) Im Übrigen gelten für die Entgeltfortzahlung im Krankheitsfall die gesetzlichen Bestimmungen.	Zu der Frage, was unter der juristischen Verklausulierung einer „verhältnismäßig nicht erheblichen Zeit" zu verstehen ist, gibt es keine eindeutige Vorgabe des Gesetzgebers. Im Allgemeinen leitet man aus einer Parallele zu § 45 SGB V einen Zeitraum von bis zu zehn Tagen ab, die Arbeitnehmer der Arbeit fernbleiben dürfen, ohne ihren Entgeltanspruch zu verlieren.
	Dieser Anspruch kann aber, wie in diesem Fall, durch den Arbeitgeber vertraglich ausgeschlossen werden. In diesem Fall besteht kein Anspruch auf Entgeltfortzahlung für die Pflege eines kranken Kindes oder Anverwandten, auch nicht für eine nur kurze Zeit. Der Anspruch ist jedoch auch regelmäßig

Abb. 4.1   (Fortsetzung)

	Gegenstand von Tarifverträgen und kann dort verbindlich festgeschrieben werden. Aus diesem Grund sollte im Fall eines Falles diese Klausel immer von einem Anwalt überprüft werden.
	§ 616 BGB gilt dagegen nicht für Auszubildende. Für sie ergibt sich ein Anspruch auf bezahlte Freistellung von der Arbeitsleistung aus den §§ 3, 19 BBiG. Auszubildende haben damit einen bis zu sechs Wochen dauernden Anspruch auf Entgeltfortzahlung, wenn sie aus einem sonstigen, nicht in ihrer Person liegenden Grund verhindert sind, ihre Pflichten aus dem Berufsausbildungsverhältnis zu erfüllen. Die Paragrafen bilden also das Pendant zu § 616 BGB für Arbeitnehmer.
	Ist eine Anwendung des § 616 BGB vertraglich ausgeschlossen, springt bei gesetzlich versicherten Arbeitnehmern die Krankenkasse ein.
	Eltern erhalten 90 Prozent des ausgefallenen Nettoarbeitsentgelts, bei Bezug von Einmalzahlungen in den der Freistellung von Arbeitsleistung vorangegangenen zwölf Kalendermonaten 100 Prozent des ausgefallenen Nettoarbeitsentgelts (§ 45 Abs. 2 Satz 3 SGB V). Dieser Anspruch kann auch nicht wie der nach § 616 BGB vertraglich ausgeschlossen werden.
	Gegebenenfalls existieren besondere tarifliche Vereinbarungen. In jedem Fall sollte die Krankenkasse oder ein Rechtsanwalt hierzu befragt werden.
	Auf jeden steht besteht parallel zu § 5 Abs. 1 S. 1 Entgeltfortzahlungsgesetz) eine Anzeigepflicht des Arbeitnehmers.
§ 12 Nebentätigkeiten Jede bezahlte oder unbezahlte anderweitige berufliche Tätigkeit ist dem Arbeitgeber anzuzeigen; sie bedarf seiner Genehmigung.	Wer eine Nebenbeschäftigung aufnehmen will, braucht grundsätzlich keine Genehmigung seines Arbeitgebers. Der Arbeitnehmer schuldet dem Arbeitgeber seine Arbeitskraft nur für die vereinbarte Arbeitszeit. Man kann vereinbaren, dass der Arbeitgeber die Nebentätigkeit erst genehmigen muss. Der Arbeitgeber kann eine Nebenbeschäftigung allerdings in diesem Fall nur dann verbieten, wenn durch die

Abb. 4.1 (Fortsetzung)

	Nebentätigkeit eigene berechtigte Interessen beeinträchtigt werden, etwa weil sie sich negativ auf seine Hauptbeschäftigung auswirkt (z.B. Schlafen am Arbeitsplatz oder eine Beschäftigung bei der Konkurrenz).
§ 13 Fahrtkostenvergütung / Dienstkleidung (1) Der Arbeitnehmer erhält für alle dienstlichen Fahrten ein Dienstfahrzeug gestellt. Eine gesonderte Vergütung entfällt daher. Das Fahrzeug darf nur für dienstliche Fahrten genutzt werden. Für den Unterhalt sorgt der Arbeitgeber. Eine private Nutzung ist nur nach vorheriger Vereinbarung in Textform (§ 126b BGB) erlaubt.	Abs. 1: Bei der Stellung eines Dienstwagens entfällt die gesonderte Vergütung der Fahrkosten. Eine private Nutzung kann tatsächlich eingeschränkt oder gar ausgeschlossen werden.
(2) Sollte vorübergehend oder auf Dauer kein Dienstfahrzeug gestellt werden können, erfolgt eine Vergütung der mit dem Pkw des Arbeitnehmers dienstlich gefahrenen Kilometer nach vorgelegter Rechnung und zu einem Km-Satz von __ Euro je gefahrenem Kilometer. Die Vergütung erfolgt gemäß Einzelnachweis zusammen mit dem Gehalt des nächsten Monats, wobei die Nachweise bis spätestens zum 2. Werktag des Folgemonats vorliegen müssen.	Der Ersatz der Aufwendungen richtet sich in der Regel nach den Sätzen der steuerlichen Geltendmachung von Fahrtkosten.
(3) Der Arbeitgeber stellt dem Arbeitnehmer pro Jahr zwei Pflegekittel zur Verfügung, soweit dies den tatsächlichen Bedürfnissen entspricht.	Abs. 3: Nach einem Urteil des VGH Mannheim vom 23.07.2020 – VGH 6 S 1589/18 ist Dienstkleidung in der Pflege wie Schutzkleidung zu behandeln und muss deswegen vom Arbeitgeber selbst oder einer zertifizierten Reinigung gewaschen werden. Zudem kann der Arbeitgeber gegen § 9 Abs. 3 Nr. 6 BioStoffV, wenn er nicht die Voraussetzungen dafür geschaffen hat, dass die persönliche Schutzausrüstung einschließlich Schutzkleidung beim Verlassen des Arbeitsplatzes sicher abgelegt und getrennt von anderen Kleidungsstücken aufbewahrt werden kann.
§ 14 Vertragsstrafe / Geschenke / Whistleblowing (1) Nimmt der Arbeitnehmer vorsätzlich oder fahrlässig die Arbeit nicht oder verspätet auf, löst er das Arbeitsverhältnis vorsätzlich oder fahrlässig ohne Einhaltung der geltenden Kündigungsfrist auf, veranlasst er vorsätzlich oder fahrlässig die Beendigung des Arbeitsverhältnisses durch den Arbeitgeber, verstößt er gegen seine	Eine Klausel zur Vertragsstrafe kann in bestimmten Fällen unwirksam sein. Neben einer unklaren Formulierung spielt dabei auch die Höhe der Geldsumme, die im Fall der Fälle gezahlt werden muss, bei der rechtlichen Bewertung eine ausschlaggebende Rolle. Eine Vertragsstrafe darf den Arbeitnehmer nicht unangemessen benachteiligen.

Abb. 4.1 (Fortsetzung)

Verschwiegenheitsverpflichtung, übt er eine unerlaubte Nebenbeschäftigung aus oder verstößt er gegen das vertragliche Wettbewerbsverbot, so hat er dem Arbeitgeber eine Vertragsstrafe nach Maßgabe der folgenden Vorschriften zu zahlen.

- Für den Fall des verschuldeten Nichtantritts der Arbeit beträgt die Vertragsstrafe das Bruttoarbeitsentgelt, welches der Arbeitnehmer bei Einhaltung der Mindestkündigungsfrist unter Berücksichtigung der regelmäßigen Arbeitszeit erhalten hätte.

- Für den Fall der verschuldet verspäteten Arbeitsaufnahme beträgt die Vertragsstrafe für jeden Tag der verspäteten Arbeitsaufnahme das auf den Tag unter Berücksichtigung der regelmäßigen Arbeitszeit entfallende Bruttoentgelt.

- Für den Fall der verschuldeten Auflösung des Arbeitsverhältnisses ohne Einhaltung der geltenden Kündigungsfrist oder der vom Arbeitnehmer vorsätzlich oder fahrlässig veranlassten Beendigung des Arbeitsverhältnisses durch den Arbeitgeber beträgt die Vertragsstrafe ein unter Berücksichtigung der regelmäßigen Arbeitszeit zu berechnendes Bruttomonatsgehalt. Maximal beträgt die Vertragsstrafe jedoch das Bruttoarbeitsentgelt, welches der Mitarbeiter unter Berücksichtigung der regelmäßigen Arbeitszeit bei Einhaltung der geltenden Kündigungsfrist erhalten hätte.

- Verstößt der Arbeitnehmer gegen seine Verschwiegenheitsverpflichtung, so gilt für jeden Fall der Zuwiderhandlung eine Vertragsstrafe in Höhe von einem unter Berücksichtigung der regelmäßigen Arbeitszeit zu berechnenden Bruttomonatsgehalt.

- Bei Ausübung einer unerlaubten Nebenbeschäftigung und / oder einem Verstoß gegen das vertragliche Wettbewerbsverbot beträgt die Vertragsstrafe für jeden Fall der Zuwiderhandlung ein unter

Normalerweise dürfen sie nicht höher sein als ein Bruttomonatsgehalt. Haben Sie zum Beispiel das Arbeitsverhältnis vertragswidrig beendet, droht eine solche Vertragsstrafe (vgl. BAG, Urteil vom 4.3.2004. - 8 AZR 344/03).

Abb. 4.1   (Fortsetzung)

Berücksichtigung der regelmäßigen Arbeitszeit zu berechnendes Bruttomonatsgehalt. Ein die Vertragsstrafe auslösender Pflichtverstoß liegt vor für jeden einzelnen Tag, an dem der Arbeitnehmer gegen das Verbot der Ausübung einer unerlaubten Nebentätigkeit und / oder das vertragliche Wettbewerbsverbot verstößt. Die Vertragsstrafe wird jeden Tag neu verwirkt und kann demzufolge auch mehrfach innerhalb eines Monats verwirkt werden. Die Höhe der Vertragsstrafe ist bei mehrfachen Pflichtverstößen pro Kalendermonat allerdings begrenzt auf insgesamt 150 % eines unter Berücksichtigung der regelmäßigen Arbeitszeit zu berechnenden Bruttomonatsgehalts.

(2) Es ist dem Arbeitnehmer grundsätzlich untersagt, Geschenke oder Vergünstigungen zu eigenem oder fremdem Vorteil von solchen Personen oder Unternehmen zu fordern, sich versprechen zu lassen oder anzunehmen, die mit dem Arbeitgeber Vertragsbeziehungen anstreben oder unterhalten. Als Annahme von Vergünstigungen wird nicht erachtet, was im normalen Geschäftsverkehr als üblich angesehen wird und im Einzelfall den Betrag von 5,00 EUR nicht übersteigt.

(3) Werden dem Arbeitnehmer Geschenke oder Zuwendungen in Bezug auf seine dienstliche Tätigkeit angeboten, so hat er dies dem Arbeitgeber in allen Fällen unverzüglich und unaufgefordert anzuzeigen.

(4) Stellt der Arbeitnehmer während seiner Tätigkeit ein pflichtwidriges Verhalten, insbesondere eine Straftat, eines Arbeitskollegen fest, hat er seinen Vorgesetzten unverzüglich hierüber in Kenntnis zu setzen. Falls der Vorgesetzte selbst mit dem pflichtwidrigen Verhalten in Verbindung steht, ist der Arbeitgeber direkt zu informieren. Der Arbeitnehmer ist verpflichtet, im Rahmen eines Untersuchungsverfahrens uneingeschränkt mit dem Arbeitgeber zu kooperieren. Die Nichterfüllung dieser Pflichten können arbeitsrechtliche Konsequenzen bis hin zu

Abs. 2: Tatsächlich ist die Entgegennahme von Geschenken sehr problematisch. Zu unterscheiden ist zwischen einem größeren Geschenk und einer kleineren Aufmerksamkeit (BAG, Urteil vom 17.06.2003 – 2 AZR 62702). Handelt es sich bei dem Präsent um kleine Dinge, wie zum Beispiel ein selbst gebastelter Weihnachtsstern, Kekse oder Süßigkeiten, dürfen diese problemlos von der Pflegekraft entgegengenommen werden, da diese unter dem Begriff „Aufmerksamkeiten" zu fassen sind.

Eine solche Aufmerksamkeit darf nicht aus dem Rahmen sozial üblicher Dankbarkeits- oder Höflichkeitsgesten fallen. Der Arbeitsvertrag gibt in diesem Fall eine klare Vorgabe von 5 Euro vor, an die sich der Arbeitnehmer halten muss.

Abs. 4: Diese Klausel ist nicht konstitutiv, sondern rein deklaratorisch.

Abb. 4.1 (Fortsetzung)

einer außerordentlichen Kündigung des Arbeitsverhältnisses rechtfertigen.	
§ 15 Verfallklausel	
(1) Alle beiderseitigen Ansprüche aus dem Arbeitsvertrag und solche, die mit diesem im Zusammenhang stehen, sind innerhalb einer Frist von 3 Monaten der jeweils anderen Vertragspartei gegenüber in Textform (§ 126b BGB) geltend zu machen. Erfolgt diese Geltendmachung nicht, verfallen die Ansprüche. Das gilt nicht für folgende Ansprüche	Abs. 1: Solche Verfallsklauseln sind wirksam und rechtmäßig. Es wird deshalb empfohlen, bei allen Streitigkeiten oder strittigen Situationen einen Rechtsanwalt hinzuzuziehen, da sonst möglicherweise Ansprüche verloren gehen und auch gerichtlich nicht mehr durchzusetzen sind.
- Anspruch auf Mindestentgelt nach dem Mindestlohngesetz (MiLoG) oder anderen rechtlichen Regelungen eines Mindestentgelts, wenn danach von Vorstehendem zugunsten des Arbeitnehmers abweichende Bestimmungen zu beachten sind.	Erster Spiegelstrich: Diese Klausel ist lediglich deklaratorisch.
- Sonstige Ansprüche des Arbeitnehmers, die kraft gesetzlicher Regelung keiner Ausschlussfrist unterfallen (z. B. § 77 Abs. 4 S. 4 BetrVG, § 4 Abs. 4 S. 3 TVG).	Zweiter Spiegelstrich: Diese Klausel ist lediglich deklaratorisch.
- Vom Verfall ausgenommen sind zudem Ansprüche, die aus der Verletzung des Lebens, des Körpers oder der Gesundheit sowie aus vorsätzlichen oder grob fahrlässigen Pflichtverletzungen resultieren.	Dritter Spiegelstrich: Diese Klausel ist lediglich deklaratorisch.
Die Frist beginnt, sobald der Anspruch fällig ist und der Anspruchsberechtigte von den den Anspruch begründenden Umständen Kenntnis erlangt oder ohne grobe Fahrlässigkeit erlangen müsste.	
(2) Ansprüche, die durch strafbare oder unerlaubte Handlungen entstanden sind, unterfallen nicht der vereinbarten Ausschlussfrist.	Abs. 2: Dies sind alles Ansprüche, die z.B. im Zusammenhang mit Straftaten oder anderem gesetzeswidrigem Handeln stehen.
(3) Werden die nach Abs. (1) rechtzeitig geltend gemachten Ansprüche von der Gegenseite abgelehnt oder erklärt sich die Gegenseite nicht innerhalb von einem Monat nach der Geltendmachung, so verfallen diese, wenn sie nicht innerhalb von 3 Monaten nach der Ablehnung oder dem Fristablauf gerichtlich anhängig gemacht werden.	
(4) Wird der Anspruch nicht formgemäß und	

Abb. 4.1 (Fortsetzung)

innerhalb der Fristen geltend gemacht, führt dies zum Erlöschen des Anspruchs.	
§ 16 Schlussbestimmungen (salvatorische Klausel), Nebenabreden	
(1) Sollte eine Bestimmung dieses Vertrages ganz oder teilweise unwirksam, nichtig oder undurchführbar sein oder werden, wird hierdurch die Gültigkeit der übrigen Bestimmungen nicht berührt.	Abs. 1: Diese Klausel ist notwendig, da sonst bei einer einzigen unwirksamen Klausel der ganze Vertrag nichtig wäre.
(2) In Fällen des Abs. 1 sind die Vertragsparteien verpflichtet, die unwirksame, nichtige oder undurchführbare Vertragsbestimmung durch eine dem rechtlichen und wirtschaftlichen Zweck möglichst nahekommende wirksame oder durchführbare Bestimmung zu ersetzen.	Abs. 2: Diese Bestimmung verpflichtet beide Parteien, darauf hinzuwirken, eine Regelung zu finden, die möglichst nahe an der – jetzt nichtigen – Klausel ist.
(3) Änderungen des Vertrags bedürfen der Schriftform. Dies gilt auch für die Änderung dieser Klausel.	Abs. 3: Vorsicht! Alle mündlich zugesicherten Ergänzungen oder Änderungen des Vertrags sind erst mit der Verschriftlichung wirksam. Es handelt sich um eine doppelte Schriftformklausel. Dadurch ist gewährleistet, dass die vereinbarte Schriftform nicht ohne Einhaltung der Schriftform abbedungen werden kann. Außerdem ist die Klausel überflüssig, da sie bereits in § 1 Abs. 1 Satz 2 steht.

_____

Ort/Datum/Unterschrift Arbeitnehmer

_____

Ort/Datum/Unterschrift Arbeitgeber

Abb. 4.1 (Fortsetzung)

Kaufvertrag (Kaufgegenstand gegen Geld) entscheidend sind. Daneben regelt ein Vertrag noch die sogenannten Nebenleistungspflichten, d. h. alle die Vereinbarungen, die man noch rund um die Hauptleistungspflichten vereinbaren möchte. Im Falle eines Arbeitsvertrags sind dies z. B. Urlaubsansprüche, bestimmte Verhaltensregeln, die Dauer des Vertrages etc. Die Nebenleistungen sind dabei genauso wichtig wie die Hauptleistungen. Die Bezeichnung stellt keine Gewichtung dar.

Am Ende wird der Vertrag oft noch durch Anlagen ergänzt, die ebenfalls Vertragsbestandteil werden. Diese Anlagen können der Tarifvertrag, Betriebsvereinbarungen und/oder die Hausordnung sein.

4.3.2 Sonstige wichtige Rechte und Pflichten

Neben den schriftlich fixierten Rechten und Pflichten entfaltet ein Arbeitsvertrag, wie jeder andere Vertrag auch (siehe weiter unten „Verträge"), noch ungeschriebene Verpflichtungen sowohl des Arbeitnehmers als auch des Arbeitgebers. Hierzu zählen z. B. das Loyalitätsgebot (Arbeitnehmer) und die Fürsorgepflicht des Arbeitgebers. Diese Verpflichtungen entstehen teilweise schon mit der Aufnahme der Vertragsverhandlungen und bestehen weit nach Vertragsbeendigung fort.

4.3.2.1 Loyalitätsgebot – Treuepflicht und die Nutzung von sozialen Netzwerken

Zu den nicht schriftlich fixierten Pflichten des Arbeitnehmers gehören die sogenannten Treuepflichten. Diese beinhalten unter anderem eine Pflicht zur Verschwiegenheit, Handlungs- und Schutzpflichten zur Abwendung von Schäden oder aber die Pflicht, gegenüber dem eigenen Arbeitgeber nicht in Wettbewerb zu treten.

Ein wichtiger Ausfluss dieser Treuepflicht ist die Loyalitätspflicht des Arbeitnehmers. Aus ihr folgt die Verpflichtung, ehrverletzende Kritik am Arbeitgeber zu unterlassen. Dieser Aspekt ist insbesondere im Zusammenhang mit der Nutzung sozialer Netzwerke von besonderer Wichtigkeit. Dies kollidiert mit dem grundrechtlich geschützten Recht auf freie Meinungsäußerung aus Art. 5 Abs. 1 Grundgesetz (GG).

Das Bundesarbeitsgericht hat entschieden, dass eine Verletzung der Loyalitätspflicht immer am Einzelfall und unter Berücksichtigung aller Umstände zu erfolgen hat (BAG, Urteil vom 24.06.2004 – Az. 2 AZR 63/03). Als Faustregel gilt aber, dass das Grundrecht der Meinungsfreiheit dann zurücktreten muss, wenn die Äußerung des Arbeitnehmers einen Angriff auf die Menschenwürde oder eine Formalbeleidigung oder Schmähung des Arbeitgebers oder des Unternehmens darstellt. Im Übrigen kommt es auf die Schwere der jeweiligen Beeinträchtigung an.

Bei der Betrachtung und Wertung spielen zwei Kriterien eine besondere Bedeutung. Das erste Kriterium ist, ob die Kritik sachlich vorgetragen wurde oder ob es sich um Beschimpfungen handelt. Nach der Rechtsprechung des Landesarbeitsgerichts (LAG) Brandenburg schuldet der Arbeitnehmer ein gewisses situatives Loyalitätsverhalten (Urteil vom 26.06.1997 – 3 Sa 71/97). Das zweite Kriterium, das die Rechtsprechung definiert hat, ist die Position, die der Arbeitnehmer im Unternehmen bekleidet.

Je exponierter die Stelle des Arbeitgebers und je mehr er repräsentative Aufgaben wahrnimmt, desto mehr verletzt er seine arbeitsvertraglichen Pflichten, wenn er oder sie sich öffentlich negativ über das Unternehmen oder Personen des Unternehmens äußert. Während im privaten Umfeld in der Regel keine arbeitsrechtliche Sanktion zu fürchten ist, kommt es mit zunehmender Öffentlichkeit der Äußerung auf die Umstände des Einzelfalles an, d. h. Art und Gegenstand der Kritik sowie deren Folgen. Hier spielen insbesondere soziale Netzwerke eine Rolle. Diese sind grundsätzlich privat. Ein Post kann allerdings „große Kreise" ziehen und so ganz schnell zu einem ungewollten, vielbeachteten öffentlichen Statement werden. Aus diesem Grund ist die Nutzung von sozialen Netzwerken zum „Dampf-Ablassen" absolut ungeeignet. Hierzu wird weiter unten noch vertiefter eingegangen.

Wenn die Verletzung der Loyalitätspflicht das Recht auf freie Meinungsäußerung überwiegt, ist neben einer Abmahnung auch eine verhaltensbedingte Kündigung durch den Arbeitgeber möglich. Dies ist in der Regel dann der Fall, wenn das Vertrauensverhältnis aufgrund des Gesagten nachhaltig zerstört ist.

4.3.2.2 Fürsorgepflicht des Arbeitgebers

Arbeitgebern obliegt eine Fürsorgepflicht für ihre Mitarbeiter. Das bedeutet, dass sie unabhängig von vertraglichen und gesetzlichen Pflichten (z. B. Arbeitsschutzgesetz) im Rahmen eines bestehenden Arbeitsverhältnisses verpflichtet sind, Leben und Gesundheit des Arbeitnehmers zu schützen. Unter die sogenannte Fürsorgepflicht fallen der Schutz vor Unfällen, Krankheit (z. B. Corona-Infektion) sowie z. B. vor Mobbing. Eine komplette Auflistung aller Fürsorgepflichten eines Arbeitgebers ist nicht möglich. Der Begriff ist bewusst gesetzlich nicht konkret und abschließend geregelt, um jedem Einzelfall gerecht zu werden. Die Gerichte entscheiden hier nach „Treu und Glauben" – in Abhängigkeit von den konkreten Umständen des Einzelfalls, den lokalen Gegebenheiten, aber auch dem Stand der Technik.

Zusammenfassend lässt sich sagen, dass ein Arbeitgeber für seine Arbeitnehmer sorgen muss, wie es allgemein üblich und unter normalen Umständen von anständig denkenden Menschen zu erwarten ist.

Ein wichtiger Aspekt der Fürsorgepflicht ist der Schutz der Persönlichkeitsrechte der Arbeitnehmer sowie deren Recht auf Privatsphäre. Weiterhin sind dies der Schutz der Mitarbeiter vor Diskriminierung, Einschüchterung, Beleidigung und Mobbing – sei es durch Führungskräfte, Kollegen oder Geschäftspartner. Sie sorgen dafür, dass auf zwischenmenschliche Konflikte angemessen reagiert wird. Bei der Beurteilung von Mitarbeitern muss der Arbeitgeber fair und ehrlich sein.

4.3.3   Spezialproblem: Nutzung von sozialen Netzwerken

Soziale Netzwerke werden nicht nur von Mitarbeitern, sondern auch von Unternehmen verstärkt genutzt. Daraus ergeben sich entsprechende Rechte und Pflichten für beide Seiten.

4.3.3.1   Nutzung durch die Einrichtung und Nutzung durch Mitarbeiter am Arbeitsplatz

Nutzen Unternehmen oder Einrichtungen soziale Netzwerke, liegt die größte Gefahr eindeutig in der Verletzung von Persönlichkeitsrechten durch die unautorisierte Nutzung von Bildmaterial.

Beispiel

Das Altenpflegeheim „Abendrot" veranstaltet eine Karnevalsfeier, auf der auch die demente Frau F. geschminkt und beim „Feiern" fotografiert wird. Ihre Familie ist entsetzt, da Frau

F. der Religionsgemeinschaft der Zeugen Jehovas angehört und das Feiern von Karneval aus religiösen Gründen nicht gestattet ist. ◄

Es wird empfohlen, dass jedes Bild einzeln mit einem spezialisierten Anwalt auf die mögliche Nutzung bzw. die notwendigen Einwilligungen der abgelichteten Menschen überprüft wird.

Manche Einrichtungen und Unternehmen nutzen soziale Netzwerke auch, um mit ihren Zielgruppen, d. h. potenziellen Patienten, Bewohnern, aber auch neuen und aktuellen Mitarbeitern zu kommunizieren und in Kontakt zu treten.

Allerdings besteht kein Recht des Arbeitgebers, von seinen Mitarbeiter*innen die Anmeldung bei Facebook oder Xing, z.B. zum Zwecke der Anwerbung neuer Mitarbeiter*innen zu verlangen (Oberwetter, C.: Neue Juristische Wochenschrift (NJW) 2011, S. 417; Gabriel, U.; Cornels, J.: MultiMedia und Recht (MMR) Aktuell 2011, Beck-online: 316759). Erklären sich Mitarbeiter jedoch bereit, soziale Medien auf Veranlassung des Arbeitgebers zu nutzen, hat der Arbeitgeber ein Recht, den Inhalt und die Gestaltung der Postings und des Wordings zu bestimmen (§ 106 Gewerbeordnung).

Die Einbeziehung von Dritten birgt – auch bei professioneller Betreuung des Accounts – immer die Gefahr von nicht angemessenen Kommentaren, sogenannten „Shitstorms" oder der (selbstverständlich nicht rechtmäßigen) Preisgabe von vertraulichen Informationen. Die Anonymität des Netzes macht es in vielen Fällen unmöglich, die Schadensverursacher ausfindig zu machen. Darüber hinaus vergisst das Netz nie. All dies kann zu Reputationsschäden führen. Aus diesem Grund sollte die Kommunikation in den sozialen Medien immer mit größter Vorsicht erfolgen.

Nutzen Arbeitnehmer soziale Netzwerke am Arbeitsplatz, kann dies in bestimmten Fällen auch für den Arbeitgeber teuer werden. Bei rechtswidriger Nutzung dieser Netzwerke, insbesondere unter Verletzung von Betriebs- oder Geschäftsgeheimnissen, Datenschutzbestimmungen oder Urheber- und Wettbewerbsrecht, kann gegebenenfalls auch der Arbeitgeber haften und sich strafrechtlichen bzw. Schadensersatzansprüchen ausgesetzt sehen (Vgl. Lützeler, M.; Bissels, A.:

ArbRAktuell 2011, S. 499). Eine solche Gefahr liegt schon vor, wenn Hyperlinks auf ein Privatfoto auf einer anderen Internetseite gesetzt werden (OLG München, Urteil vom 26.7.2007 – 18 U 2067/07; MMR 2007, S. 659). Nutzt ein Mitarbeitender für derartige Vorgänge den Dienstcomputer, führt die IP-Adresse direkt zum Arbeitgeber und setzt diesen möglichen Schadensersatzklagen sowie gegebenenfalls Reputationsschäden aus (Lelley, J.T.; Fuchs, O.: Corporate Compliance Zeitschrift (CCZ) 2010, S. 147).

4.3.3.2   Arbeitnehmer und soziale Netzwerke am Arbeitsplatz

Grundsätzlich bestimmt der Arbeitgeber darüber, ob die Nutzung des Internets und somit auch die Nutzung von sozialen Netzwerken über den Computer am Arbeitsplatz während der Arbeitszeit für Mitarbeiter erlaubt ist oder nicht. Ob eine solche Nutzung gestattet ist, sollte der Arbeitgeber schriftlich, z. B. in Betriebsvereinbarungen, regeln.

Verstößt ein/e Mitarbeitende/r gegen diese Regeln, ist die Folge eine Abmahnung oder in schwerwiegenden Fällen auch die (fristlose) Kündigung (BAG, Urteil vom 31.5.2007 – 2 AZR 200/06, Neue Zeitschrift für Arbeitsrecht (NZA) 2007, S. 922 ff).

Selbst wenn der Arbeitgeber keine festen Nutzungsgrenzen vorgegeben hat, ist eine exzessive Nutzung sozialer Medien während der Arbeitszeit verboten. Die private Nutzung von Internet und E-Mail während der Arbeitszeit am Dienst-PC trotz entsprechenden Verbots rechtfertigt jedenfalls dann eine fristlose Kündigung, wenn der Arbeitnehmer sowohl an mehreren Tagen durchgehend und auch über Monate hinweg regelmäßig URL-Aufrufe und E-Mails zu privaten Zwecken getätigt hat. Dies gilt umso mehr, wenn zwischen den einzelnen URL-Aufrufen ein Zeitraum von weniger als ein bis zwei Minuten liegt, denn dazwischen kann keine Arbeitsleistung erbracht worden sein (BAG, Urteil vom 7.7.2005 – 2 AZR 581/04, NZA 2006, 98; BAG, Urteil vom 27.4.2006 – 2 AZR 386/05, NZA 2006, 977).

Es ist Arbeitgebern dringend anzuraten, ihren Mitarbeiter(inne)n Leitlinien zum Umgang mit sozialen Netzwerken in Form von Social-Media-Richtlinien an die Hand zu geben bzw. eine entsprechende Betriebsvereinbarung auszuhandeln.

4.3.3.3   Private Nutzung von sozialen Netzwerken – Auswirkung auf das Arbeitsverhältnis

Auch wenn man als Arbeitnehmer Facebook oder andere Netzwerke lediglich auf seinem privaten Account oder auf seinem Handy während der Arbeit nutzt, kann dies in bestimmten Fällen zu ernsthaften Problemen mit dem Arbeitgeber führen. Zwar ist das Posten von Nachrichten und Bildern zunächst grundsätzlich Privatsache, dies ändert sich aber dann, wenn ein Bezug zur Arbeit und zum Arbeitgeber hergestellt werden kann. Posts und Aussagen von Mitarbeitern auf Plattformen werden immer häufiger zum Gegenstand kündigungsrechtlicher Streitigkeiten vor den Arbeitsgerichten.

▶ Als Faustregel gilt, dass ein Verhalten im Netz dann eine außerordentliche Kündigung rechtfertigt, wenn es eine vertragliche Haupt- oder Nebenpflicht verletzt und einen Bezug zum Arbeitsverhältnis aufweist.

Für einen Nichtjuristen ist es oft schwierig zu erkennen, wann ein Bezug zum Arbeitsplatz vorliegt. Dies ist in der Regel der Fall, wenn von dem Post oder dem Account ein direkter Bezug zum Arbeitgeber gezogen werden kann.

Entscheidend sind hier also zwei Komponenten, die zusammenkommen müssen:

1. Eine Pflichtverletzung: Zum Beispiel Verletzung der Treuepflicht durch kritische oder beleidigende Posts, das Begehen strafbarer Handlungen (z. B. das Leugnen des Holocaust oder die Verherrlichung des Nationalsozialismus, den Verrat von Geschäftsgeheimnissen)
2. Bezug zum Unternehmen durch: Hinweis auf die Zugehörigkeit zum Unternehmen (z. B. durch Bilder im Arbeitsumfeld, Posten des Arbeitsplatzes)

Das Arbeitsgericht Mannheim (Urteil vom 19.02.2016 – 6 Ca 190/15) hatte über den Fall eines Zugführers zu entscheiden, der via Facebook ein Bild geteilt hatte, auf dem das Konzentrationslager Auschwitz zu sehen war. Das Bild war mit dem Text: „Polen ist bereit für die Flüchtlingsaufnahme" versehen. Auf dem Account waren außerdem Fotos des Mitarbeiters in Dienstkleidung veröffentlicht. Das Gericht war der Überzeugung, dass damit ein Zusammenhang zum Arbeitgeber zumindest nicht ausgeschlossen werden könne und im Hinblick auf den Post mehr als ruf- und geschäftsschädigend sei.

Grundsätzlich rechtfertigen Beleidigungen des Arbeitgebers und seiner Vertreter und Repräsentanten oder von Arbeitskollegen eine ordentliche und sogar eine außerordentliche Kündigung. Das Gleiche gilt, so die Gerichte, wenn Arbeitnehmer bewusst unwahre Tatsachenbehauptungen über ihren Arbeitgeber, über Vorgesetzte oder Kollegen aufstellen. Dies ist auf jeden Fall, so das Bundesarbeitsgericht, dann zu bejahen, wenn diese Behauptungen den Tatbestand der üblen Nachrede erfüllen (BAG, Urteil vom 18.12.2014 – 2 AZR 265/14).

Schwieriger ist der Fall bei sogenannten Formalbeleidigungen. Bei „Formalbeleidigungen" ergibt sich die Beleidigung nicht direkt aus dem Inhalt, sondern aus deren Form, den äußeren Umständen der Äußerung oder aber auch in einem Vergleich mit historischen Figuren (vgl. Kreuder/Matthiessen-Kreuder in: Däubler/Hjort/Schubert/Wolmerath, Arbeitsrecht, 4. Auflage 2017, BGB § 611a, Rn. 549).

Derbe Beleidigungen waren Gegenstand eines vom Arbeitsgericht Hagen entschiedenen Falls (Urteil vom 16.5.2012 – 3 Ca 2597/11). Auf seiner Seite hatte der Arbeitnehmer seinen Vorgesetzten u. a. als „kleiner Scheißhaufen", „Wichser", „faules Schwein, der [sic!] noch nie gearbeitet hat in seinem Scheißleben", „Drecksau" und „Doofmann" bezeichnet. Das Gericht sah darin – natürlich – eine schwere Verfehlung, die nur aufgrund der Umstände des konkreten Falles keine außerordentliche, wohl aber eine ordentliche Kündigung rechtfertigte.

Komplex gestaltet sich die Abgrenzung einer durch Art. 5 gedeckten Meinungsäußerung und

einer sogenannten Schmähkritik (siehe hierzu: BVerfG, Beschl. v. 14.6.2019 – 1 BvR 2433/17 m. w. N.). Eine Schmähkritik liegt immer dann vor, wenn nicht mehr die Auseinandersetzung in der Sache, sondern die Diffamierung der Person im Vordergrund steht (vgl. Frieling in Boecken/Düwell/Diller/Hanau, Art. 5, Rn. 2 m. w. N.).

Das Bundesverfassungsgericht hat zur Abgrenzung folgende Formel entwickelt:

„Eine Meinungsäußerung wird nicht schon wegen ihrer herabsetzenden Wirkung für Dritte zur Schmähung und auch eine überzogene und selbst eine ausfällige Kritik macht für sich genommen eine Äußerung noch nicht dazu. Sie muss jenseits polemischer und überspitzter Kritik, in der Herabsetzung der Person bestehen (BVerfG, Beschl. v. 26.06.1990 – 1 BvR 1165/89). Wesentliches Merkmal ist eine, das sachliche Anliegen völlig in den Hintergrund drängende, persönliche Kränkung (BVerfG, Beschl. v. 24.7.2013 – 1 BvR 527/13)."

Im Umgang mit Postings und Äußerungen von Querdenkern, Coronaleugnern und Verschwörungstheoretikern ist die Entscheidung des Bundesverfassungsgerichts vom 10.11.1998 von besonderer Bedeutung. Danach sind unwahre Tatsachenbehauptungen dann nicht durch Art. 5 GG geschützt, wenn es sich um bewusst unwahre Tatsachenbehauptungen - also Lügen - handelt. Das gilt auch für solche Behauptungen, deren Unwahrheit bereits zum Zeitpunkt der Äußerung unzweifelhaft festgestanden haben. Alle übrigen Tatsachenbehauptungen mit Meinungsbezug genießen dagegen den Grundrechtsschutz, auch wenn sie sich später als unwahr herausstellen (vgl. BVerfG, Beschl. v. 10.11.1998 – 1 BvR 1531/96). Mit anderen Worten, **das Verbreiten von „Fakenews" ist nicht von der Meinungsfreiheit gedeckt – eine Lüge ist keine Meinung.**

Betreffen Äußerungen die Intim-, Privat- oder Vertraulichkeitssphäre, sind diese auch nicht immer von der Meinungsfreiheit gedeckt (BVerfG a.a.O.). Das Bundesarbeitsgericht hat schon mehrfach bereits bei einer erstmaligen Ehrverletzung eine fristlose Kündigung bestätigt (vgl.

z. B. BAG, Urteil vom 10.12.2009 – 2 AZR 534/08 m. w. N.). Die im Netz gemachten Ehrverletzungen haben eine viel intensivere und nachhaltigere Wirkung als unter vier Augen geäußerte Beleidigungen. Das ArbG Duisburg (Urteil vom 26.09.2012 – 5 Ca 949/12) hat hierzu festgestellt, dass Letztere „schon aufgrund ihrer Flüchtigkeit nicht derart einschneidende Wirkungen wie eine im Internet verbreitete Ehrverletzung" haben.

Eine in den sozialen Netzwerken gemachte Beleidigung erreicht einen viel größeren Kreis an Menschen, kann von diesen beliebig weiterverbreitet und nicht mehr wirklich aus dem Netz entfernt werden, selbst wenn der Verfasser die Nachricht löscht. Andere Nutzer können außerdem ein solches Posting durch einen Screenshot dauerhaft erhalten und später auch in dieser Form weiterverbreiten. Wer einen Beitrag postet, verliert damit schnell die Kontrolle über seine Äußerung (so auch Bauer/Günther, NZA 2013, S. 67, 69).

In bestimmten Fällen führte das Online-Verhalten auch zu einer fristlosen Kündigung. Die folgenden Entscheidungen von Arbeitsgerichten zeigen, welches Verhalten dem zugrunde lag.

Das Landesarbeitsgericht Rheinland-Pfalz hatte einen Fall zu entscheiden, in dem sich ein Mitarbeiter nach einer verhaltensbedingten Kündigung auf seinem Facebook-Account über seinen Arbeitgeber beschwert hatte. Er hatte ihm unter anderem vorgeworfen, sich unrechtmäßig verhalten zu haben und zu versuchen, „Mitarbeiter hinauszuekeln".

Das Gericht (Landesarbeitsgericht Rheinland-Pfalz, Urteil vom 21.10.2011 – 9 Sa 110/11) sah in diesen Äußerungen einen Beleg dafür, dass eine weitere Zusammenarbeit nicht möglich erscheint, und einem Antrag des Arbeitgebers auf Auflösung des Arbeitsverhältnisses gegen Zahlung einer Abfindung wurde stattgegeben.

An Frechheit und Dummheit kaum zu überbieten ist der Fall, der dem Arbeitsgericht Düsseldorf (ArbG Düsseldorf, Urteil vom 26.08.2011 – 7 Ca 2591/11) zur Entscheidung vorgelegt wurde und später in einem Vergleich endete, nachdem das Gericht hatte durchblicken lassen, im Falle einer Entscheidung der fristlosen Kündigung durch den Arbeitgeber stattgeben zu wollen.

Die Mitarbeiterin hatte auf Ihrer Facebookseite den Eintrag „Ab zum Arzt und dann Koffer packen!" eingestellt und dann eine Arbeitsunfähigkeitsbescheinigung eingereicht. Die später auf ihrem Account veröffentlichten Fotos offenbarten, dass sie tatsächlich im Urlaub war, sich hatte tätowieren lassen und eine Diskothek in Düsseldorf besucht hatte.

Aber nicht nur selbst verfasste Artikel oder Postings können zu arbeitsrechtlichen Konsequenzen führen. Auch das „Liken" oder Teilen fremder Beiträge, etwa Artikel oder Bilder, sowie das „Markieren" kann zeigen, dass man sich mit dem Inhalt gemein macht und sich einverstanden zeigt, wenn weitere Umstände hinzutreten (OLG Frankfurt a. M., Urteil vom 26.11.2015 – 16 U 64/15).

All das Gesagte gilt natürlich auch, wenn das eigene Mobiltelefon oder ein mitgebrachter Laptop etc. benutzt wird. Hier könnte sich darüber hinaus noch das Problem des Stromklaus ergeben, wenn das Gerät ohne Erlaubnis an das Stromnetz angeschlossen wird.

Weiterführende Literatur- und Rechtssprechungsverzeichnis

Literatur

Bauer/Günther, NZA 2013, S. 67, 69
Boecken/Düwell/Diller/Hanau, Gesamtes Arbeitsrecht, 1. Auflage 2016
Gabriel, U.; Cornels, J.: MultiMedia und Recht (MMR) Aktuell 2011, Beck-online: 316759
Kreuder/Matthiessen-Kreuder in: Däubler/Hjort/Schubert/Wolmerath, Arbeitsrecht, 4. Auflage 2017
Lelley, J.T.; Fuchs, O.: Corporate Compliance Zeitschrift (CCZ) 2010, S. 147
Lützeler, M.; Bissels, A.: ArbRAktuell 2011, S. 499
Oberwetter, C.: Neue Juristische Wochenschrift (NJW) 2011, S. 417;

Rechtsprechung

BVerfG, Beschl. v. 10.11.1998 – 1 BvR 1531/96
BVerfG, Beschl. v. 24.7.2013 – 1 BvR 527/13

BVerfG, Beschl. v. 26.06.1990 – 1 BvR 1165/89
BVerfG, Bndfeschl. v. 14.6.2019 – 1 BvR 2433/17
BGH, Urteil vom 14.03.2017 – VI ZR 721/15
BGH, Urteil vom 6.6.2016 – IV ZR 44/15, mwN,
BGHZ 211, 51, Urteil vom 25.11.2015 – VIII ZR 360/14,
    mwN
BAG, Urteil vom 10.12.2009 – 2 AZR 534/08
BAG, Urteil vom. 18.12.2014 – 2 AZR 265/14
BAG, Urteil vom 7.7.2005 – 2 AZR 581/04, NZA 2006, 98;
BAG, Urteil vom 27.4.2006 – 2 AZR 386/05, NZA 2006, 977
BAG, Urteil vom 31.5.2007 – 2AZR 200/06, Neue Zeit-
    schrift für Arbeitsrecht (NZA) 2007, S. 922 ff
BAG, Urteil vom 24.06.2004 – Az. 2 AZR 63/03
BAG, Urteil vom 17.06.2003 – 2 AZR 62702
BAG, Urteil vom 4.3.2004- 8 AZR 344/03
BAG, Urteil vom 19.11.2014 – 5 AZR 1101/12
BAG Urteil vom 22.02.2012 – 5 AZR 765/10
BAG Urteil vom 22.02.2012, Az. 5 AZR 765/10
BAG, Urteil vom 24.01.2008 – 6 AZR 519/07
BAG, Urteil vom 21.04.2016 – 8 AZR 474/14
BAG Urteil vom 21.01.2015 – 10 AZR 84/14
BAGE 150, 286, Urteil vom 30.09.2014 – 3 AZR 930/12
BAGE 149, 200; 19. Februar 2014 – 5 AZR 700/12
BAG Urteil vom 23.01.2014 – 8 AZR 130/13
BAG Urteil vom 26. Januar 2017 – 6 AZR 671/15, mwN;
BAG, Urteil vom 23.01.2014 – 8 AZR 130/13;
BAG, Urteil vom 06.02.2003 – 2 AZR 621/01.
Landesarbeitsgericht   Rheinland-Pfalz,   Urteil   vom
    21.10.2011 – 9 Sa 110/11

Landesarbeitsgericht   Brandenburg,   Urteil   vom.
    26.06.1997 – 3 Sa 71/97
Landesarbeitsgericht Baden-Württemberg, Urteil vom
    10.05.2021 – 1 Sa 12/21
Landesarbeitsgericht Baden-Württemberg, Urteil vom
    9.10.2017 – Az. 4 Sa 8/17
Landesarbeitsgericht Hamm, Urteil vom 22.05.2012 Az.
    19 Sa 1720/11
ArbG Duisburg Urteil vom. 26.09.2012 – 5 Ca 949/12
ArbG Düsseldorf, Urteil vom 26.08.2011 – 7 Ca 2591/11
ArbG Mannheim, Urteil vom 19.02.2016 – 6 Ca 190/15
ArbG Hagen Urteil vom 16.5.2012 – 3 Ca 2597/11
OLG Frankfurt a. M., Urteil vom 26.11.2015 – 16 U 64/15
OLG München, Urteil vom 26.7.2007 – 18 U 2067/07;
    MMR 2007, S. 659
VGH Mannheim, Urteil vom 23.07.2020 – VGH 6
    S 1589/186

Weitere Quellen

Der Arbeitsvertrag
https://www.youtube.com/watch?v=NdVIVu07QdQ
Ein sehr ausführliches und anschauliches Lernvideo.
Was darf der Chef und was darf er nicht?
https://www.youtube.com/watch?v=1K_4ozFdxFg
Interessantes Video über Klassiker, die Arbeitgeber
    manchmal tun, aber nicht dürfen.

Ermahnung – Abmahnung – Kündigung – Zeugnis

Inhaltsverzeichnis

5.1 Einführung und Übersicht

Fehlverhalten innerhalb des Arbeitsverhältnisses kann zu nicht unerheblichen Störungen des Betriebsfriedens und unangenehmen Konsequenzen für denjenigen führen, der sich nicht adäquat verhält. Manchmal ist es notwendig zu wissen, wie man sich gegen Störenfriede wehren kann, und manchmal ist es ebenso wichtig, sich wehren zu können, wenn ungerechtfertigt rechtliche Schritte angedroht werden. Aus diesem Grund ist es nicht nur für den Arbeitgeber notwendig, über das Instrumentarium arbeitsrechtlicher Konsequenzen Bescheid zu wissen, sondern auch für den/die Arbeitnehmer*in.

Nach Beendigung eines Arbeitsverhältnisses hat man als Arbeitnehmer einen Anspruch auf ein Zeugnis. Dieses ist die Visitenkarte bei jeder neuen Bewerbung und kann verdeckte Hinweise des Arbeitgebers enthalten, die unter Umständen eine schnelle Weiterbeschäftigung verhindern. Dieses Kapitel beschäftigt deshalb auch mit den Formalia solcher Dokumente und der besonderen Zeugnissprache.

5.2 Ermahnung – und Abmahnung

Zwischen Arbeitnehmer und Arbeitgeber bestehen Rechte und Pflichten. Verletzt eine Seite ihre Pflichten, kann die andere Seite dies rügen. Aber nicht jede Rüge ist eine Abmahnung. Erst wenn die Rüge mit der Androhung einer Kündigung verbunden wird, handelt es sich um eine Abmahnung.

Fehlt hingegen die Androhung einer Kündigung, spricht man von „Belehrungen", „Vorhaltungen", „Ermahnungen", „Verwarnungen" oder „Beanstandungen". Dies sind „stumpfe Schwerter" und spielen nur am Rande eine Rolle.

Beispiel

Die PDL in einem Kreiskrankenhaus wirft der Pflegehelferin P vor, dass sie eine Patientin unfreundlich behandelt habe, worauf diese sich beschwert habe. Sie fügt abschließend

hinzu, dass dies nicht wieder vorkommen dürfe.

Es handelt sich nicht um eine Abmahnung, sondern um eine Ermahnung bzw. Beanstandung, da die Androhung der Kündigung für den Fall wiederholter Kommissionierungsfehler fehlt.

Die Abmahnung ist gesetzlich nur in § 314 BGB geregelt und beruht fast vollständig auf Richterrecht, d. h. auf Entscheidungen der Arbeitsgerichte. ◄

5.2.1 Welche Voraussetzungen hat eine Abmahnung?

Die Abmahnung ist die „gelbe Karte" des Arbeitgebers. Wer diese „gezeigt" bekommt, sollte seine nächsten Schritte sehr genau überlegen, denn ein erneutes Fehlverhalten könnte die fristlose Kündigung bedeuten. Eine Abmahnung ist immer dann seitens des Arbeitgebers möglich, wenn der Mitarbeiter besondere Verfehlungen seiner arbeitsvertraglichen Pflichten begangen hat. Hierzu zählen auch vertragliche Nebenpflichten.

5.2.2 Wer darf eine Abmahnung aussprechen?

Meistens werden Abmahnungen vom Arbeitgeber ausgesprochen.

Das Recht zur Abmahnung steht aber auch (man höre und staune) dem Arbeitnehmer zu. Dies ist z. B. dann der Fall, wenn der Arbeitgeber das Gehalt nicht pünktlich zahlt oder anderen Verpflichtungen – geschriebene und ungeschriebene – nicht erfüllt. Hierzu zählen insbesondere der Arbeitsschutz oder Verstöße gegen das Arbeitszeitschutzgesetz.

Auch wenn von diesem Recht nur sehr selten Gebrauch gemacht wird, gibt es durchaus Fälle, in denen eine Arbeitnehmer-Abmahnung (ja, auch ein Mitarbeiter kann seinen Chef abmahnen) sinnvoll sein kann.

Auf Arbeitgeberseite ist – außer dem Arbeitgeber selbst – jede Person zu einer Abmahnung berechtigt, die dem betroffenen Arbeitnehmer verbindliche Weisungen erteilen kann (z. B. der Fachvorgesetzte, PDL, WBL, Pflegedirektoren, Geschäftsführer usw.), sowie sonstige zur Abmahnung bevollmächtigte Personen.

5.2.3 Warum werden Abmahnungen ausgesprochen?

Gründe, warum Abmahnungen ausgesprochen werden, gibt es viele. So kann es einem Arbeitgeber darum gehen, einen Arbeitnehmer zur Einhaltung seiner Pflichten anzuhalten. Oder der Arbeitgeber will vermeiden, dass sich durch seine Untätigkeit eine Gewohnheit einschleicht, die möglicherweise sogar zu einer Vertragsänderung führt (ein vertragswidriges Verhalten kann u. U. vertragsgemäß werden, wenn der Arbeitgeber dieses Verhalten über einen längeren Zeitraum duldet).

Hin und wieder werden Abmahnungen nur aus ‚taktischen' Gründen ausgesprochen, nämlich mit dem Ziel, eine Kündigung vorzubereiten (siehe unten Abmahnung und Kündigung). In diesem Fällen werden schon kleinste Pflichtverstöße als Anlass für Abmahnungen herangezogen oder Abmahnungsgründe gar erfunden. Letzteres ist selbstverständlich gesetzeswidrig und kann u. a. zu Schadensersatzansprüchen führen.

5.2.4 Wann dürfen Abmahnungen ausgesprochen werden?

Abmahnungen dürfen ausgesprochen werden, wenn ein Verstoß gegen vertragliche Pflichten vorliegt. Zu den arbeitsvertraglichen Pflichten gehör zunächst die Erbringung der geschuldeten Arbeitsleistung als solcher. Dazu gehören aber auch sog. Nebenpflichten wie z. B. die Rücksichtnahme auf die Interessen des Arbeitgebers.

Beispiele für häufige Abmahnungsgründe:

- Abmahnung wegen Fehlern bei der Arbeit (sog. Schlecht- oder Minderleistung)
- Abmahnung wegen Zuspätkommens
- Abmahnung wegen Arbeits-Bummelei
- Abmahnung wegen verspäteter oder fehlender Anzeige einer Krankheit
- Abmahnung bei Arbeitsverweigerung oder dem Nichtbefolgen von Weisungen

5.2.5 Welche Voraussetzungen hat eine Abmahnung?

Eine Abmahnung hat grundsätzlich fünf Voraussetzungen:

- die genaue Beschreibung des beanstandeten Verhaltens,
- die Beschreibung, wie sich der Abgemahnte richtig verhalten hätte,
- die Aufforderung, das beanstandete Verhalten in der Zukunft zu ändern,
- die Androhung von Rechtsfolgen für den Bestand des Arbeitsverhältnisses.
- Die Abmahnung muss unverzüglich erfolgen und dem Abgemahnten zugehen.

Unverzüglich heißt nicht länger als 48 Stunden, nachdem dem Arbeitgeber des Fehlverhalten bekannt geworden ist.

Erstes Beispiel

Die PDL eines Bonner Altenheims erhält vom Geschäftsführer ein Schreiben, in dem es heißt: „Sie sind am 15.07. in Urlaub gegangen, ohne unsere Aktion: ‚Tag der offenen Tür für Angehörige und Interessenten', über die Sie schon am 12.07. unterrichtet wurden, an Ihre Mitarbeiter weiterzugeben. Dadurch konnten die notwendigen Einsatzpläne nicht erstellt und das notwendige Material sowie PR-Maßnahmen nicht rechtzeitig erstellt bzw. geordert werden, was zu einem erheblichen Mehraufwand und Kosten geführt hat. Sie werden aufgefordert, alle Aktionen ‚Tag der offenen Tür für Angehörige und Interessenten' künftig unverzüglich und rechtzeitig vor Ihrer Abwesenheit weiterzugeben. Wenn Sie dem nicht Folge leisten, drohen wir weitergehende Konsequenzen bis hin zur Kündigung Ihres Arbeitsverhältnisses an."

Wenn diese Abmahnung innerhalb von 48 Stunden nach Bekanntwerden des Fehlverhaltens an die PDL zugestellt wurde, erfüllt sie alle fünf Voraussetzungen einer Abmahnung. ◄

Zweites Beispiel

Die PDL wirft einer examinierten Fachkraft vor, dass diese unzuverlässig arbeite. Wenn sie dies nicht abstelle, müsse sie mit einer Kündigung rechnen.

Diese Abmahnung entspricht nicht den Anforderungen und kann deshalb angefochten werden. Der Vorwurf „unzuverlässig" zu sein, ist so pauschal, dass er dem Erfordernis einer genauen Beschreibung des beanstandeten Verhaltens nicht annähernd genügt.

Eine Schriftform ist für Abmahnungen nicht vorgeschrieben. Sie können daher auch mündlich erklärt werden. Allerdings gibt es Ausnahmen in Tarifverträgen. Außerdem besteht im Falle einer mündlichen Abmahnung immer das Problem der Beweiserbringung im Klagefall. ◄

5.2.6   Was tun, wenn man eine Abmahnung erhalten hat?

Wenn man eine Abmahnung erhalten hat (egal ob mündlich oder schriftlich), sollte man diese Punkte unbedingt beachten:

- Zunächst darf man auf keinen Fall die Abmahnung weder mündlich noch schriftlich anerkennen.
- Nach Erhalt der Abmahnung sollte umgehend – am besten noch am gleichen Tag – ein Anwalt aufgesucht werden.

Zum Anwaltstermin sollte man Folgendes vorbereiten:

- Schriftliche Darstellung des Sachverhalts, der zur Abmahnung geführt hat
- Auflistung möglicher belastender und entlastender Beweismittel

- Auflistung möglicher Zeugen sowie einer Beschreibung, was diese gesehen oder gehört haben
- Sicherung sämtlicher zum Sachverhalt gehörender digitaler Aufzeichnungen und/oder E-Mails

Selbstverständlich kann anstatt des Anwaltes auch die Gewerkschaft (hier der Gewerkschaftssekretär, d. h. der Rechtsbeistand der Gewerkschaft) eingeschaltet werden. Wichtig ist jedoch, dass das Ziel, die Abmahnung unwirksam erklären zu lassen, nicht aus den Augen verloren wird.

Abmahnungen dürfen nicht auf die leichte Schulter genommen werden. Sie sind die „gelbe Karte" des Arbeitgebers und berechtigen ihn bei einem erneuten Fehltritt zu einer sofortigen Kündigung. Die Mär, dass drei Abmahnungen für eine fristlose Entlassung notwendig sind, ist zwar weit verbreitet, stimmt aber nicht.

5.2.7   Was ist, wenn schon einmal abgemahnt wurde?

Hat der Arbeitgeber den Arbeitnehmer wegen eines bestimmten Verhaltens schon einmal abgemahnt, so gilt das sog. Prognoseprinzip: Verletzt der Arbeitnehmer erneut seine vertraglichen Pflichten, kann regelmäßig davon ausgegangen werden, dass es auch zukünftig zu weiteren Vertragsstörungen kommen wird. Dann würde dem Mitarbeiter fristlos gekündigt. Die erste Abmahnung ist also als „gelbe Karte" zu verstehen, die als Nächstes die „rote Karte" nach sich zieht.

Erforderlich ist aber, dass die wiederholte Pflichtverletzung mit der Pflichtverletzung, wegen der schon einmal abgemahnt wurde, vergleichbar ist: Sie muss aus demselben Bereich stammen, sodass Abmahnung und Kündigungsgrund in einem Zusammenhang stehen.

Beispiel

Der Pfleger P. hat vergessen, Corona-Tests zur Auswertung zu bringen, und wurde deswegen abgemahnt. Wenig später wird er krank, vergisst aber, sich rechtzeitig krank zu melden.

Beide Vergehen (fehlende Ablieferung der Waren und verspätete Krankmeldung) stellen Pflichtverstöße dar. Sie betreffen aber unterschiedliche Pflichten, weshalb sie nicht vergleichbar sind. Es handelt sich also nicht um die Wiederholung eines bereits abgemahnten Verhaltens, sodass die Kündigung des Arbeitgebers wegen der verspäteten Krankmeldung unwirksam wäre. ◄

5.3 Außerordentliche (fristlose) Kündigung

Der Gesetzgeber hat die verhaltensbedingte, fristlose Kündigung als Ultima ratio – als letzte Möglichkeit – angelegt. Bevor der Arbeitgeber das Arbeitsverhältnis einseitig beendet, möchte der Gesetzgeber, dass der Arbeitnehmer die Chance erhält, sein Fehlverhalten zu ändern. Dies tut er in der Regel durch eine vorherige Ermahnung oder Abmahnung (siehe oben).

Verhaltensbedingt bedeutet, dass der Grund für die Kündigung in dem Verhalten des Arbeitnehmers liegt: Der Arbeitnehmer verletzt seine Pflichten (zum Beispiel. weil er seine Arbeit nicht ordentlich macht, unpünktlich ist oder unentschuldigt fehlt).

► **Achtung bei der Sperrfrist** Im Falle einer fristlosen Kündigung droht immer eine Sperrfrist bei der Agentur für Arbeit. Das bedeutet, dass der/die Gekündigte für bis zu 12 Wochen keinen Anspruch auf Arbeitslosengeld hat.

► Kündigt sich im Falle einer Auseinandersetzung mit dem Arbeitgeber eine fristlose Kündigung an, sollte noch vor dem Ausspruch ein Anwalt aufgesucht werden. Dieser sollte damit beauftragt werden, sich mit der Agentur für Arbeit in Verbindung zu setzen, um die Möglichkeit der Aussetzung einer drohenden Sperrfrist zu erreichen. Dies kann dann erfolgreich sein, wenn die in Frage stehende fristlose Kündigung unbegründet ist.

5.4 Die ordentliche Beendigung von Arbeitsverhältnissen – alles hat ein Ende

Jedes Arbeitsverhältnis kann auch ordentlich gekündigt werden. Diese Möglichkeit wird sowohl vom Arbeitnehmer – bei Stellenwechseln – als auch vom Arbeitgeber wahrgenommen.

Eine Kündigung ist laut Gesetz eine einseitige empfangsbedürftige Willenserklärung. Das heißt, dass es für die Wirksamkeit keine Einigung, sondern lediglich die Erklärung einer Vertragspartei bedarf. Eine Mitwirkung beider Vertragsparteien ist nicht notwendig. Die Kündigung muss nur rechtswirksam der anderen Partei zugehen.

Allerdings bedarf eine Kündigung auch einer gewissen Form. Hierbei werden oft Fehler gemacht, sodass die Kündigung schon an diesem Punkt scheitert, also unwirksam ist.

5.5 Die förmlichen Voraussetzungen für die ordentliche und fristlöse Kündigung

5.5.1 Form

Wichtigstes Formerfordernis einer Kündigung ist die Schriftform. Eine Kündigung muss immer schriftlich erfolgen. Eine mündliche Kündigung, wie in manchen amerikanischen Filmen, reicht nicht aus; ebenso ist eine Kündigung via Whatsapp oder Mail unwirksam.

Darüber hinaus ist noch von essenzieller Wichtigkeit, wer die Kündigung ausspricht. Wenn der Eigentümer, Geschäftsführer oder Vorstand als Arbeitgeber selbst kündigt, ist dies vollkommen in Ordnung. Wenn aber eine andere Person, z. B. die PDL oder die Personalchefin, kündigt, ist eine spezielle Vertretungsvollmacht vorzuweisen. Diese muss der Kündigung beigefügt werden. Von diesem Erfordernis kann unter Umständen abgewichen werden, wenn der Gekündigte weiß, dass der Kündigende Inhaber einer solchen Vollmacht ist. Allerdings könnte es hier im Falle einer gerichtlichen Auseinandersetzung wieder zu Beweisproblemen kommen.

5.5.2 Kündigungsfristen

Ein weiteres wichtiges Kriterium für die Wirksamkeit der Kündigung ist die Einhaltung der Kündigungsfrist. Eine Kündigungsfrist bestimmt den Zeitraum, der zwischen dem Zugang der Kündigung und dem in der Kündigung genannten Beendigungsdatum liegt.

Das Arbeitsverhältnis eines Arbeiters oder eines Angestellten (Arbeitnehmers) kann – wenn im Arbeitsvertrag nicht etwas anderes geregelt ist – mit einer Frist von vier Wochen zum 15. oder zum Ende eines Kalendermonats gekündigt werden. Für eine Kündigung durch den Arbeitgeber beträgt die Kündigungsfrist nach den Regelungen des § 622 BGB, wenn das Arbeitsverhältnis in dem Betrieb oder Unternehmen

- zwei Jahre bestanden hat, einen Monat zum Ende eines Kalendermonats,
- fünf Jahre bestanden hat, zwei Monate zum Ende eines Kalendermonats,
- acht Jahre bestanden hat, drei Monate zum Ende eines Kalendermonats,
- zehn Jahre bestanden hat, vier Monate zum Ende eines Kalendermonats,
- zwölf Jahre bestanden hat, fünf Monate zum Ende eines Kalendermonats,
- 15 Jahre bestanden hat, sechs Monate zum Ende eines Kalendermonats,
- 20 Jahre bestanden hat, sieben Monate zum Ende eines Kalendermonats.

Während einer vereinbarten Probezeit (längstens für die Dauer von sechs Monaten) kann das Arbeitsverhältnis mit einer Frist von zwei Wochen gekündigt werden.

5.5.3 Zugang der Kündigung

In der Praxis kommt es bei der nächsten Voraussetzung für eine wirksame Kündigung nicht selten zu Problemen und Auseinandersetzungen. Die Rede ist vom Zugang der Kündigung. Dabei ist oft strittig, ob die Kündigung überhaupt rechtswirksam zugegangen ist und wann der tatsächliche Zeitpunkt des Zugangs der Kündigung war. Die zweite Frage ist deshalb so wichtig, weil von ihr abhängt, ab wann die Kündigungsfrist zu laufen beginnt und damit auch, bis wann man eine Kündigungsschutzklage nach § 4 KSchG erheben kann.

Für die gerichtliche Auseinandersetzung ist im Hinblick auf den tatsächlichen Zugang auch das Datum entscheidend, an dem die Kündigung im sogenannten „Machtbereich" des Mitarbeiters angelangt ist. „Machtbereich" bedeutet, dass der Brief z. B. in den Briefkasten eingeworfen wurde. Der zu Kündigende muss zumindest theoretisch die Möglichkeit gehabt haben, die Kündigung wahrzunehmen. Auf die tatsächliche Wahrnehmung des Briefes kommt es dabei tatsächlich nicht an. Die Gerichte sind in diesem Punkt auch „knallhart": Lag die Kündigung im Briefkasten, hätte sie auch gelesen werden können. Hierbei liegt die Beweislast allerdings beim Arbeitgeber.

In dem Fall, in dem die Kündigung persönlich von Angesicht zu Angesicht übergeben und der Zugang z. B. durch eine Unterschrift mit Datum bestätigt wird, ist die Sache klar.

Man könnte meinen, dass die Gerichte anders entscheiden würden, wenn der zu Kündigende gar nicht anwesend ist, weil er z. B. im Urlaub oder krank ist. Allerdings ist dies nicht der Fall. Auch hier kennt Justitia kein Erbarmen.

Das Bundesarbeitsgericht (BAG, Urteil v. 22.03.2012 – 2 AZR 224/11) hatte folgenden Fall zu entscheiden: Der „OP-Pfleger" hielt sich in der Zeit vom 12. bis 27. Juni 2009 zu einem Erholungsurlaub im Ausland auf. Bei seiner Rückkehr am 27. Juni 2009 fand er in seinem Briefkasten ein Kündigungsschreiben vom 25. Juni 2009 und ein weiteres vom 26. Juni 2009 vor.

Im sich anschließenden Verfahren war strittig, wann die Kündigung dem Pfleger tatsächlich zugegangen war.

Das Bundesarbeitsgericht stellte fest, dass es nicht auf die tatsächliche Kenntnisnahme ankomme, sondern allein auf die Möglichkeit der Kenntnisnahme. Es sei deshalb unerheblich, ob und wann der Empfänger die Erklärung tatsächlich zur Kenntnis genommen habe und ob er daran durch Krankheit, zeitweilige Abwesenheit, Urlaub oder andere besondere Umstände einige Zeit gehindert war. In solchen Fällen trifft allein den Empfänger die Obliegenheit, die nötigen Vorkehrungen für eine tatsächliche Kenntnisnahme zu treffen. Unterlässt er solche Vorkehrungen, wird der Zugang aus solchen – allein in seiner Person liegende – Gründen nicht ausgeschlossen.

Ein, an die Heimatanschrift des Arbeitnehmers gerichtetes Kündigungsschreiben, kann diesem deshalb selbst dann zugehen, wenn der Arbeitgeber von einer urlaubsbedingten Ortsabwesenheit weiß.

▶ Auch wenn Kündigungsschreiben während des Urlaubs zugehen und der Arbeitnehmer nicht innerhalb von drei Wochen – gerechnet ab Zugang der Klage – einreichen kann, bleibt er deshalb nicht schutzlos. Es besteht die Möglichkeit einer sogenannten nachträglichen Zulassung seiner Klage gem. § 5 KSchG.

5.5.4 Kündigungsgründe

Für die Wirksamkeit einer Kündigung muss sie auch noch rechtmäßig erfolgt sein. Für die Prüfung der Rechtmäßigkeit ist wichtig, welche Art von Kündigung vorliegt. Es wird dabei grundsätzlich zwischen ordentlicher und außerordentlicher Kündigung unterschieden. Zu den außerordentlichen Kündigungen gehören die betriebsbedingte und die fristlose Kündigung.

Bei einer ordentlichen Kündigung sind grundsätzlich lediglich die gesetzlichen – oder abweichenden vertraglichen – Fristen einzuhalten. Es reicht aus, wenn man das Vertragsverhältnis auflösen möchte. Eine Begründung ist nicht notwendig.

Etwas anderes gilt jedoch, wenn es sich um eine betriebsbedingte Kündigung handelt. Eine solche liegt vor, wenn die Kündigung aufgrund betrieblicher Erfordernisse erfolgen soll, z. B. wegen der Auflösung einer Abteilung des Hauses. Diese betrieblichen Erfordernisse müssen

einer Weiterbeschäftigung des Arbeitnehmers entgegenstehen. Eine Weiterbeschäftigung an anderer Stelle im Unternehmen und damit eine Fortsetzung des Arbeitsverhältnisses darf nicht mehr möglich sein.

Bei einer außerordentlichen Kündigung (meistens fristlose Kündigung) gelten zwar keine Fristen, sie ist allerdings nur möglich, wenn ein sog. wichtiger Grund gemäß § 626 BGB vorliegt. Dieser muss auch in der Kündigung mitgeteilt werden und ist von den Gerichten überprüfbar.

Nach ständiger Rechtsprechung des Bundesarbeitsgerichts ist eine fristlose Kündigung als Ultima ratio nur dann möglich, wenn ein Festhalten an der Weiterbeschäftigung dem Arbeitgeber nicht mehr zugemutet werden kann. In der Regel ist dies in einem groben Fehlverhalten des Arbeitnehmers begründet, welches das Vertrauen irreparabel zerstört hat.

Dies ist vor allem bei den folgenden Konstellationen von den Gerichten Fall bejaht worden:

• **Diebstahl**
Eine Altenpflegerin wurde fristlos gekündigt, nachdem sie sich von der übrig gebliebenen Mittagsverpflegung im Pflegeheim 3 bis 6 Maultaschen beiseitegelegt und zum Dienstende in ihre Tasche gelegt hatte, um sie mit nach Hause zu nehmen. Dem Personal war es per Aushang untersagt, Reste der Verpflegung selbst zu essen oder mitzunehmen.

Das Arbeitsgericht Lörrach (Urteil vom 16.10.2009 – 4 Ca 248/09) bestätigte die Rechtmäßigkeit der fristlosen Kündigung. Die Richter wiesen darauf hin, dass der geringe Wert der Maultaschen nicht von Relevanz für die Entscheidung war, sondern dass der Vertrauensverlust zu schwer wog.

• **Sexuelle Belästigung oder Übergriffe**
Das Landesarbeitsgericht Köln (Urteil vom 19.06.2020 – 4 Sa 644/19) hatte folgenden Fall zu entscheiden:

Ein Mann hatte am Arbeitsplatz erst einer Kollegin und dann sich selbst in den Schritt gefasst und kommentiert: „Oh, da tut sich ja was". Die fristlos ausgesprochene Kündigung wurde bestätigt. Den Einwand des Arbeitnehmers, er habe sich 16 Jahre lang in dem Unternehmen nichts zuschulden kommen lassen, bewerteten die Richter als unerheblich.

- **Körperliche Gewalt gegen Patienten oder Bewohner (nicht zwangsläufig)**
Dem folgenden Fall lag eine Entscheidung des Landesarbeitsgericht Mecklenburg-Vorpommern (Vorinstanz Arbeitsgericht Stralsund). Gegenstand der Klage war das Festhalten eines demenzkranken Pflegebedürftigen zum Duschen trotz heftiger Gegenwehr.

Eine Altenpflegehelferin wollte einen 73-jährigen, hochgradig demenzkranken Pflegebedürftigen, waschen. Er hatte eingenässt und war seit mehreren Tagen nicht mehr gewaschen und rasiert worden, da er die Körperpflege immer wieder abgelehnt hatte. Nachdem er der Pflegekraft zunächst freiwillig ins Bad gefolgt war, lehnte er dann das Abduschen durch laute Schreie, Spucken und Treten ab. Die Pflegehelferin setzte trotzdem die Waschung fort und hielt den Mann fest.

Das Arbeitsgericht Stralsund (Urteil vom 04.01.2019 – 2 Ca 46/17) bestätigte die daraufhin ergangene fristlose Kündigung. Das LAG Mecklenburg-Vorpommern (Urteil vom 19.11.2019 – 5 Sa 97/19) sah keinen Grund für eine fristlose Kündigung gegeben.

Eine fristlose Kündigung kann aber auch dann ausgesprochen werden, wenn der Arbeitnehmer den Arbeitsvertrag aufgrund länger anhaltender Krankheit oder häufiger Kurzerkrankungen nicht mehr erfüllen kann (siehe Krankheit und Negativprognose).

Das Bundesarbeitsgericht (BAG, Urteil vom 20.11.2016 – 2 AZR 755/13) hat für folgenden Fall die Wirksamkeit einer fristlose Kündigung grundsätzlich bejaht: Ein Arbeitnehmer war jedes Jahr mehrere Tage erkrankt. Insgesamt fehlte er in 20 Jahren an über 1000 Tagen. Das BAG urteilte, dass der Angestellte ganz erhebliche Fehlzeiten habe und aufgrund der regelmäßigen Kurzerkrankungen der letzten Jahre auch zukünftige Fehlzeiten zu erwarten seien. Eine negative Prognose liege daher vor. Dass die Ausfälle auf unterschiedlichen Krankheiten beruhten, sei unerheblich.

In einer anderen Entscheidung des Bundesarbeitsgerichts war der Kläger im Kündigungszeitpunkt seit über 20 Monaten durchgehend arbeitsunfähig erkrankt. Eine lange andauernde krankheitsbedingte Arbeitsunfähigkeit in der unmittelbaren Vergangenheit stellt, so das Gericht, ebenfalls ein gewisses Indiz für die Fortdauer der Arbeitsunfähigkeit in der Zukunft dar (vgl. BAG, Urteil vom 12.07.2007 – 2 AZR 716/06; BAG Urteil vom 12.04.2002 – 2 AZR 148/01). Der Arbeitgeber genügte deshalb seiner Darlegungslast für eine negative Prognose zunächst, wenn er die bisherige Dauer der Erkrankung und die ihm bekannten Krankheitsursachen vorträgt (BAG, Urteil vom 12.04.2002 – 2 AZR 148/01; für den Fall häufiger [Kurz-]Erkrankungen BAG, Urteil vom 20.11.2014 – 2 AZR 755/13).

5.5.5 Beteiligung des Betriebsrats und betriebliches Wiedereingliederungsmanagement

Hat das Unternehmen einen Betriebsrat, ist es für die Wirksamkeit einer Kündigung entscheidend, ob dieser ordnungsgemäß gemäß § 102 BetrVG angehört wurde. Erfolgte keine Anhörung oder war diese fehlerhaft, ist die Kündigung unwirksam.

Wurde der Betriebsrat ordnungsgemäß angehört und hat er der Kündigung widersprochen, muss der Arbeitgeber den Arbeitnehmer so lange beschäftigen, bis der sich anschließende Rechtsstreit abgeschlossen ist.

Da die außerordentliche Kündigung das letzte Mittel („Ultima ratio") des Arbeitgebers sein soll, hat er zu prüfen, ob nicht zunächst andere Schritte unternommen werden können, um eine Entlassung zu verhindern. So muss der Arbeitgeber ein betriebliches Eingliederungsmanagement durchführen, wenn der Arbeitnehmer länger als sechs Wochen in einem Jahr krank ist (§ 167 II SGB IX). Ohne eine solche Maßnahme wird eine krankheitsbedingte Kündigung vor Gericht in den meisten Fällen als unwirksam angesehen.

5.5.6 Sonderkündigungsschutz

Wichtig ist, dass unabhängig von dem Vorliegen bestimmter Gründe für eine Kündigung für bestimmte Gruppen von Arbeitnehmern ein Sonderkündigungsschutz besteht, beispielsweise für Schwangere, Betriebsräte und Schwerbehinderte.

5.5.7 Teil- und Änderungskündigung

Eine besondere Form der Kündigung stellen die Teil- und Änderungskündigung dar. Bei einer Änderungskündigung wird der bestehende Arbeitsvertrag zwar gekündigt, dem Arbeitnehmer wird vom Arbeitgeber jedoch ein neuer Vertrag angeboten. Der neue Vertrag hat in der Regel für den Arbeitnehmer oft schlechtere Konditionen. Ob man sich auf eine solche Änderungskündigung einlässt, sollte in jedem Fall zuvor mit einem Rechtsanwalt besprochen und gut geprüft worden sein.

Eine Teilkündigung bedeutet, dass der Arbeitgeber nicht das gesamte Arbeitsverhältnis, sondern lediglich einen Teil davon kündigen möchte. Die einseitige Änderung einzelner Vertragsbedingungen durch Kündigung ist, da sie das vereinbarte Ordnungs- und Äquivalenzgefüge eines Vertrages stört, grundsätzlich unzulässig. Solche sog. Teilkündigungen einzelner arbeitsvertraglicher Vereinbarungen können aber zulässig sein, wenn dem Kündigenden hierzu – wirksam – das Recht eingeräumt wurde (vgl. BAG Urteil vom 18.05.2017, 2 AZR 721/16; BAG Urteil vom 23.03.2011 – 10 AZR 562/09; BAG Urteil vom 13.03.2007 – 9 AZR 612/05).

5.5.8 Was bei einer Kündigung zu tun ist

Im Falle einer, wie auch immer gearteten, Kündigung ist immer und sofort – am besten am selben Tag – ein Rechtsanwalt aufzusuchen. Der Grund hierfür ist, dass die rechtlichen Regelungen sehr komplex und einzelfallabhängig sind. Darüber hinaus werden mit dem Ausspruch der Kündigung kurze Fristen in Gang gesetzt, die dem Arbeitgeber nicht lange Zeit geben, zu reagieren.

5.6 Das Arbeitszeugnis

Arbeitnehmer*innen steht ein gesetzlicher Anspruch auf ein Arbeitszeugnis zu (§ 109 Gewerbeordnung). Es soll Auskunft über die Art und Dauer der Tätigkeit sowie, wenn erwünscht, zusätzliche Informationen zu den erbrachten Leistungen und dem Verhalten enthalten. Das Zeugnis soll angemessen formuliert sein und eine gerechte Beurteilung enthalten, die den Leser über die Qualifikation und Leistung informiert. Dieser Anspruch besteht jedenfalls nach Beendigung des Arbeitsverhältnisses; unter Umständen kann dies auch schon früher möglich sein. Das ist immer dann der Fall, wenn es zu erheblichen inhaltlichen Veränderungen im Arbeitsverhältnis kommt, so zum Beispiel bei Versetzung oder Beförderung des Arbeitnehmers, sonstigen wesentlichen Veränderungen im Aufgabengebiet, Wechsel des Vorgesetzten oder eine bevorstehende Elternzeit oder die bevorstehende Beendigung des Arbeitsverhältnisses.

Da in keinem Zeugnis offen etwas Schlechtes geschrieben werden darf, hat sich eine verklausulierte Zeugnissprache entwickelt. Darüber hinaus gibt es auch andere versteckte Hinweise eines Arbeitgebers, die man kennen sollte.

Das Zeugnis ist innerhalb einer angemessenen Frist nach Beendigung des Arbeitsverhältnisses zu erstellen. Für den Anspruch auf Ausstellung gilt nach § 195 BGB die regelmäßige Verjährungsfrist von drei Jahren. Diese Frist beginnt nach § 199 BGB mit dem Ende des Jahres, in dem der Anspruch auf das Arbeitszeugnis entstanden ist bzw. das Arbeitsverhältnis sein Ende gefunden hat.

Der Arbeitnehmer kann immer wählen, ob er ein einfaches oder ein qualifiziertes Zeugnis wünscht. Üblich ist die Ausstellung eines qualifizierten Zeugnisses, da ein einfaches Zeugnis nur Informationen über die Art und Dauer der ausgeübten Tätigkeit enthält. Es stellt also nur eine Bescheinigung dar, dass der Arbeitnehmer innerhalb eines bestimmten Zeitraums in einer bestimmten Funktion für das Unternehmen tätig gewesen ist. Das qualifizierte Zeugnis gibt darüber hinaus noch eine Bewertung der geleisteten Arbeit sowie des Sozialverhaltens ab.

5.6.1 Bedeutung der Zeugnissprache

In dem Urteil des BGH aus dem Jahr 1963 (BGH, Urteil vom 26.11.1963 – 71 Z.R 221/62) wurden die Grundlagen für die Ausstellung eines qualifizierten Zeugnisses festgelegt, die bis heute Gültigkeit haben. Oberster Grundsatz ist, dass der Inhalt des Zeugnisses wahr sein muss. Das bedeutet aber nicht, dass das Zeugnis ungünstige Vorkommnisse und Beobachtungen schonungslos aussprechen müsste. Es soll von verständigem Wohlwollen für den Arbeitnehmer getragen sein und ihm sein weiteres Fortkommen nicht unnötig erschweren. Diese Rücksicht findet aber dort ihre Schranken, wo sich das Interesse des künftigen Arbeitgebers an der Zuverlässigkeit der Grundlagen für die Beurteilung des Arbeitsuchenden ohne Weiteres aufdrängt und das Verschweigen bestimmter bedeutsamer Vorkommnisse das Gesamtbild wesentlich beeinflusst. In keinem Fall darf der Arbeitgeber in dem Wunsche, dem Arbeitnehmer behilflich zu sein, wahrheitswidrige Angaben in das Zeugnis aufnehmen.

Aus diesem Grund hat sich eine Zeugnissprache herausgebildet, die der Rechtsprechung und den gestellten Anforderungen gerecht wird.

5.6.2 Die richtige Form und Mindestanforderungen

Die Güte eines Zeugnisses beginnt schon bei der Form. Weicht das Zeugnis von den Mindestanforderungen ab, ist dies auch ein untrügliches Zeichen für andere Arbeitgeber. Dabei darf die Form nicht den Eindruck einer Distanzierung des Arbeitgebers vom Wortlaut erwecken.

Die (Mindest-)Anforderungen an ein Arbeitszeugnis sind:

- Das Zeugnis ist maschinell und auf dem üblichen Geschäftspapier gedruckt.
- Das Zeugnis ist ohne Korrekturen, Fehler, Verbesserung geschrieben und enthält keine Flecken oder ähnliche Makel.
- Das Zeugnis enthält Angaben zu Ort und Datum der Ausstellung.
- Das Zeugnis enthält eine Unterschrift.

5.6.3 Inhalte eines qualifizierten Arbeitszeugnisses

Im Folgenden werden die Inhalte eines qualifizierten Zeugnisses vorgestellt.

Überschrift
Bezeichnung passend auswählen: „Zeugnis", „Arbeitszeugnis", „Zwischenzeugnis", „vorläufiges Zeugnis" oder „Ausbildungszeugnis".

Personalien und optional Unternehmensbeschreibung
Vor- und Nachname des Arbeitnehmers sowie Geburtsdatum und ggf. -ort sind anzugeben. Es erfolgt auch eine kurze Beschreibung der Einrichtung mit Informationen zum Standort, der Branche, ggf. Anzahl der Mitarbeiter und der erbrachten Dienstleistungen.

Beschäftigungsdauer
Angabe des Anfangs- und Enddatums.

Beschreibung der Aufgaben und Tätigkeit
Dieser Teil enthält Informationen über die ausgeübte Position, Kompetenzen und Verantwortung sowie den Werdegang in der Einrichtung. Die Hauptaufgaben gehören an den Anfang, Routineaufgaben oder Aufgaben von geringer Wichtigkeit an das Ende der Aufzählung und Beschreibung.

Leistungsbeurteilung
Die Leistungsbeurteilung ist das Herzstück eines Zeugnisses. Deshalb ist dieser Teil von besonde-

rer Wichtigkeit. Es werden die Arbeitsbereit-schaft, Arbeitsbefähigung, Arbeitsweise und der Arbeitserfolgs des Arbeitnehmers bewertet; bei Vorgesetzen auch der Führungsstil. Dabei geht es um:

- Motivation
- Belastbarkeit
- Auffassungsgabe
- Fachwissen
- Weiterbildungsaktivitäten
- Arbeitsgüte, Arbeitstempo und -ökonomie

Zusammenfassende Beurteilung der Leistung
In der zusammenfassenden Beurteilung gibt der Arbeitgeber seine Gesamtbenotung des Arbeitnehmers ab. In der Zeugnispraxis haben sich dabei bestimmte Formulierungen eingebürgert, die der gängigen Schulnotenskala entsprechen.

5.6.4 Auflösung des Zeugniscodes

Die Benotung erfolgt nicht wie bei einem Schulzeugnis in Form einer Notenskala von 1–6, sondern im Fließtext. Dabei haben sich für die Noten bestimmte Formulierungscodes etabliert. Diese werden im Folgenden entschlüsselt:

Note: Sehr gut (1)
Formulierung: „… hat die ihm/ihr übertragenen Aufgaben immer zu unserer vollsten Zufriedenheit erledigt."
Hinweis: Es wird häufig ein Temporalwort wie „stets", „immer" oder „jederzeit" verwendet.

Note: Gut (2)
Formulierung: „… hat die ihm/ihr übertragenen Aufgaben immer zu unserer vollen Zufriedenheit erledigt."
Hinweis: Es wird häufig ein Temporalwort wie „stets", „immer" oder „jederzeit" verwendet.

Note: Befriedigend (3)
Formulierung: „… hat die ihm/ihr übertragenen Aufgaben zu unserer vollen Zufriedenheit erledigt."

Hinweis: Ist der Arbeitnehmer mit einer befriedigenden Bewertung nicht einverstanden, muss er nachweisen, dass seine Leistungen überdurchschnittlich waren.

Note: Ausreichend (4)
Formulierung: „… hat die ihm/ihr übertragenen Aufgaben zu unserer Zufriedenheit erledigt."
Hinweis: Ab einer unterdurchschnittlichen Bewertung muss bei einer gerichtlichen Überprüfung der Arbeitgeber die Gründe darlegen und diese beweisen.

Note: Mangelhaft (5)
Formulierung: „… hat die ihm/ihr übertragenen Aufgaben im Großen und Ganzen zu unserer Zufriedenheit erledigt."
Hinweis: siehe „ausreichende Bewertung". Wird eine „entwicklungsfähige Berufserfahrung" bescheinigt, hat der Arbeitgeber ebenfalls die Note 5 vergeben.

Note: Ungenügend (6)
Formulierung: „… hat sich bemüht, die ihm/ihr übertragenen Aufgaben zu unserer Zufriedenheit zu erledigen."
Hinweis: siehe „ausreichende Bewertung". Eine ähnliche Formulierung ist: „Er/Sie zeigt mögliche Fortschritte" oder „die Delegation von Aufgaben verstand er/sie geschickt".

Beurteilung des Sozialverhaltens und der sozialen Kompetenz
Die Beurteilung des Sozialverhaltens stellt einen weiteren wichtigen Zeugnisabschnitt dar. Sie gibt Auskunft darüber, wie sich der Arbeitnehmer gegenüber Vorgesetzten, Mitarbeitern, Kollegen und Dritten wie Patienten, Ärzten etc. verhalten hat. In der Praxis sind folgende Formulierungen üblich:

- Note 1: „Sein/Ihr Verhalten zu Vorgesetzten, Mitarbeitern, Arbeitskollegen und Kunden war stets sehr vorbildlich."
- Note 2: „Sein/Ihr Verhalten zu Vorgesetzten, Mitarbeitern, Arbeitskollegen und Kunden war stets vorbildlich."

- Note 3: „Sein/Ihr Verhalten zu Vorgesetzten, Mitarbeitern, Arbeitskollegen und Kunden war einwandfrei."
- Note 4: „Sein/Ihr Verhalten zu Vorgesetzten, Mitarbeitern, Arbeitskollegen und Kunden gab zu keinen Beanstandungen Anlass."
- Note 5: „Sein/Ihr Verhalten zu Vorgesetzten, Mitarbeitern, Arbeitskollegen und Kunden war insgesamt angemessen."
- Note 6: „Er/Sie bemühte sich um ein gutes Verhältnis zu seinen/ihren Vorgesetzten, Mitarbeitern, Arbeitskollegen und Kunden."

Versteckte Hinweise auf Fehlverhalten
„Er verfügt über Fachwissen und hat ein gesundes Selbstvertrauen"

Hätte der Arbeitnehmer über viel Fachwissen verfügt, dann würde das auch genannt werden; mit anderen Worten: Der Mitarbeiter verfügt über wenig Fachwissen.

„Er hat ein gesundes Selbstvertrauen"

Hier teilt der Arbeitgeber mit, dass der Mitarbeiter laut, aufdringlich, arrogant, eventuell sogar ungehorsam war. Ähnliche Formulierungen: „Er zeigte erfrischende Offenheit", „Er vertrat seine Auffassung intensiv", „Er war sehr von sich überzeugt", „Er machte Verbesserungsvorschläge"

„Er machte sich mit großem Eifer an die ihm übertragenen Aufgaben"

Diese Formulierung heißt so viel wie: „Er hat sich stets bemüht – aber es gab kein Ergebnis." Ähnliche Formulierung: „Er zeigte Verständnis für die Arbeit", „Sie war mit Interesse bei der Sache".

„Er erledigte alle Aufgaben pflichtbewusst und ordnungsgemäß"

Pflichtbewusst heißt in diesem Zusammenhang so viel wie „einseitig, unflexibel, langweilig". Ordnungsgemäß lässt auf mangelnde Eigeninitiative, bürokratisches und krankhaft penibles Arbeiten schließen. Ähnlich Formulierungen: „Er erledigte seine Aufgaben ordentlich", „Sie erledigte ihre Aufgaben mit großer Genauigkeit" (heißt auch: Sie hat langsam gearbeitet).

Richtig müsste es heißen: Mit großer Sorgfalt, mit Planung, systematisch, Organisationstalent.

„Den Kollegen gegenüber war er ein einfühlsamer Mitarbeiter"

Einfühlsamkeit bedeutet in der Zeugnissprache in diesem Zusammenhang, dass man durch ständiges Flirten mit Kollegen aufgefallen ist. „Umfassend einfühlsam" heißt, dass gleichgeschlechtlicher sexueller Kontakt gesucht wurde.

„Er hat sich als umgänglicher Kollege erwiesen"

Dieser Satz bedeutet wieder einmal genau das Gegenteil, nämlich: Niemand mochte ihn als Kollegen. Ähnliche Formulierung: „Er war bereit, Kontakt mit den Kollegen zu suchen – was allerdings nicht geklappt hat", „Er/Sie wusste sich zu verkaufen".

„Sie erledigte ihre Aufgaben mit nicht unwesentlichem Erfolg"

Auch hier bedeutet der Satz nichts Gutes, nämlich: „So toll war der Erfolg nicht". Ähnliche Verneinungen: „Sie war nicht unpünktlich" (auf den letzten Drücker), „Sie war nicht unsorgfältig".

„Ihr Verhalten gegenüber Kollegen, Vorgesetzten und Kunden war stets einwandfrei"

Hier kommt es auf die Reihenfolge der Aufzählung an. Grundsätzlich ist dies eine gängige Formulierung, um gutes Sozialverhalten zu beschreiben. Wenn der Vorgesetzte nicht an erster Stelle steht, dann heißt das, dass es mit diesem Arbeitnehmer Probleme gab. Je weiter der Vorgesetzte nach hinten rückt, desto schlechter; wird er gar nicht erwähnt, war das Verhältnis katastrophal. Ähnliche Formulierung: „Mit seinen Vorgesetzten kam er gut zurecht (läuft den Vorgesetzten hinterher, Ja-Sager)", „Bei ihren Kollegen galt sie als tolerante Mitarbeiterin".

„Wir wünschen ihm alles Gute und Gesundheit"

Hier schickt der Arbeitgeber die versteckte Botschaft: „Achtung, er/sie hat sehr oft krankgefeiert".

„Sie trug durch ihre Geselligkeit zur Verbesserung des Betriebsklimas bei"

Bei diesem Satz klingeln beim zukünftigen Arbeitgeber alle Alarmglocken, denn sie bedeutet, dass er/sie betrunken zur Arbeit kam und/oder Alkohol während der Arbeitszeit konsumierte. Ähnliche Formulierung: „Er stand stets voll hinter uns".

„Er zeichnete sich besonders durch seine Pünktlichkeit aus"

Diese Zeugnisbotschaft heißt übersetzt: „Er war pünktlich, aber ansonsten nicht zu gebrauchen." Ähnliche Formulierung: „Besonderes bemerkenswert war ihre Fähigkeit, die zugeteilten Aufgaben zeitnah zu bearbeiten."

Austrittsgrund und Schluss

Der Austrittsgrunds wird nur auf Wunsch des Arbeitnehmers, zum Beispiel bei einer betriebsbedingten Kündigung, genannt. Folgende Formulierungen sind in der Praxis üblich:

- Bei einer Kündigung durch den Arbeitnehmer: „… verlässt unsere Firma auf eigenen Wunsch."
- Bei einvernehmlicher Beendigung des Arbeitsvertrags: „Das Arbeitsverhältnis wurde per Aufhebungsvertrag einvernehmlich zum … beendet."
- Wenn ein befristetes Arbeitsverhältnis ausläuft: „Mit dem heutigen Tag endete das befristete Arbeitsverhältnis."

Schluss- und Dankesformel

Das Zeugnis endet in der Regel mit einem Dank an den Mitarbeiter und dem Bedauern des Arbeitgebers über das Ende des Arbeitsverhältnisses sowie besten Wünschen für dessen berufliche Zukunft. Allerdings hat nach gefestigter Rechtsprechung des Bundesarbeitsgerichts (BAG, Urteil vom 11.12.2012 – 9 AZR 227/11) ein(e) Arbeitnehmer(in) keinen Anspruch darauf, dass der Arbeitgeber eine solche Schluss- und Dankesformel in das Zeugnis aufnimmt.

Unterschrift, Ort und Datum

Das Zeugnis muss mit einer eigenhändigen Unterschrift Ort und Datum der Ausstellung erfolgen.

▶ Auf keinen Fall darf eine Tätigkeit im Betriebsrat oder der Gewerkschaft im Zeugnis aufgenommen werden. Einmalige Vorfälle, die für das Verhalten oder die Leistung des Arbeitnehmers keine charakterisierende Rolle spielen, sind ebenso tabu.

5.6.5 Kein Zeugnis, falsches oder schlechtes Zeugnis – was ist zu tun?

Der Arbeitnehmer kann sowohl die Ausstellung eines Zeugnisses als auch die Korrektur falscher oder unrichtiger Beurteilungen sowie Formfehler einklagen. In jedem Fall sollte bei Problemen oder Unklarheiten umgehend ein Rechtsanwalt/eine Rechtsanwältin eingeschaltet werden.

Weiterführende Literatur- und Rechtsprechungsverzeichnis

Literatur

Keine

Rechtsprechung

BAG, Urteil vom 11.12.2012 – 9 AZR 227/11
BAG, Urteil vom 12.07.2007 – 2 AZR 716/06;
BAG Urteil vom 12.04.2002 – 2 AZR 148/01.
BGH, Urteil vom 26.11.1963 – 71 Z.R 221/62
BAG Urteil vom 18.05.2017, 2 AZR 721/16
BAG Urteil vom 23.03.2011 – 10 AZR 562/09
BAG, Urteil vom 20.11.2016 – 2 AZR 755/13
BAG Urteil vom 13.03.2007 – 9 AZR 612/05
BAG, Urteil v. 22.03.2012 – 2 AZR 224/11
Landesarbeitsgericht Mecklenburg-Vorpommern, Urteil vom 19.11.2019 – 5 Sa 97/19
Landesarbeitsgericht Köln, Urteil vom 19.06.2020 – 4 Sa 644/19
Arbeitsgericht Lörrach, Urteil vom 16.10.2009 – 4 Ca 248/09
ArbG Stralsund, Urteil vom 04.01.2019 – 2 Ca 46/17

Weitere Quellen

Was tun bei einer Abmahnung?
https://www.youtube.com/watch?v=r64dZ1hMOqg
Gut gemachtes und einfach verständliches Video mit guten Tipps aus der Arbeitsrechtspraxis.
Fiese Tricks von Arbeitgebern bei der Kündigung
https://www.youtube.com/watch?v=Pvo9JQOMj4k
In diesem Video werden fiese Tricks des Arbeitgebers besprochen, mit denen ein Arbeitgeber sich eines unliebsamen Arbeitnehmers entledigen kann.

Arbeitszeiten, Arbeits- und Ablauforganisation

Inhaltsverzeichnis

© Der/die Autor(en), exklusiv lizenziert an Springer-Verlag GmbH, DE, ein Teil von Springer Nature 2023
J. Smolibowski, *Recht in der Pflege verstehen*, https://doi.org/10.1007/978-3-662-66341-7_6

6.1 Arbeits-, Ruhezeiten und Arbeitsorganisation

Die Arbeitsbelastung durch übermäßig viele Überstunden und extreme Arbeitszeitmodelle werden immer wieder als Hauptgründe für die starke physische und psychische Belastung bei der Ausübung eines medizinischen Berufs, insbesondere der Pflege, angegeben. Dieses Kapitel beschäftigt sich nicht nur mit den gesetzlichen Schutzvorschriften und -regelungen in Bezug auf Arbeits- und Ruhezeiten und beantwortet wichtige Fragen zur Rechtmäßigkeit von Überstunden, Arbeitszeitmodellen und Dienstplänen, sondern fasst auch das Wichtigste zu Gehalt und Prämien zusammen.

Der deutsche Gesetzgeber hat die Arbeitszeiten für Angestellte gesetzlich geregelt. Dabei wird zunächst unterschieden, ob der Arbeitnehmer/die Arbeitnehmerin das 18. Lebensjahr vollendet hat oder nicht. Für alle Volljährigen gilt das Arbeitszeitschutzgesetz (ArbZG). Für Personen unter 18 Jahren ist gemäß § 18 Abs. 2 ArbZG das Jugendarbeitsschutzgesetz (JArbSchG) anzuwenden.

Der Zweck der Gesetze ist es, die Sicherheit und den Gesundheitsschutz der Arbeitnehmer zu gewährleisten und die Rahmenbedingungen für flexible Arbeitszeiten zu verbessern sowie den Sonntag und die staatlich anerkannten Feiertage als Ruhetage für die Arbeitnehmer zu schützen (§ 1 ArbZG).

- Grundsätzlich darf nach dem Arbeitszeitschutzgesetz (ArbZG) und Jugendarbeitsschutzgesetz JArbSchG die werktägliche **Arbeitszeit der volljährigen und minderjährigen Arbeitnehmer acht Stunden nicht überschreiten** (§ 2 ArbZG und 8 ArbSchG).

Kinder, die der Vollzeitschulpflicht nicht mehr unterliegen, dürfen im Berufsausbildungsverhältnis oder außerhalb eines Berufsausbildungsverhältnisses nur mit leichten und für sie geeigneten Tätigkeiten bis zu 7 Stunden täglich und 35 Stunden wöchentlich beschäftigt werden (§ 7 JarbSchG).

Für volljährige Arbeitnehmer in der Pflege eröffnet das Arbeitszeitgesetz ArbZG jedoch leider verschiedene Ausnahmen zu der maximalen Arbeitszeit von 8 Stunden. So kann die Arbeitszeit auf bis zu 10 Stunden verlängert werden, wenn innerhalb von sechs Kalendermonaten oder innerhalb von 24 Wochen im Durchschnitt 8 Stunden werktäglich nicht überschritten werden (§ 2 ArbZG).

Darüber hinaus können weitere Ausnahmen in einem Tarifvertrag oder auf Grund eines Tarifvertrags in einer Betriebs- oder Dienstvereinbarung zugelassen werden (§ 7 ArbZG).

- Danach kann die Arbeitszeit **über zehn Stunden** werktäglich verlängert werden, wenn in die Arbeitszeit regelmäßig und **in erheblichem Umfang Arbeitsbereitschaft oder Bereitschaftsdienst** fällt.
- Die Regelungen der Arbeitszeiten **kann bei der Behandlung, Pflege und Betreuung von Personen** der Eigenart dieser Tätigkeit und dem Wohl dieser Personen **entspre-**

chend angepasst werden. Allerdings muss in diesem Fall außerdem durch besondere Regelungen sichergestellt werden, dass die Gesundheit der Arbeitnehmer nicht gefährdet wird.

6.1.1 Pausen

Weiterhin hat der Gesetzgeber die Ruhezeiten, d. h. Pausen, während der Arbeitszeit ebenfalls einer Regelung unterzogen.

Die Arbeit ist gemäß § 4 ArbZG durch, im Voraus feststehende Ruhepausen von mindestens

- **30 Minuten** bei einer Arbeitszeit von mehr als **sechs bis zu neun Stunden** und
- **45 Minuten** bei einer Arbeitszeit von **mehr als neun Stunden**

zu unterbrechen. Die Ruhepausen können dabei in Zeitabschnitte von jeweils mindestens 15 Minuten aufgeteilt werden. Es ist für viele Pfleger*innen schwer, aber Pausen bedeuten Pausen – nicht Arbeiten mit einem Butterbrot in der Hand!

Länger als sechs Stunden hintereinander dürfen Arbeitnehmer nicht ohne Ruhepause beschäftigt werden (§ 4 ArbZG). Allerdings kann auch hiervon auf der Grundlage eines Tarifvertrages abgewichen werden. So ist möglich, dass

- die Gesamtdauer der Ruhepausen in Schichtbetrieben auf Kurzpausen von angemessener Dauer aufgeteilt werden (§ 7 Abs. 1 Nr. 2 ArbZG).

Außerdem kann, sofern darüber hinaus noch der Gesundheitsschutz der Arbeitnehmer durch einen entsprechenden Zeitausgleich gewährleistet wird, ferner zugelassen werden, dass

- die Arbeitszeit bei der Behandlung, Pflege und Betreuung von Personen der Eigenart dieser Tätigkeit und dem Wohl dieser Personen ent-

sprechend angepasst werden (§ 7 Abs. 2 Nr. 3 ArbZG).

Außerdem darf ferner von der Regel abgewichen werden,

- wenn eine verhältnismäßig geringe Zahl von Arbeitnehmern vorübergehend mit Arbeiten beschäftigt wird, deren Nichterledigung das Ergebnis der Arbeiten gefährden oder einen unverhältnismäßigen Schaden zur Folge haben würden,
- wenn dem Arbeitgeber andere Vorkehrungen nicht zugemutet werden können.

Wird von dieser Möglichkeit Gebrauch gemacht, darf die Arbeitszeit auf jeden Fall 48 Stunden wöchentlich im Durchschnitt von sechs Kalendermonaten oder 24 Wochen nicht überschreiten.

6.1.2 Schichtarbeit

Bei Pflegeberufen ist Schichtarbeit die Regel. Hierbei ist besonders auf eine ausreichende Zeit zwischen den Schichten zu achten. Es entbehrt nicht einer gewissen Ironie, dass vor allem in den medizinischen Berufen die Länge von Arbeitszeiten und Pausen besonders extensiv – entgegen allen arbeitsmedizinischen Erkenntnissen – ausgestaltet sind. Dies mag unter Umständen dem chronischen Personalmangel und dem dadurch entstehenden Zeitdruck geschuldet sein. Tatsächlich sollte jedoch gerade in den Pflegeberufen der Gesetzgeber verstärkt auf ein gesundes Maß an Arbeit achten und nicht den Schutz der ohnehin nicht selten an die physische und psychische Erschöpfung gehenden Mitarbeiter hintanstellen. Die große Zahl an Erkrankungen Berufsaussteiger zeigt, dass in diesen Bereichen ein erheblicher Nachbesserungsbedarf durch den Gesetzgeber besteht.

Auch die notwendige ununterbrochene Ruhezeit von mindestens elf Stunden zwischen zwei Schichten, die ein Arbeitnehmer gemäß § 5 Abs 1 ArbZG einzuhalten hat, ist vom Gesetzgeber für die Pflegeberufe aufgeweicht worden.

Die Dauer der Ruhezeit kann in Krankenhäusern und anderen Einrichtungen zur Behandlung, Pflege und Betreuung von Personen um bis zu eine Stunde verkürzt werden, wenn jede Verkürzung der Ruhezeit innerhalb eines Kalendermonats oder innerhalb von vier Wochen durch Verlängerung einer anderen Ruhezeit auf mindestens zwölf Stunden ausgeglichen wird (§ 5 Abs. 1 und 2 ArbZG).

Außerdem können in Krankenhäusern und anderen Einrichtungen zur Behandlung, Pflege und Betreuung von Personen Kürzungen der Ruhezeit durch Inanspruchnahmen während der Rufbereitschaft, die nicht mehr als die Hälfte der Ruhezeit betragen, zu anderen Zeiten ausgeglichen werden (§ 5 Abs. 3 ArbZG).

Da wirkt die Vorgabe des § 6 Abs. 1 ArbZG, der dem Arbeitgeber vorgibt, dass die Arbeitszeit der Nacht- und Schichtarbeitnehmer nach den gesicherten arbeitswissenschaftlichen Erkenntnissen über die menschengerechte Gestaltung der Arbeit festzulegen ist, fast schon wie ein sarkastischer und zynischer Nackenschlag des Gesetzgebers.

6.1.3   Nachtarbeit

Die werktägliche Arbeitszeit in Nachtschichten darf acht Stunden nicht überschreiten. Sie kann jedoch auf bis zu zehn Stunden verlängert werden, wenn innerhalb von einem Kalendermonat oder innerhalb von vier Wochen im Durchschnitt acht Stunden werktäglich nicht überschritten werden (§ 6 Abs. 2 ArbZG). Für Zeiträume, in denen Nachtarbeitnehmer, die Nachtarbeit an mindestens 48 Tagen im Kalenderjahr leisten, kann sie auf bis zu zehn Stunden ausgedehnt werden, wenn innerhalb von sechs Kalendermonaten oder innerhalb von 24 Wochen im Durchschnitt acht Stunden werktäglich nicht überschritten werden (§ 6 Abs. 2 ArbZG)

Es bleibt festzustellen, dass die gesetzlichen Vorgaben nicht geeignet sind, die Arbeitsgesundheit auf der Basis arbeitsmedizinischer Erkenntnisse sicherzustellen. Verantwortlich hierfür sind zahlreiche Ausnahmen, die zu massiven und im Ergebnis gesundheitsschädlichen Arbeitszeitmodellen führten. Auf der anderen Seite können sich Arbeitgeber durch pfiffige, entlastende Modelle im schwierigen Wettbewerb abheben und einen triftigen Grund schaffen, warum eine gute Pflegerin/ein guter Pfleger ausgerechnet in ihrer Einrichtung anfangen soll. Hier sollte seitens der Arbeitgeber mehr Kreativität bei der Entlastung der Arbeitnehmer gezeigt werden. Der Gesetzgeber ist aufgerufen, schnellstmöglich Ausnahmen, die zu Lasten der Pfleger*innen gehen, wieder einzukassieren.

6.1.4   Strafen bei Verstößen

Die Regelungen des Arbeitszeitgesetzes sollten sehr ernst genommen werden. Ein Verstoß gegen das Gesetz stellt eine Ordnungswidrigkeit dar. Diese wird mit einer Geldbuße von bis zu 20.000 Euro bestraft (§ 22 ArbZG).

Insbesondere bei Überschreiten der Arbeitszeiten droht eine Freiheitsstrafe von bis zu einem Jahr oder eine Geldstrafe, wenn vorsätzlich oder fahrlässig (dann 6 Monate) die Gesundheit oder Arbeitskraft eines Arbeitnehmers gefährdet wird. Dasselbe gilt für eine beharrliche Wiederholung von Verstößen gegen das ArbZG.

6.2   Überstunden und Mehrarbeit

6.2.1   Was sind Überstunden oder Mehrarbeit?

Überstunden und Mehrarbeit werden oft synonym verwendet. Dies ist allerdings nicht ganz richtig. Überstunden sind auf Anordnung geleistete Arbeitsstunden, die über die **vertraglich vereinbarte** Arbeitszeit hinausgehen. Von Mehrarbeit spricht man dagegen, wenn Mitarbeitende die allgemeinen **gesetzlichen Arbeitszeitgrenzen** überschreiten. So gilt nach dem Arbeitszeitgesetz im Grundsatz die Arbeitszeit von acht Stunden pro Tag. Wenn ein Teilzeitbeschäftigter nun acht Stunden statt der vertraglich vereinbarten vier Stunden am Tag arbeitet, leistet er Überstunden, ohne dass es sich dabei um arbeitszeitgesetzlich relevante Mehrarbeit handelt.

6.2.2 Ist man verpflichtet, auf Anweisung des Arbeitgebers Überstunden zu leisten?

Auch wenn oft in Einrichtungen das Gegenteil behauptet wird – grundsätzlich gilt hier ein klares: NEIN! Der Arbeitgeber kann aber in Notsituationen einseitig Überstunden anordnen. Hierzu gehören aber nur solche Ereignisse, die der Arbeitgeber nicht vorhersehen konnte, und darüber hinaus möglicherweise die Existenz des Betriebs gefährden. Nur in solchen, extrem seltenen echten Notsituationen kann der Arbeitgeber einseitig Überstunden anordnen. Hierzu zählen nicht: Überstunden wegen chronischer und dauerhafter Unterbesetzung, der kurzfristige Ausfall eines Mitarbeiters oder die ungeplante Aufnahme eines neuen Patienten oder Heimbewohners.

6.2.3 Auf welcher Rechtsgrundlage sind Arbeitnehmer zu Überstunden verpflichtet?

Der Arbeitgeber kann nicht ohne Weiteres Überstunden anordnen. Allerdings gibt es folgende Ausnahmen:

- **Einzelvereinbarung**: Eine Einzelvereinbarung liegt dann vor, wenn sich der Mitarbeiter/die Mitarbeiterin mit dem Arbeitgeber im Einzelfall darauf einigt, dass er/sie länger arbeitet. Dann handelt es sich allerdings nicht um eine einseitige Anordnung, sondern um einen den Arbeitsvertrag ergänzenden separaten Vertrag über die Leistung bestimmter weiterer Arbeitsstunden. Eine solche Einigung muss nicht unbedingt schriftlich getroffen werden, es macht aber für beide Seiten Sinn, um Streitfälle zu vermeiden und, im Falle von Differenzen, die jeweilige Position belegen zu können.
- **Arbeitsvertragliche Regelung**: Eine weitere Möglichkeit besteht, wenn der Arbeitsvertrag

eine entsprechende Überstundenklausel beinhaltet, die den Arbeitgeber dazu berechtigt, einseitig Überstunden anzuordnen. Allerdings ist eine solche Klausel nur dann gültig, wenn die Anzahl der maximal zu leistenden Überstunden eindeutig festgelegt ist. Besteht Unklarheit, in welchem Umfang Überstunden angeordnet werden können – und das ist immer der Fall, wenn nicht eine konkrete Anzahl von Überstunden genannt oder eindeutig bestimmbar ist –, dann ist die Klausel unwirksam.

- **Betriebsvereinbarung**: Auch eine Betriebsvereinbarung kann ein Recht des Arbeitsgebers zur Anordnung von Überstunden beinhalten. Hat sich der Betriebsrat mit dem Arbeitgeber auf eine solche Klausel verständigt, kann die betriebsüblichen „Arbeitszeit" – das OK des Arbeitnehmers vorausgesetzt – vorübergehend verlängert werden.
- **Tarifvertrag**: Neben den Betriebsvereinbarungen können auch Tarifverträge Regelungen darüber enthalten, unter welchen Umständen der Arbeitgeber Überstunden anordnen darf und wie viele Überstunden es sein dürfen.

6.2.4 Können Überstunden vom Arbeitnehmer selbst festgesetzt werden?

Überstunden können nur dann abgerechnet werden, wenn sie vom Arbeitgeber ausdrücklich gewünscht und/oder angeordnet wurden. In ganz besonderen Ausnahmefällen kann auch eine stillschweigende Duldung ausreichen. Ein Arbeitnehmer kann aber nicht selbst entscheiden, ob er Überstunden macht.

6.2.5 Gibt es ein Recht auf Überstunden?

Auch wenn über einen längeren Zeitraum (was in der Regel nicht sein sollte) Überstunden geleistet wurden und sich Arbeiter(innen) an den Mehrbetrag gewöhnt haben, besteht kein Recht auf dauernde Zuweisung von Überstunden.

6.2.6 Braucht der Arbeitgeber für Überstunden immer das „OK" des Betriebsrats?

Ja, abgesehen von rein theoretischen Ausnahmen, die in der Praxis keine Rolle spielen. Denn gemäß § 87 Abs. 1 Nr. 3 BetrVG kann der Arbeitgeber nicht einseitig Überstunden anordnen, wenn dies zu einer Verlängerung der betriebsüblichen Arbeitszeit führt.

6.2.7 Müssen Überstunden bezahlt werden oder kann auch stattdessen Freizeitausgleich gewährt werden?

Im Regelfall sind Überstunden zusätzlich zu bezahlen. Sie können nur dann durch Freizeitausgleich (Abbummeln) ausgeglichen werden,

- wenn der Arbeitnehmer dem ausdrücklich für den Einzelfall zugestimmt hat oder
- wenn diese Möglichkeit im Arbeitsvertrag vereinbart wurde. Dies dürfte der Regelfall sein.

6.2.8 Wie sind Überstunden abzurechnen und auszuzahlen?

Den Stundenlohn kann man bei einem monatlichen Festgehalt einfach nach folgender Formel errechnen:

$$\text{Monatsgehalt} \times 3 : 13 : \text{Anzahl der}$$
$$\text{Wochenarbeitsstunden}$$

Beispiel

Eine examinierte Pflegekraft verdient bei einer Arbeitszeit von 40 Stunden in der Woche 2.800,00 EUR brutto im Monat. Sie leistet im letzten Quartal des Jahres 105 Überstunden, die mit dem Januargehalt abgerechnet werden sollen. Dann beträgt der Stundenlohn (2.800,00 × 3:13:40 =) 16,15 EUR brutto, so-

dass der Arbeitgeber im Januar (105 Stunden × 16,15 EUR =) 1.695,75 EUR brutto Überstundenvergütung zahlen muss.◄

6.2.9 Muss der Arbeitgeber einen Überstundenzuschlag bezahlen?

Nein! Es gibt keine gesetzliche Regelung, die einen solchen Zuschlag vorsieht. Ein Überstundenzuschlag kann aber im Arbeitsvertrag, in einer Betriebsvereinbarung oder in einem Tarifvertrag vereinbart worden sein. In einem solchen Fall ist er zu zahlen.

6.2.10 Kann die Pflicht zum Ausgleich von Überstunden aufgrund arbeitsvertraglicher Überstundenklauseln entfallen?

Tatsächlich sehen manche Arbeitsverträge Regelungen vor die bestimmen,

- dass Überstunden mit dem Festgehalt abgegolten sind (BAG, Urteil vom 01.09.2010 – 5 AZR 517/09) oder
- dass Überstunden nur dann zu bezahlen sind, wenn sie einen bestimmten Umfang von pro Monat überschreiten, oder
- dass Überstunden mit einem bestimmten monatlichen Pauschalbetrag abgegolten sind.

Solche Überstundenklauseln sind nur dann wirksam, wenn sie für den Arbeitnehmer klar und verständlich („transparent") sind und den Arbeitnehmer nicht unangemessen benachteiligen.

Da die meisten solcher Klauseln unwirksam sind, sollte im Falle eines Falles umgehend rechtlicher Beistand eingeholt und die Klausel überprüft werden. Die Chancen stehen sehr gut, dass die im Vertrag stehende Regelung nicht wirksam ist.

Sollte ein Vertrag die Regelung enthalten, dass bei Führungskräften und leitenden Angestellten die geleisteten Überstunden mit dem Gehalt bereits abgegolten sind, ist diese Klausel nach neuerer Rechtsprechung des BAG rechtlich angreifbar. Hier kommt es auf die Umstände des Einzelfalls an, insbesondere darauf, ob das Gehalt über oder unter der Beitragsbemessungsgrenze liegt (BAG, Urteil vom 01.09.2010 – 5 AZR 517/09). In letzterem Fall sollte man einen Rechtsbeistand um Rat fragen und die Chancen eines möglichen Rechtsstreits besprechen.

6.2.11 Wann haben Klagen auf Bezahlung von Überstunden Aussicht auf Erfolg?

Die meisten Klagen auf Zahlung von Überstunden scheitern daran, dass der Arbeitnehmer/die Arbeitnehmerin nicht in der Lage ist, die notwendigen Nachweise zu erbringen. Hierzu zählen zum einen die Anweisung des Arbeitgebers, dass Überstunden geleistet werden sollten, und zum anderen die Bestätigung der genauen Anzahl der Stunden durch den Arbeitgeber. Eine Klage hat nur Aussicht auf Erfolg, wenn beide Nachweise zu erbringen sind.

Darüber hinaus sind auch arbeitsvertragliche oder tarifvertragliche Ausschlussfristen zu beachten. Nach Ablauf einer solchen Frist kann der Arbeitgeber die Auszahlung verweigern, selbst wenn die sonstigen Voraussetzungen vorliegen.

6.3 Dienstpläne – erstellen und ändern

Der Dienstplan, seine Erstellung und vor allem Änderungen sind nicht selten Grund für Streitigkeiten und Irritationen in der Belegschaft. Was die Diskussionen darüber so schwierig macht, ist die Tatsache, dass es keine klaren diesbezüglichen gesetzlichen Regelungen gibt.

Den einzigen gesetzlichen Anhaltspunkt für eine Regelung liefert § 12 Abs. 2 des Teilzeit- und Befristungsgesetzes. Dieser Paragraf bezieht sich auf die sogenannte Arbeit auf Abruf im Rahmen von Stundenerhöhungen oder -verminderungen nach dieser gesetzlichen Grundlage. Für die-

sen Fall ist geregelt, dass Arbeitnehmer die Arbeitsleistung verweigern dürfen, wenn diese nicht mindestens vier Tage im Voraus mitgeteilt wurde. Der Tag der Bekanntgabe zählt dabei nicht mit.

In einem Urteil des Arbeitsgerichts Berlin (Urteil vom 5.10.2012 – Az. 28 Ca 10243/12) wurde jedenfalls unter Bezugnahme auf § 12 Abs. 2 eine Vorankündigungsfrist von vier Tagen als angemessen betrachtet.

6.3.1 Dienstplan – Bekanntgabefrist in der Praxis

In einigen Fällen regelt der Arbeitsvertrag oder eine Betriebsvereinbarung, wie viele Tage im Voraus ein Dienstplan erstellt und bekannt gegeben worden sein muss. Ist dies der Fall, können sich Arbeitnehmer auf diese Klauseln berufen und gegen kurzfristige Änderungen angehen.

Hinsichtlich der zulässigen Arbeitszeiten, Ruhepausen und Ruhezeiten gelten die bereits oben beschriebenen Regelungen. Nacht- und Schichtarbeit soll laut § 6 „den gesicherten arbeitswissenschaftlichen Erkenntnissen über die menschengerechte Gestaltung der Arbeit" entsprechen. Wie genau sich laut arbeitswissenschaftlichen Erkenntnissen Arbeit menschengerecht gestalten lässt, hat der Gesetzgeber jedoch offengelassen. Die Praxis zeigt, dass diese Regelung ohnehin wenig Beachtung findet und man die Bedürfnisse der Mitarbeiter hinter vermeintlichen wirtschaftlichen Interessen anstellt. Beides in Einklang zu bringen wird oft nicht einmal versucht.

6.3.2 Wer darf Dienstpläne erstellen?

Grundsätzlich obliegt die Erstellung von Dienstplänen dem Arbeitgeber. In der Pflegepraxis werden die Pläne jedoch nicht von der Geschäftsführung, sondern in der Regel von von ihm beauftragten Personen wie etwa der Stations- oder Pflegedienstleitung, bei sehr kleinen Einrichtungen, auch von der Heimleitung, angefertigt.

6.3.3 Ab wann ist der Dienstplan bindend und sind kurzfristige Änderungen möglich?

Der Arbeitgeber ist an den von ihm aufgestellten Dienstplan gebunden, sobald er diesen ausgehängt hat. Im Falle einer notwendigen Änderung muss er Rücksicht nehmen auf die Belange des Arbeitnehmers (ArbG Berlin, Urteil vom 05.10.2012 – 28 Ca 10243/12, ArbG Frankfurt/ Main, Urteil vom 12.10.2005 – 22 Ca 3276/05). Laut einem Urteil des Arbeitsgerichts Berlin muss die Änderung im Regelfall mindestens vier Tage vorher angekündigt werden.

Kurzfristige Änderungen des Dienstplans sind damit grundsätzlich nicht möglich; dasselbe gilt für die Anordnung spontaner Überstunden (siehe zu Überstunden oben).

Wenn man z. B. bei Erkrankung kurzfristig aushilft, einen Engpass zu überwinden, ist dies unter dem Gesichtspunkt der Kollegialität vollkommen in Ordnung. Eine Pflicht besteht hierzu jedoch nicht. Leider kommt es in der Praxis nicht selten zu mobbingähnlichem Verhalten oder Ausgrenzungen, wenn eine Kollegin/ein Kollege auf seinen/ihren Rechten besteht. In einem solchen Fall sollte umgehend mit dem Vorgesetzten oder, falls dieser auch beteiligt ist, dem Betriebsrat/einem externen Rechtsanwalt das weitere Vorgehen besprochen werden.

Wurde im Dienstplan ein Freizeitausgleich festgelegt, ist dieser allerdings stets widerruflich. Etwas anderes gilt für den Urlaub. Der Arbeitgeber kann auf keinen Fall Mitarbeiter*innen zurückholen, nur weil z. B. Personal fehlt.

6.3.4 Welche Rechte haben die Arbeitnehmer?

Grundsätzlich kann der Arbeitgeber den Dienstplan nach seinen Belangen aufstellen (lassen). Allerdings hat er die bereits beschriebenen gesetzlichen Pflichten einzuhalten. Hält der Arbeitgeber diese Pflichten nicht ein, können die Mitarbeiter*innen dagegen – wenn nötig – gerichtlich vorgehen.

6.3.5 Müssen Wünsche berücksichtigt werden?

Leider ganz eindeutig: Nein. Selbstverständlich wird jeder vernünftige Arbeitgeber versuchen, auf die Wünsche und Bedürfnisse der Mitarbeiter bei der Gestaltung der Arbeitszeiten einzugehen, ein Anspruch hierauf besteht allerdings nicht.

6.3.6 Mitbestimmung und Widerspruch durch den Betriebsrat

Ein Betriebsrat hat vor allem durch den § 87 Abs. 1 Nr. 2 Betriebsverfassungsgesetz (BetrVG) die Möglichkeit, von seinem Recht auf Mitbestimmung bezüglich des täglichen Arbeitszeitraumes, der täglichen Arbeitszeit sowie der Pausen Gebrauch zu machen. Wird kein für beide Seiten annehmbarer Dienstplan erstellt, wird entweder eine Einigungsstelle oder ein Gericht angerufen.

6.3.7 Datenschutz

Nach der Verabschiedung der entsprechenden Richtlinie der Europäischen Union hat die Bundesrepublik Deutschland mit der Datenschutzgrundverordnung (DSGVO) zahlreiche weitreichende Regelungen eingeführt. Da ein Dienstplan immer auch personenbezogene und dadurch unter den Datenschutz fallende, geschützte Daten von Mitarbeitern enthält, ist eine Veröffentlichung nur möglich, wenn sämtliche darin vorkommende Mitarbeiter ihre explizite Zustimmung erteilt haben.

6.3.8 Kann der Arbeitgeber die Lage der Arbeitszeit (Schichten) einseitig festlegen?

Ganz eindeutig: Ja. Der Arbeitgeber ist auf der Grundlage von § 106 Satz 1 Gewerbeordnung (GewO) berechtigt, die „Zeit der Arbeitsleistung nach billigem Ermessen näher zu bestimmen". Gemeint ist hier die Lage der Arbeitszeit (Schichten). Sie hat nichts zu tun mit der Anzahl der zu leistenden Arbeitsstunden.

In der ambulanten Pflege wird häufig nur im Früh- und Spätdienst gearbeitet, weil sehr oft die Angehörigen des zu Pflegenden die notwendigen Arbeiten in der Nacht übernehmen.

Neben dem 12/2-Modell, bei dem der Pfleger/die Pflegerin an zwölf aufeinander folgenden Tagen i. d. R. 7,5 Stunden-Schichten übernimmt, gibt es in der stationären Pflege auch das Modell 7/7, wodurch nur noch zwei Schichten benötigt werden. Das bedeutet, dass Pflegekräfte an sieben Tagen hintereinander 10 Stunden arbeiten und 2 Stunden Pause machen müssen. Der Arbeitszeitraum dauert dann für die Frühschicht z. B. von 7 Uhr morgens bis 19 Uhr abends, für die Spät- oder Nachschicht von 19 Uhr am Abend bis 7 Uhr am nächsten Morgen. Die Pausenzeiten und Ruhetage sind entsprechend den Vorgaben des ArbZG (siehe oben) anzupassen. Wird länger als 9 Stunden täglich gearbeitet, ist eine 45-minütige Mindestruhepause vorgeschrieben. Jede Pause darf nicht kürzer als 15 Minuten sein. Nach spätestens 6 Stunden Arbeit ist eine Pause einzulegen.

Zwar hat der Europäischen Gerichtshofs in einem Urteil aus dem Jahr 2017 (EuGH, Urteil vom 9. November 2017, Az. C-306/16) die Möglichkeit bestätigt, dass Arbeitnehmer unter bestimmten Voraussetzungen 12 Tage am Stück arbeiten. Eine solche Praxis widerspricht aber allen arbeitsmedizinischen Erkenntnissen und führt auf Dauer zu gesundheitlichen Schäden.

Die Erkenntnislage zum Zusammenhang zwischen langen Arbeitszeiten und möglichen Effekten für die Sicherheit und Gesundheit von Beschäftigten ist sehr umfangreich und kann als gesichert gelten. Dies bestätigt eine Studie der Bundesanstalt für Arbeitsschutz und Arbeitsmedizin (BAuA) (Beermann et al. 2019).

Es ist auffällig, dass die Verweildauer von Menschen in der Pflege deutlich unter dem Durchschnitt anderer Branchen liegt. (Einen Überblick über die unterschiedlichen Daten gibt von Sell [2018].)

Es ist eine Schande, dass in der Pflege gegen jede medizinische Erkenntnis Raubbau an der Gesundheit von Menschen betrieben wird. Trotz steigender Bedarfe an Berufseinsteigern, die sich der Pflege verschreiben, gehen die Einrichtungen mit ihrem größten Potenzial und Wert – den Mitarbeitern – mehr als sträflich um.

6.3.9 Ruhezeit in der Pflege

Jedem Arbeitnehmer steht gemäß § 5 Arbeitszeitgesetz (ArbZG) im Anschluss an seine tägliche Arbeitszeit eine Ruhezeit von mindestens 11 Stunden zu. In Pflegeeinrichtungen kann diese Ruhezeit jedoch um bis zu einer Stunde gekürzt werden, wenn sie innerhalb von vier Wochen oder eines Kalendermonats durch Anhängen an eine andere Ruhezeit ausgeglichen wird.

Bei Mitarbeiter*innen mit Rufbereitschaft darf die Ruhezeit sogar um bis zu 50 % gekürzt werden. Auch diese muss jedoch ebenfalls wieder ausgeglichen werden.

6.3.10 Nachtdienste

Auch für Nachtdienste gelten bezüglich der täglichen Höchstarbeitszeit laut § 6 Arbeitszeitgesetz die gleichen Vorgaben wie für die Arbeitszeit während einer Früh- oder Spätschicht. Danach darf maximal 8–10 Stunden täglich gearbeitet werden. Ein entsprechender Ausgleich muss innerhalb von einem Kalendermonat oder innerhalb von vier Wochen geschehen.

6.3.11 Wochenende oder freier Sonntag

Bei der Erstellung des Dienstplans ist darauf zu achten, dass Pflegekräfte mindestens 15 Sonntage im Jahr nicht arbeiten dürfen. Darüber hinaus sollten mindestens zwei ganze Wochenenden im Monat arbeitsfrei sein. Die Realität sieht leider so aus, dass sich die Zahl in der Pflege sehr häufig auf ein Wochenende reduziert.

6.3.12 Feiertagsregelung

Es ist gesetzlich geregelt, dass der 24. und der 31. Dezember als halbe Arbeitstage gelten, auch wenn an diesen Tagen gearbeitet wird. Die an Feiertagen verrichtete Arbeitszeit muss durch einen sogenannten Ersatzruhetag ausgeglichen werden.

6.3.13 Mutter- und Jugendschutz für Pflegekräfte

Werdende Mütter und minderjährige Mitarbeiter (meist Auszubildende) unterliegen seitens des Gesetzgebers einem besonderem Schutz.

Schwangere Frauen dürfen sechs Wochen vor und acht Wochen nach der Geburt nicht beschäftigt werden. Bei Frühgeburten, Zwillingen und behinderten Kindern beträgt die Schutzfrist nach der Geburt zwölf Wochen.

Ein Auszubildender, der jünger als 18 Jahre ist, darf zwar in dringenden Fällen auch am Wochenende oder an Feiertagen Dienste übernehmen, diese Zeit muss aber gem. § 18 ArbSchG noch in derselben Woche, spätestens aber in der auf den Wochenend- oder Feiertagsdienst folgenden Woche ausglichen werden.

6.4   Gehalt und Prämien

Das Statistische Bundesamt (Destatis, Pressemitteilung Nr. N 032 vom 11. Mai 2021) hat mitgeteilt, dass die durchschnittlichen Bruttomonatsverdienste für vollzeitbeschäftigte Fachkräfte in Krankenhäusern und Heimen, zu denen auch Pflegefachkräfte zählen, in den vergangenen zehn Jahren um rund ein Drittel gestiegen sind. Gesundheits- und Krankenpflegerinnen und -pfleger verdienten im Jahr 2020 im Durchschnitt 3578 Euro brutto im Monat. Fachkräfte in Pflegeheimen kamen auf durchschnittlich 3363 Euro, jene in Altenheimen, darunter Altenpflegerinnen und -pfleger, 3291 Euro. Die Unterschiede, so das Statistische Bundesamt, sind unter anderem darauf zurückzuführen, dass in der Krankenpflege vielfach Tariflöhne gezahlt werden. Insgesamt verdienten alle drei Gruppen im vergangenen Jahr

erstmals mehr, als Beschäftigte mit vergleichbarer Qualifikation in der Gesamtwirtschaft (Produzierendes Gewerbe und Dienstleistungen), die durchschnittlich 3286 Euro im Monat bekamen. Allerdings war die gesamtwirtschaftliche Lohnentwicklung 2020 stark durch den vermehrten Einsatz von Kurzarbeit im Zuge der Corona-Krise beeinflusst. In den Vorjahren hatten die durchschnittlichen Bruttomonatsverdienste von Fachkräften in Pflegeheimen (2019: 3203 Euro) und Altenheimen (2019: 3116 Euro) stets unter denen in der Gesamtwirtschaft (2019: 3327 Euro) gelegen. Allein die Fachkräfte in Krankenhäusern hatten jeden Monat durchschnittlich mehr auf dem Gehaltszettel als jene in der Gesamtwirtschaft (2019: 3502). Für angelernte oder ungelernte Pflegekräfte fallen, so DESTATIS, die durchschnittlichen Bruttomonatsverdienste deutlich geringer aus.

6.4.1   Gehalt

Die Entlohnung des Pflegepersonals ist vom jeweiligen Träger der Einrichtung abhängig.

Die Dienstleistungsgewerkschaft ver.di hatte sich 2020 mit der BVAP in der Pflegebranche auf den endgültigen Inhalt eines Tarifvertrages über Mindestbedingungen in der Altenpflege verständigt. Dieser sollte nach dem Arbeitnehmerentsendegesetz zum 1. August 2021 auf die gesamte Branche erstreckt werden. Allerdings hatte die Arbeitsrechtliche Kommissionen der Caritas dem Antrag auf Allgemeinverbindlichkeitserklärung nicht zugestimmt.

Aus diesem Grund wird auch in Zukunft entweder das direkt mit dem Arbeitgeber ausgehandelte Gehalt oder werden die entsprechenden Haustarifverträge entscheidend für die Höhe des Gehaltes sein. Für Angestellte im öffentlichen Dienst sind die entsprechenden Tarifverträge des öffentlichen Dienstes ausschlaggebend. Diese Tarifverträge können auch bestimmte Zusatzleistungen wie Zuzahlungen zur Altersvorsorge, Unfallversicherung oder vermögenswirksamen Leistungen enthalten. Bezüglich der Höhe des Gehalts kann man sich entweder an den Zahlen des Statistischen Bundesamtes, der unmittelbaren Kollegen (soweit diese ihr Gehalt preisgeben) oder vergleichbarer Einrichtungen orientieren. Bei Haustarifverträgen kann man ggf. über die Modalitäten der Eingruppierung feilschen. Diese sind nicht immer eindeutig und lassen in bestimmten Fällen Spiel für eine bessere Bezahlung. Es kann sich lohnen, den entsprechenden Tarifvertrag mit einem Anwalt durchzugehen und individuell eine Strategie für die Gehaltsverhandlung auszuarbeiten.

Während die kommunalen Einrichtungen nach dem jeweiligen Tarifvertrag entlohnen, erfolgt die Bezahlung bei kirchlichen oder privaten Einrichtungen also weiterhin nach einem speziellen Haustarifvertrag.

Der TVöD gilt neben der Verwaltung bei Bund und Kommunen auch für Angestellte in öffentlichen Einrichtungen der Altenpflege, im Krankenhaus, Psychiatrie, Behindertenhilfe. Dies gilt beispielsweise für einen großen Teil der Beschäftigten in Krankenhäusern. Von den insgesamt rund 1,1 Millionen Angestellten, wie etwa Krankenschwestern, Pflegern und Co., in Kliniken profitieren rund 560.000 vom TVöD.

Im Bereich der Rehabilitation stehen öffentliche Einrichtungen an zweiter Stelle mit 17.000 Beschäftigten, das sind 20 % der Beschäftigten in dem Bereich. Öffentliche Reha-Einrichtungen gehören meist den Rentenversicherungsträgern.

Im Bereich der stationären und ambulanten Altenpflege sind weniger als 8% der Einrichtungen in öffentlicher Hand und damit zunächst nicht zwangsläufig Tarifgebunden.

Seit dem 01.09.2022 besteht allerdings gem. § 72 Abs. 3a SGB XI die Pflicht zur Tarifbindung bzw. Tariforientierung für Pflegeeinrichtungen.

Mit Pflegeeinrichtungen, die nicht an Tarifverträge oder kirchliche Arbeitsrechtsregelungen für ihre Arbeitnehmerinnen und Arbeitnehmer, die Leistungen der Pflege oder Betreuung von Pflegebedürftigen erbringen, gebunden sind, dürfen Versorgungsverträge ab dem 1. September 2022 nur abgeschlossen werden, wenn sie ihren Arbeitnehmerinnen und Arbeitnehmern, die Leistungen der Pflege oder Betreuung von Pflegebedürftigen erbringen, eine Entlohnung zahlen, die

1. die Höhe der Entlohnung eines Tarifvertrags nicht unterschreitet, dessen räumlicher, zeitli-

cher, fachlicher und persönlicher Geltungsbereich eröffnet ist,
2. die Höhe der Entlohnung eines Tarifvertrags nicht unterschreitet, dessen fachlicher Geltungsbereich mindestens eine andere Pflegeeinrichtung in der Region erfasst, in der die Pflegeeinrichtung betrieben wird, und dessen zeitlicher und persönlicher Geltungsbereich eröffnet ist, oder
3. die Höhe der Entlohnung einer der Nummer 1 oder Nummer 2 entsprechenden kirchlichen Arbeitsrechtsregelung nicht unterschreitet.

Versorgungsverträge, die mit Pflegeeinrichtungen vor dem 1. September 2022 abgeschlossen wurden, sind bis spätestens zum Ablauf des 31. August 2022 mit Wirkung ab 1. September 2022 an die Vorgaben anzupassen.

Auf der Bundesebene werden Rahmenempfehlungen für die wirtschaftlich tragfähige Vergütung für Kurzzeitpflege (§ 88a SGB XI) von den Vereinbarungspartnern erstellt. Diese eignen sich als Grundlage zur Anpassung der Rahmenverträge gem. § 75 SGB XI.

Im ländlichen Raum soll der Mehraufwand von längeren Wegezeiten in den Vergütungsvereinbarungen für ambulante Pflegedienste gem. § 89 Abs. 3 entsprechend berücksichtigt werden.

6.4.2   Wann hat man Anspruch auf bestimmte Prämien?

Ansprüche auf bestimmte Prämien sowie die Auszahlungsmodalitäten sind entweder direkt im Arbeitsvertrag oder im Tarifvertrag bzw. einer Betriebsvereinbarung geregelt. Sollte es hier zu Problemen kommen, kann dem Arbeitnehmer/ der Arbeitnehmerin nur angeraten werden, sich den Rat eines Rechtskundigen (Anwalt oder Gewerkschaft) zu holen.

Bezüglich kurzfristig und zeitlich begrenzter staatlicher Prämien, wie etwa der Corona-Prämie, macht es ebenfalls Sinn, sich mit der Gewerkschaft oder einem Rechtsanwalt kurzzuschließen, falls man denkt, einen Anspruch auf Auszahlung zu haben, dieser aber vom Arbeitgeber bestritten wird.

6.4.3 Anspruch auf eine Gefahrenzulage

Obwohl die Arbeit in der Pflege zahlreiche Gefahren birgt, besteht grundsätzlich kein Anspruch auf eine solche Zulage. Etwas anderes gilt nur, wenn etwa aufgrund eines Tarifvertrages eine solche gewährt wird. Dies ist z. B. im Bereich des TVöD der Fall. Es ist allerdings immer im Einzelfall zu prüfen, ob ein entsprechender Anspruch besteht.

6.4.4 Anfahrtzeiten und Kleidungswechsel

Durch Arbeits- oder Tarifvertrag kann eine gesonderte Vergütungsregelung für eine andere als die eigentliche Tätigkeit und damit auch für Umkleide- und Wegezeiten getroffen werden (vgl. z. B. BAG, Urteil vom 12. 12.2018 – 5 AZR 124/18, NZA 2019, 549 f; BAG, Urteil vom 25.04.2018 – 5 AZR 245/17, NZA 2018, 1081 f; Hessisches LAG, Urteil vom 10.07.2020 – 3 Sa 927/18). Ein Anspruch auf Vergütung dieser Zeiten besteht jedoch nicht aus den gesetzlichen Regelungen.

6.4.5 Ausübung einer Nebentätigkeit

Grundsätzlich darf der Arbeitgeber eine Nebentätigkeit nur untersagen, wenn hierdurch die Beeinträchtigung seiner Interessen zu erwarten ist. Dies wäre zum Beispiel der Fall, wenn wegen Corona die nicht nur abstrakte Gefahr eine Ansteckung bestünde oder der Mitarbeiter/die Mitarbeiterin durch den Nebenjob körperlich und/oder psychisch so mitgenommen sind, dass die Arbeit nicht mehr vertragsgemäß erledigt werden kann.

Sollte Ihr Arbeitgeber eine Nebentätigkeit untersagen, obwohl keine Gründe dafür vorliegen, empfiehlt sich eine rechtliche Beratung, weil es sehr auf die Umstände des Einzelfalles ankommt.

6.4.6 Anspruch auf Lohnfortzahlung bei höherer Gewalt (Unwetter, Naturkatastrophen)

Grundsätzlich gibt es diesen Anspruch nicht. Das sogenannte Wegerisiko liegt beim Arbeitnehmer, d. h., dass das finanzielle Risiko bei Gefahren wie Staus, Verkehrsunfälle oder Unwetter grundsätzlich von ihm zu tragen ist. Das gilt auch für Katastrophen wie eine Überschwemmung oder eine Pandemie, während deren der gesamte öffentliche Verkehr eingestellt wird.

Weiterführende Literatur- und Rechtsprechungsverzeichnis

Literatur

Beermann, Beate; Backhaus, Nils; Tisch, Anita; Brenscheidt, Frank; Arbeitswissenschaftliche Erkenntnisse zu Arbeitszeit und gesundheitlichen Auswirkungen, baua: Fokus I DOI: 10.21934/baua:fokus20190329 I März 2019

Destatis, Pressemitteilung Nr. N 032 vom 11. Mai 2021

von Sell; Die Altenpflegekräfte bleiben viel länger im Beruf als bislang immer behauptet. Aber Vorsicht ist bekanntlich die Mutter der statistischen Porzellankiste, in: Aktuelle Sozialpolitik; 17. Februar 2018

Rechtsprechung

BAG, Urteil vom 12. 12.2018 – 5 AZR 124/18, NZA 2019, 549f

BAG, Urteil vom 25.04.2018 – 5 AZR 245/17, NZA 2018, 1081f

BAG, Urteil vom 01.09.2010 – 5 AZR 517/09

Hessisches LAG, Urteil vom 10.07.2020 – 3 Sa 927/18

Arbeitsgericht Berlin, Urteil vom 05.10.2012 – 28 Ca 10243/12

Arbeitsgericht Frankfurt/Main, Urteil vom 12.10.2005 – 22 Ca 3276/05

Arbeitsgericht Berlin, Urteil vom 5.10.2012 – Az. 28 Ca 10243/12

Weitere Quellen

Arbeitswissenschaftliche Erkenntnisse zu Arbeitszeit und gesundheitlichen Auswirkungen

Beermann, Beate; Backhaus, Nils; Tisch, Anita; Brenscheidt, Frank; Arbeitswissenschaftliche Erkenntnisse zu Arbeitszeit und gesundheitlichen Auswirkungen, baua: Fokus | DOI: 10.21934/baua:fokus20190329 | März 2019

Eine umfangreiche Studie, die zeigt, dass und wie sich zu viel Arbeit auf die Gesundheit auswirkt. Alleine diese Studie sollte Grund genug sein, die wahnwitzigen Arbeitszeitmodelle in der Pflege schnellstmöglich zu überarbeiten.

Sollten wir weniger arbeiten? Das sagt die Wissenschaft

https://www.youtube.com/watch?v=dJ6OqetCYAM

Ein interessanter Beitrag von quarks, der sich mit dem Thema Arbeitszeiten und Arbeitsbelastung beschäftigt.

Arbeitsschutz und Krankheit in der Pflege

7

Inhaltsverzeichnis

J. Smolibowski, *Recht in der Pflege verstehen*, https://doi.org/10.1007/978-3-662-66341-7_7

7.1 Arbeitsschutz in Pflegeberufen

Arbeitsschutz dient zum einen dem Schutz der Mitarbeiter*innen und mittelbar auch dem der Patienten und Angehörigen. Die Regelungen zum Schutz am Arbeitsplatz umfassen insbesondere

- Arbeitszeiten,
- Arbeitskleidung,
- Hygiene- und Gesundheitsmaßnahmen,
- Verhaltensregelungen.

Auf die Arbeitszeitregelungen ist im vorherigen Kapitel bereits ausführlich eingegangen worden, sodass im Folgenden der Schwerpunkt auf der Arbeitskleidung, der Hygiene- und Gesundheitsmaßnahmen sowie Verhaltensregeln liegt.

7.1.1 Grundlagen des Arbeitsschutzes

Die mit der Covid-19-Pandemie einhergehenden Komplikationen haben gezeigt, wie wichtig Hygiene und begleitende Maßnahmen zum Schutz der Gesundheit am Arbeitsplatz für pflegende Berufe ist.

Nicht nur der enge Kontakt zu erkrankten Menschen und Pflegebedürftigen birgt gesundheitliche Gefahren, sondern auch die mit extremen Situationen verbundene psychische Belastung. Der Schutz der Gesundheit von Mitarbeitern muss deshalb nicht nur Hygienevorschriften, sondern auch immer ein Konzept zur Aufrechterhaltung der psychischen Gesundheit beinhalten. Darüber hinaus sind körperliche Verschleißerscheinungen durch die extremen Belastungen der täglichen Arbeit immer noch nicht hinreichend bei der Prophylaxe von Berufskrankheiten berücksichtigt. Notwendige Maßnahmen lassen sich insbesondere aus der Fürsorgepflicht des Arbeitgebers für seine Mitarbeiter*innen ableiten. Da diese allerdings auf sich warten lassen, sollte der Gesetzgeber dringend tätig werden und bessere Rahmenbedingungen schaffen.

Gesundheitsschutz am Arbeitsplatz
Der Dienstberechtigte hat Räume, Vorrichtungen oder Gerätschaften, die er zur Verrichtung der Dienste zu beschaffen hat, so einzurichten und zu unterhalten, und Dienstleistungen, die unter seiner Anordnung oder seiner Leitung vorzunehmen sind, so zu regeln, dass der Verpflichtete gegen Gefahr für Leben und Gesundheit so weit geschützt ist, als die Natur der Dienstleistung es gestattet.

Diese Verpflichtungen dürfen nicht durch einen Arbeitsvertrag oder eine Betriebsvereinbarung aufgehoben oder eingeschränkt werden – entsprechende Regelungen wären ungültig.

Die Fürsorgepflicht wurde in verschiedenen Gesetzen konkretisiert und näher beschrieben:

- Arbeitsschutzgesetz (ArbSchG)
- Arbeitssicherheitsgesetz (ASiG)
- Arbeitsstättenverordnung (ArbStättV)
- Regelwerke der Berufsgenossenschaften
- Arbeitszeitgesetz (JarbSchG)
- Jugendarbeitsschutzgesetz
- Mutterschutzgesetz (MuSchG)
- Beschäftigtenschutzgesetz (BSchG)
- Allgemeines Gleichbehandlungsgesetz (AGG)

Ausgleich zwischen Interessen von Arbeitgeber und Arbeitnehmer
Auch wenn der Arbeitgeber Maßnahmen ergreifen muss, um die Gesundheit seiner Angestellten zu schützen, so ist er nicht dazu verpflichtet, das Optimum an Sicherheit zu gewährleisten. Die Interessen der Arbeiternehmer*innen sind gegen die wirtschaftlichen Interessen des Arbeitgebers abzuwägen.

7.1.2 Arbeitsschutzgesetz

Das Arbeitsschutzgesetz (ArbSchG) dient dazu, Sicherheit und Gesundheitsschutz der Beschäftigten bei der Arbeit durch Maßnahmen des Arbeitsschutzes zu sichern und zu verbessern (§ 1 Abs. 1 S. 1 ArbSchG).

Laut § 5 ArbSchG muss der „Arbeitgeber durch eine Beurteilung der für die Beschäftigten mit ihrer Arbeit verbundenen Gefährdung ermitteln, welche **Maßnahmen des Arbeitsschutzes** erforderlich sind". Diese Beurteilung muss er „je nach Art der Tätigkeiten" vornehmen.

Der Arbeitgeber hat gemäß § 4 ArbSchG bei Maßnahmen des Arbeitsschutzes von folgenden allgemeinen Grundsätzen auszugehen:

- Die Arbeit ist so zu gestalten, dass eine Gefährdung für das Leben sowie die physische und die psychische Gesundheit möglichst vermieden und die verbleibende Gefährdung möglichst gering gehalten wird;
- Gefahren sind an ihrer Quelle zu bekämpfen;
- bei den Maßnahmen sind der Stand von Technik, Arbeitsmedizin und Hygiene sowie sonstige gesicherte arbeitswissenschaftliche Erkenntnisse zu berücksichtigen;
- Maßnahmen sind mit dem Ziel zu planen, Technik, Arbeitsorganisation, sonstige Arbeitsbedingungen, soziale Beziehungen und Einfluss der Umwelt auf den Arbeitsplatz sachgerecht zu verknüpfen;
- individuelle Schutzmaßnahmen sind nachrangig zu anderen Maßnahmen;
- spezielle Gefahren für besonders schutzbedürftige Beschäftigtengruppen sind zu berücksichtigen;
- den Beschäftigten sind geeignete Anweisungen zu erteilen;
- mittelbar oder unmittelbar geschlechtsspezifisch wirkende Regelungen sind nur zulässig, wenn dies aus biologischen Gründen zwingend geboten ist.

Eine **Gefährdung** kann sich gem. § 5 Abs. 3 ArbSchG insbesondere ergeben durch

- die Gestaltung und die Einrichtung der Arbeitsstätte und des Arbeitsplatzes,
- physikalische, chemische und biologische Einwirkungen,
- die Gestaltung, die Auswahl und den Einsatz von Arbeitsmitteln, insbesondere von Arbeitsstoffen, Maschinen, Geräten und Anlagen sowie den Umgang damit,

- die Gestaltung von Arbeits- und Fertigungsverfahren, Arbeitsabläufen und Arbeitszeit und deren Zusammenwirken,
- unzureichende Qualifikation und Unterweisung der Beschäftigten,
- psychische Belastungen bei der Arbeit.

Bei der **Übertragung von Aufgaben** auf Beschäftigte hat der Arbeitgeber je nach Art der Tätigkeiten zu berücksichtigen, ob die Beschäftigten befähigt sind, die für die Sicherheit und den Gesundheitsschutz bei der Aufgabenerfüllung zu beachtenden Bestimmungen und Maßnahmen einzuhalten (§ 6 ArbSchG). Der Arbeitgeber ist also verpflichtet, zum einen dafür zu sorgen, dass der eingesetzte Mitarbeiter/die Mitarbeiterin aufgrund seines/ihres Ausbildungsstands tatsächlich in der Lage ist und zum anderen über die notwendigen Informationen bezüglich Sicherheit und Gesundheitsschutz verfügt.

Das Arbeitsschutzgesetz schreibt in diesem Zusammenhang in § 12 vor, dass Mitarbeiter „über Sicherheit und Gesundheitsschutz bei der Arbeit" angemessen und **regelmäßig unterwiesen** werden müssen.

Bei besonderen Gefahren hat der Arbeitgeber gem. § 9 ArbSchG Maßnahmen zu treffen, damit nur Beschäftigte Zugang zu besonders gefährlichen Arbeitsbereichen haben, die zuvor geeignete Anweisungen erhalten haben.

Der Arbeitgeber hat Vorkehrungen zu treffen, dass alle Beschäftigten, die einer unmittelbaren erheblichen Gefahr ausgesetzt sind oder sein können, möglichst frühzeitig über diese Gefahr und die getroffenen oder zu treffenden Schutzmaßnahmen unterrichtet sind. Bei unmittelbarer erheblicher Gefahr für die eigene Sicherheit oder die Sicherheit anderer Personen müssen die Beschäftigten die geeigneten Maßnahmen zur Gefahrenabwehr und Schadensbegrenzung selbst treffen können, wenn der zuständige Vorgesetzte nicht erreichbar ist; dabei sind die Kenntnisse der Beschäftigten und die vorhandenen technischen Mittel zu berücksichtigen (§ 9 Abs. 2 ArbSchG).

Der Arbeitgeber hat also ein effektives Gefährdungsmanagement vorzuhalten und organisatorische Maßnahmen vorzuhalten, die

- eine aktuelle Analyse bestehender oder möglicher Gefahren beinhaltet,
- eine schnelle Information über Gefährdungen erlaubt,
- Mitarbeiter ständig über Maßnahmen der Gefahrenabwehr informiert (hierzu zählen u. a. die in § 10 beschriebenen Erste-Hilfe-Maßnahmen etc. sowie die Unterweisungen gem. § 12).

Den Beschäftigten dürfen aus ihrem Handeln bei oder im Zusammenhang mit der Gefahrenabwehr keine Nachteile entstehen, es sei denn, sie haben vorsätzlich oder grob fahrlässig ungeeignete Maßnahmen getroffen.

Je nach Art der Tätigkeit sorgt der Arbeitgeber dafür, dass sich Mitarbeiter regelmäßig arbeitsmedizinisch untersuchen lassen können (§ 11 ArbSchG).

Arbeitsschutz ist keine Einbahnstraße. Auch der/die Arbeitnehmer*innen haben gem. § 15 ArbSchG verschiedene Pflichten.

Danach sind sie verpflichtet, nach ihren Möglichkeiten sowie gemäß der Unterweisung und Weisung des Arbeitgebers für ihre Sicherheit und Gesundheit bei der Arbeit selbst Sorge zu tragen. Außerdem wird dem Gedanken der Verantwortung für das eigene Handeln und das Wohlergehen anderer Menschen dadurch Rechnung getragen, dass die Beschäftigten auch für die Sicherheit und Gesundheit der Personen zu sorgen haben, die von ihren Handlungen oder Unterlassungen bei der Arbeit betroffen sind.

Außerdem haben die Beschäftigten die ihnen zur Verfügung gestellte persönliche Schutzausrüstung bestimmungsgemäß zu verwenden und die aufgestellten Hygienemaßnahmen einzuhalten. Dies gilt insbesondere z. B. in Zeiten von Corona für das korrekte Tragen des Mund-Nasen-Schutzes über und nicht unter der Nase.

Gemäß § 16 ArbSchG haben die Beschäftigten dem Arbeitgeber oder dem zuständigen Vorgesetzten jede von ihnen festgestellte, unmittelbare erhebliche Gefahr für die Sicherheit und Gesundheit sowie jeden an den Schutzsystemen festgestellten Defekt unverzüglich zu melden.

Mitarbeiter*innen sollen gemeinsam mit dem Betriebsarzt und der Fachkraft für Arbeitssicher-

heit den Sicherheitsbeauftragten und den Arbeitgeber darin unterstützen, die Sicherheit und den Gesundheitsschutz bei der Arbeit zu gewährleisten, seine Pflichten entsprechend den behördlichen Auflagen zu erfüllen sowie Gefahren für Sicherheit und Gesundheit unverzüglich mitzuteilen. Das Gesetz geht also von einem Menschen aus, der für sich und für andere Verantwortung übernimmt und sich überlegt, wie er die Sicherheit am Arbeitsplatz für alle verbessern kann – egal, ob Führungskraft oder nicht.

Die Arbeitsstättenverordnung (ArbStättV) und andere Gesetze enthalten ebenso Einzelregelungen dazu. Gemäß § 3a ArbStättV hat der Arbeitgeber z. B. dafür zu sorgen, dass Arbeitsstätten so eingerichtet und betrieben werden, dass Gefährdungen für die Sicherheit und die Gesundheit der Beschäftigten vermieden und verbleibende Gefährdungen geringgehalten werden.

7.1.3 Arbeits- und Pausenzeiten, Urlaubsanspruch

Wie bereits oben ausgeführt, sind die Einhaltung von Arbeits-, Pausen- und Urlaubszeiten nicht nur essenziell für die Aufrechterhaltung der Gesundheit, sondern auch gesetzlich vorgeschrieben. Unabhängig von rechtlichen Vorgaben muss es ein moralisches Anliegen des Arbeitgebers sein, Krankheiten, egal welcher Art, zu verhindern.

7.1.4 Schutz der Sachen des Arbeitnehmers

Die Schutzpflichten des Arbeitgebers umfassen neben der Gesundheit auch die persönlichen Sachen der Arbeitnehmer, die entweder zur Erbringung der Arbeit notwendig oder notwendigerweise zu dieser mitgenommen werden müssen, wie z. B. Busticket, Portemonnaie, Schlüssel, Mobiltelefon etc. Der Arbeitgeber hat dafür zu sorgen, dass diese Dinge sicher und für Dritte unzugänglich aufbewahrt werden können. Hierfür können z. B. abschließbare Schränke zur Verfügung gestellt werden. Mitarbeiter erhalten für gewisse Tätigkeiten Schutz- oder Arbeitskleidung.

7.1.5 Erhöhte Fürsorgepflicht für bestimmte Arbeitnehmergruppen

Wie bereits oben ausgeführt, bestehen insbesondere für Minderjährige, Schwangere oder auch schwerbehinderte Menschen eine über das normale Maß hinausgehende Führsorgepflicht des Arbeitgebers. Im Einzelnen ist bereits oben darauf eingegangen worden.

7.1.6 Mobbing und sexuelle Belästigung

Mobbing und sexuelle Belästigungen am Arbeitsplatz kommen im Verhältnis zu anderen Branchen in der Pflege überproportional häufig vor.

Der „Stern" berichtete in seiner Online-Ausgabe (Stern, 2022) über das Risiko von Mitarbeiter*innen in der Pflege, Opfer sexueller Übergriffe zu werden, und bezog sich dabei auf eine Studie der Antidiskriminierungsstelle des Bundes (Studie, 2020). In einer weiteren Studie der Berufsgenossenschaft für Gesundheitsdienst und Wohlfahrtspflege (Heeser, 2022) berichteten mehr als 90 % der rund 1600 befragten Beschäftigten über verbale und 70 % über körperliche Gewalterlebnisse. „Tatsächlich gibt es nur wenige konkrete Zahlen zu dem tatsächlichen Ausmaß des Problems. Aber wenn man fragt, gibt es so gut wie keine einzige Frau, die nicht von Übergriffen und Belästigungen zu berichten wüsste", sagt Gabriele Tammen-Parr in einem Interview mit dem „Stern" (Stern, 2022). Die Diplom-Sozialpädagogin ist Gründerin von „Pflege in Not", einer Berliner Beratungsstelle bei Konflikten und Gewalt in der Pflege. „Sexuelle Übergriffe", so Frau Tammen-Parr, „werden erschreckenderweise oft als zum Arbeitsalltag bzw. Krankheitsbild dazu gehörend hingestellt. Da wird gerne schon mal über Täter, die sich Handgreiflichkeiten erlauben, gesagt: „Ach, der macht es immer so"rauen, die über unerwünschte Annährungsversuche klagen, wird geraten, sich doch gefälligst professionell zu benehmen und zu lernen, damit umzugehen." Den Betroffenen

werde unterstellt, entweder nicht professionell genug oder zu empfindlich zu sein. „Das führt zu noch mehr Verunsicherung und Selbstzweifel, sodass die Opfer lieber schweigen", beklagt Tammen-Parr (Stern, 2022).

Gem. § 2 Beschäftigtenschutzgesetz müssen Arbeitgeber ihre Arbeitnehmer „vor jedem vorsätzlichen, sexuell bestimmten Verhalten, das die Würde von Beschäftigten am Arbeitsplatz verletzt", schützen. Mitarbeiter, die sich falsch verhalten, müssen ermahnt, abgemahnt, versetzt oder als letzte Maßnahme gekündigt werden. Dass dies in der Praxis nicht wirklich funktioniert, zeigen die obigen Studien.

Das Gleiche gilt bei Mobbing. Sowohl die Rechtslage als auch die Probleme in der Durchsetzung des Rechts liegen ähnlich.

Verschiedene Studien, wie die „Europäische Erhebung über die Arbeitsbedingungen" (Europäische Erhebung, 2015) aus dem Jahr 2015 (die für 2020 geplante Studie musste wegen Corona nach 7 Wochen abgebrochen werden) belegen, dass Pflegekräfte im Vergleich mit anderen Branchen überdurchschnittlich häufig von Mobbing betroffen sind. Danach zeigt sich, dass 20 %, also jeder mindestens jeder 5. Mitarbeiter/Mitarbeiterin in der Pflege, schon einmal Opfer von Mobbing wurde. Dies ist fast doppelt so viel wie bei Beschäftigten anderer Berufe. Sogar die Hälfte der Pflegekräfte gab an, Mobbing beobachtet zu haben, jeder Zehnte gab zu, selbst schon einmal jemanden gemobbt zu haben.

Die Zeitschrift „Pflegen online" (Pflege online, 2020) zitiert aus einer Studie des Neuropsychiatrischen Zentrums Hamburg (NPZ) das 2019 und 2020 Pflegekräfte zum Thema Mobbing befragt hat und die erschreckenden Zahlen der EU-Studie für Deutschland nicht nur bestätigte, sondern übertraf. In der Umfrage von 2019 bestätigte sogar ein Drittel, Unstimmigkeiten bis hin zu Mobbing erlebt zu haben. Ein Viertel der Befragten sprach von echter Diskriminierung. Nur 7% des Pflegepersonals gaben an, dass Mobbing zurückgegangen wäre; die meisten Pflegekräfte gaben an, die Situation hätte sich nicht verändert, 20 % sahen sogar eine Zunahme von Mobbing.

Im Fall von Mobbing sollte man sich unverzüglich psychologische und rechtliche Hilfe holen. Nur in einem Team zusammen mit einem Rechtsanwalt und Psychologen lässt sich die Situation für den Betroffenen/die Betroffene entschärfen und lösen. Arbeitgeber sind zwar verpflichtet, alles in ihrer Macht Stehende zu tun, um der psychischen Gewalt am Arbeitsplatz entgegenzuwirken, die Realität sieht aber so aus, dass in diesen Situationen wenig bis nichts geschieht.

7.1.7 Auskunftspflichten des Arbeitgebers

Die Schutzpflicht umfasst auch eine Auskunftspflicht des Arbeitgebers. Diese ist immer dann gegeben, wenn er über Informationen verfügt, die für den Arbeitnehmer offensichtlich von Bedeutung sind, vom Arbeitgebern ohne erheblichen Aufwand zugänglich gemacht werden können und dem Arbeitnehmer/der Arbeitnehmerin ohne diese Informationen ein erheblicher Schaden droht.

Beispiel

Ein Unternehmen möchte sich von einem Mitarbeiter trennen und bietet ihm einen Aufhebungsvertrag an. Der Arbeitgeber muss den Mitarbeiter dann darauf hinweisen, dass mit dem Aufhebungsvertrag seine Ansprüche aus der betrieblichen Altersvorsorge und ggf. für eine bestimmte Zeit auch Ansprüche auf Arbeitslosengelt entfallen können. ◄

Wo genau die Grenzen der Auskunfts- und Unterrichtungspflicht laufen, ist nicht klar abzustecken. Auch in diesem Fall ist es, wie so oft, eine Frage des Einzelfalls und im Streitfall von den Gerichten zu entscheiden.

Das Bundesarbeitsgericht hat in letzter Instanz (BAG, Urteil vom 21.01.2014 – 3 AZR 807/11) die Pflicht eines Arbeitgebers abgelehnt, den Arbeitgeber über die Möglichkeit aufzuklären, einen Teil seines Gehalts in betrieblicher Altersvorsorge anzulegen. „Hinweis- und Aufklärungspflichten beruhen auf den besonderen Umständen des Einzelfalls und sind das Ergebnis einer umfassenden Interessenabwägung", erklärten die Richter.

7.1.8 Welche Vorkehrungen muss ein Arbeitgeber zum Schutz für Beschäftigte vor Corona oder anderen Pandemien/ Epidemien treffen?

Der Arbeitgeber muss alles dafür tun, dass sich Arbeitnehmer*innen bei der Ausübung ihrer Tätigkeit nicht mit Corona oder einer anderen ansteckenden Krankheit infizieren. Dazu gehört auch, dass er auf der Testung und Impfung der Belegschaft bestehen muss. Mitarbeiter brauchen nicht zu dulden, mit ungeimpften Kollegen arbeiten zu müssen. Das Gleiche gilt auch, wenn der Arbeitgeber seiner Pflicht zur Stellung entsprechender Schutzkleidung und -utensilien nicht nachkommt. Ist dies der Fall, befindet sich der Arbeitgeber in Leistungsverzug und muss auch während des Fernbleibens den vollen Lohn bezahlen. Bevor ein Arbeitnehmer/eine Arbeitnehmerin diesen Schritt geht, gilt es, sich rechtskundigen Rat einzuholen.

Ansonsten dürfen Arbeitnehmer*innen in der Pflege nicht ablehnen, mit coronainfizierten Patienten oder Bewohnern zu arbeiten; dies gehört zu ihrer originären beruflichen Tätigkeit.

7.1.9 Schutzpflichten vor Vertragsschluss und nach der Kündigung

Die Fürsorgepflicht reicht weit über das eigentliche Vertragsverhältnis hinaus. Sie erstreckt sich bereits auf die Zeit des Bewerbungsverfahrens. Auch beim Vorstellungsgespräch oder beim Rundgang durch den Betrieb hat der potenzielle Arbeitgeber die körperliche Unversehrtheit sowie den Schutz des Eigentums und aller anderen Rechte des potenziellen Mitarbeiters/der potenziellen Mitarbeiterin zu schützen. Auch nach Beendigung des Arbeitsverhältnisses darf der Arbeitgeber z. B. noch gespeicherte Daten nicht ohne Weiteres an Dritte weitergeben.

7.2 Hygiene und Schutz der Gesundheit

Hygiene ist nicht erst seit der Corona-Pandemie einer der wichtigsten Aspekte der Arbeitssicherheit. Aus diesem Grund existieren für das Gesundheitswesen eine Vielzahl von Hygienevorschriften und Gesetzen. Die wichtigsten sind:

- Arbeitsschutzgesetz
- Patientenrechtegesetz
- Infektionsschutzgesetz
- Mutterschutzgesetz
- Unfallverhütungsvorschriften
- Lebensmittel- und Bedarfsgegenständegesetz
- Strahlenschutzverordnung
- Auflagen der Berufsgenossenschaft
- Unterschiedliche Hygienevorschriften der Bundesländer
- Medizinproduktegesetz
- Richtlinien des Robert Koch-Instituts

7.2.1 Grundsätzliche Regeln zur Sauberkeit und Hygiene – der Hygieneplan

Die Regulatorien bezüglich Hygiene und Sauberkeit finden ihren Niederschlag im Hygieneplan, den jede Pflegeeinrichtung, stationär oder mobil, vorhalten muss (§§ 36 Abs. 1, 23 Abs. 5 IfSG).

Gem. § 23 Abs. 5 IfSG haben die Leiter folgender Einrichtungen sicherzustellen, dass innerbetriebliche Verfahrensweisen zur Infektionshygiene in Hygieneplänen festgelegt sind:

- Krankenhäuser
- Einrichtungen für ambulantes Operieren
- Vorsorge- oder Rehabilitationseinrichtungen
- Dialyseeinrichtungen
- Tageskliniken
- Entbindungseinrichtungen
- Behandlungs- oder Versorgungseinrichtungen, die mit den oben genannten Einrichtungen vergleichbar sind

Außerdem müssen alle voll- oder teilstationären Einrichtungen zur Betreuung und Unterbringung älterer, behinderter oder pflegebedürftiger Menschen oder vergleichbare Einrichtungen, die nicht unter die Aufzählung des § 23 Abs. 5 IfSG fallen, in Hygieneplänen innerbetriebliche Verfahrensweisen zur Infektionshygiene festlegen. Genau wie die anderen Einrichtungen unterliegen sie der infektionshygienischen Überwachung durch das Gesundheitsamt. Die infektionshygienische Überwachung von ambulanten Pflegediensten, die ambulante Intensivpflege in Einrichtungen, Wohngruppen oder sonstigen gemeinschaftlichen Wohnformen erbringen, erstreckt sich auch auf Orte, an denen die Intensivpflege erbracht wird. Die ambulanten Pflegedienste haben dem Gesundheitsamt auf dessen Anforderung die Namen und Kontaktdaten der von ihnen versorgten Personen und der vertretungsberechtigten Personen mitzuteilen.

Die Landesregierungen können gem. § 23 Abs. 5 IfSG darüber hinaus durch Rechtsverordnung vorsehen, dass Leiter von Zahnarztpraxen sowie Leiter von Arztpraxen und Praxen sonstiger humanmedizinischer Heilberufe, in denen invasive Eingriffe vorgenommen werden, sicherzustellen haben, dass innerbetriebliche Verfahrensweisen zur Infektionshygiene in Hygieneplänen festgelegt sind. Diese Einrichtungen können durch das Gesundheitsamt infektionshygienisch überwacht werden.

Die Landesregierungen haben außerdem für Krankenhäuser, Einrichtungen für ambulantes Operieren, Vorsorge- oder Rehabilitationseinrichtungen, in denen eine den Krankenhäusern vergleichbare medizinische Versorgung erfolgt, sowie für Dialyseeinrichtungen und Tageskliniken die jeweils erforderlichen **Maßnahmen zur Verhütung, Erkennung, Erfassung und Bekämpfung von nosokomialen Infektionen und Krankheitserregern mit Resistenzen** geregelt. Diese beinhalten insbesondere:

- hygienische Mindestanforderungen an Bau, Ausstattung und Betrieb der Einrichtungen
- Bestellung, Aufgaben und Zusammensetzung einer Hygienekommission
- die erforderliche personelle Ausstattung mit Hygienefachkräften und Krankenhaushygie-

nikern und die Bestellung von Hygienebeauftragten

- Aufgaben und Anforderungen an Fort- und Weiterbildung der in der Einrichtung erforderlichen Hygienefachkräfte, Krankenhaushygieniker und hygienebeauftragten Ärzte
- die erforderliche Qualifikation und Schulung des Personals hinsichtlich der Infektionsprävention
- Strukturen und Methoden zur Erkennung von nosokomialen Infektionen und resistenten Erregern und zur Erfassung im Rahmen der ärztlichen und pflegerischen Dokumentationspflicht
- die zur Erfüllung ihrer jeweiligen Aufgaben erforderliche Einsichtnahme für Hygienefachkräfte, Krankenhaushygieniker und hygienebeauftragten Ärzte in Akten der jeweiligen Einrichtung einschließlich der Patientenakten
- die Information des Personals über Maßnahmen, die zur Verhütung und Bekämpfung von nosokomialen Infektionen und Krankheitserregern mit Resistenzen erforderlich sind
- die klinisch-mikrobiologisch und klinisch-pharmazeutische Beratung des ärztlichen Personals
- die Information von aufnehmenden Einrichtungen und niedergelassenen Ärzten bei der Verlegung, Überweisung oder Entlassung von Patienten über Maßnahmen, die zur Verhütung und Bekämpfung von nosokomialen Infektionen und von Krankheitserregern mit Resistenzen erforderlich sind

7.2.2 Anforderungen an den Hygieneplan

Der Inhalt der Hygienemaßnahmen und -pläne basiert auf den Empfehlungen der Kommission für Krankenhaushygiene und Infektionsprävention (KRINKO) des Robert Koch-Instituts.

Gemäß § 23 Abs. 1 Infektionsschutzgesetz (IfSG) erstellt die KRINKO Empfehlungen zur Prävention nosokomialer Infektionen sowie zu betrieblich-organisatorischen und baulich-funktionellen Maßnahmen der Hygiene in Kran-

kenhäusern und anderen medizinischen Einrichtungen. Die Empfehlungen der Kommission werden unter Berücksichtigung aktueller infektionsepidemiologischer Auswertungen stetig weiterentwickelt und vom Robert Koch-Institut veröffentlicht.

Liste der aktuell gültigen KRINKO-Empfehlungen (Stand 03.02.2022):

- Impfungen von Personal in medizinischen Einrichtungen in Deutschland (2021)
- Anforderungen an die Infektionsprävention bei der medizinischen Versorgung von immunsupprimierten Patienten (2021)
- Surveillance von nosokomialen Infektionen (2020)
- Anforderungen der Hygiene an abwasserführende Systeme in medizinischen Einrichtungen (2020)
- Hygienemaßnahmen bei Clostridioides difficile-Infektion (CDI) (2019)
- Gefäßkatheter-assoziierte Infektionen bei Früh- und Neugeborenen (2018)
- Prävention der Infektion durch Enterokokken mit speziellen Antibiotikaresistenzen (2018)
- Prävention postoperativer Wundinfektionen (2018)
- Prävention von Infektionen, die von Gefäßkathetern ausgehen (2017)
- Händehygiene in Einrichtungen des Gesundheitswesens (2016)
- Infektionsprävention im Rahmen der Pflege und Behandlung von Patienten mit übertragbaren Krankheiten (2015)
- Kapazitätsumfang für die Betreuung medizinischer Einrichtungen durch Krankenhaushygieniker (2016)
- Katheter-assoziierte Harnwegsinfektionen (2015)
- Prävention und Kontrolle von MRSA (2014)
- Prävention der nosokomialen beatmungsassoziierten Pneumonie (2013)
- Hygienemaßnahmen bei Infektion oder Besiedlung mit multiresistenten gramnegativen Stäbchen (MRGN) (2012)
- Aufbereitung von Medizinprodukten (2012)
- Hygiene bei Punktionen und Injektionen (2021)

- Personelle und organisatorische Voraussetzungen für die Prävention nosokomialer Infektionen (2009)
- Prävention nosokomialer Infektionen bei Frühgeborenen (2007)
- Infektionsprävention in Heimen (2005)
- Reinigung und Desinfektion von Flächen (2004)
- Anforderungen an dezentrale Desinfektionsmittel-Dosiergeräte (2004)
- Ausbruchsmanagement und strukturiertes Vorgehen bei gehäuftem Auftreten nosokomialer Infektionen (2002)
- Anforderungen der Hygiene an die baulich-funktionelle Gestaltung und apparative Ausstattung von Endoskopieeinheiten (2002)

Hygieneplan und Infektionspräventionskonzept

Für Krankenhäuser hat die KRINKO die „Richtlinie für Krankenhaushygiene und Infektionsprävention" publiziert. Diese Richtlinie ist sehr umfangreich und umfasst alle Bereiche des Krankenhausalltags. Die folgende Gliederung gibt einen Überblick über die behandelten Themenkomplexe. Ein detailliertes Eingehen auf die einzelnen Punkte würde jedoch den Rahmen dieses Buches sprengen.

Mit der stetig steigenden Lebenserwartung nimmt auch die Zahl von Personen mit chronischen Krankheiten, Abwehrschwäche und Behinderungen mit den Folgen von Multimorbidität und Pflegebedürftigkeit zu. Die mit der Gesundheitsstrukturreform zudem einhergehende frühere Verlegung noch betreuungsbedürftiger Personen aus Einrichtungen der Akutversorgung in Nachsorgeeinrichtungen, Heime oder nach Hause hat es für die KRINKO notwendig erscheinen lassen, für diese Personengruppen vor dem Hintergrund sehr unterschiedlicher Qualifikationen der Betreuer (Ärzte, Kranken- und Altenpflegepersonal, angelerntes Personal) wie auch unterschiedlicher Betreuungsorte (Langzeitpflege, Altenheime, häusliche Pflege, betreutes Wohnen) dieser Entwicklung durch eine eigene Darstellung der infektionspräventiven Erfordernisse Rechnung zu tragen. Hierzu wurde die KRINKO-Empfehlung „Infektionsprävention in Heimen" erstellt.

Gemäß Punkt 4.5 dieser Empfehlung sind folgende Aspekte bei der Erstellung eines solchen Hygieneplans zu berücksichtigen:

- Analyse der einrichtungsspezifischen Infektionsgefahren (Risikoanalyse) in den verschiedenen Bereichen
- Bewertung dahingehend, bei welchen Risiken risikominimierende Maßnahmen erforderlich sind
- Festlegung konkreter Maßnahmen zur Risikominimierung
- Methoden zur Überwachung der Einhaltung der Risikominimierungsmaßnahmen mit einem vertretbaren Aufwand
- Festlegung von Zeitabschnitten, nach denen die Effizienz und Aktualität des Hygieneplans überprüft werden
- Festlegung von Einzelheiten der Dokumentation des Hygieneplans und Schulung der Beteiligten

Der Hygieneplan sollte, so die KRINKO-Empfehlung weiter, durch ein in unterschiedlichen Bereichen der Einrichtung tätiges Team (Hygienekommission), ggf. unter Einbeziehung des örtlichen Gesundheitsamts, erstellt werden, wobei auf schon bestehende und bewährte Hygienepläne zurückgegriffen werden kann. Dabei wurde vom Gesetzgeber erkannt, dass „aufgrund der Unterschiedlichkeit der betroffenen Einrichtungen (...) an die Hygienepläne unterschiedliche Anforderungen zu stellen sind". Eine beispielhafte Aufstellung von Themen und Inhalten eines Hygieneplans befindet sich im Anhang der KRINKO-Empfehlung.

Ein die Einrichtung umfassendes Infektionspräventionskonzept ist auch Teil des Qualitätsmanagements. Im § 135a des SGB V wird zum Qualitätsmanagement ausgeführt:

> „Die Leistungserbringer sind zur Sicherung und Weiterentwicklung der Qualität der von ihnen erbrachten Leistungen verpflichtet. Die Leistungen müssen dem jeweiligen Stand der wissenschaftlichen Erkenntnisse entsprechen und in der fachlich gebotenen Qualität erbracht werden."

Vertragsärzte, medizinische Versorgungszentren, zugelassene Krankenhäuser, Erbringer von Vorsorgeleistungen oder Rehabilitationsmaßnahmen und Einrichtungen, mit denen ein Versorgungsvertrag nach § 111a besteht, sind nach § 136a, 136b, 137 und 137d verpflichtet,

- sich an einrichtungsübergreifenden Maßnahmen der Qualitätssicherung zu beteiligen, die insbesondere zum Ziel haben, die Ergebnisqualität zu verbessern und
- einrichtungsintern ein Qualitätsmanagement einzuführen und weiterzuentwickeln.

Dies kann dadurch sichergestellt werden, dass Alten- und Pflegeheime

- über ausgebildetes Fachpersonal verfügen (Kat. IV),
- Hygienepersonal beschäftigen (Kat. III),
- geeignete Maßnahmen zur Infektionsprävention festlegen (Hygieneplan) (Kat. IV [42]),
- eine „Hygienekommission"/ggf. einen „Qualitätszirkel Infektionsprävention" einrichten (Kat. III).

Auch gemäß § 114 Abs. 2 SGB XI ist im Rahmen des Qualitätsmanagements zu prüfen, ob die Versorgung der Pflegebedürftigen den Empfehlungen der Kommission für Krankenhaushygiene und Infektionsprävention nach § 23 Absatz 1 des Infektionsschutzgesetzes entspricht.

7.2.3 Grundlegende Hygienemaßnahmen

Für die verschiedenen Anliegen der Pflege sind Pflegestandards auf der Basis der Empfehlungen der einschlägigen Fachgesellschaften zu erstellen.

Was muss im Hygieneplan stehen?
Wie bereits oben ausgeführt, ist der Hygieneplan immer Ausfluss einer Individuellen Risikoanalyse. Aus diesem Grund kann es keinen *Pars-pro-totum*-Plan geben. Schon die Aufzählung der Einrichtungen in § 36 IfSG zeigt, wie unter-

schiedlich Hygienepläne z. B. auf einer Intensivstation, in einer Kinderkrippe, einer Obdachlosenunterkunft oder einer Justizvollzugsanstalt bezüglich ihrer Inhalte zu gestalten sind.

Bei Hygieneplänen handelt es sich um Maßnahmen zur Umsetzung des IfSG, und dies ist ob der verfassungsmäßigen Zuordnung in Art. 83 und 84 GG Sache der Länder. Entsprechend sind in zahlreichen Gesundheitsämtern Vorlagen für Rahmen- oder Musterhygienepläne erarbeitet worden bzw. können von dort den Anwendern zur Verfügung gestellt werden.

Im Weiteren wird aber exemplarisch auf zwei besonders wichtige Punkte eingegangen werden:

- die Handhygiene
- die Schutzkleidung

Der folgende Text zeigt, wie umfassend Hygiene vom Gesetzgeber verstanden wird.

Händehygiene
Unter Punkt 5.1. der „Infektionsprävention für Heime" ist die besondere Rolle der Hände des Personals bei der Übertragung von Infektionserregern unbestritten. Danach gilt die Händehygiene übereinstimmend als die entscheidende Maßnahme der Infektionsprävention. Im Rahmen des heiminternen Qualitätsmanagements ist sicherzustellen, dass bei allen pflegerischen Maßnahmen Möglichkeiten zur hygienischen Händedesinfektion gegeben sind. Für die Händehygiene gelten grundsätzlich die gleichen Anforderungen wie im Krankenhaus.

Die „hygienische Händedesinfektion" ist nach KRINKO-Empfehlung insbesondere in folgenden Situationen erforderlich (alle Kat. IB):

- vor Tätigkeiten, die aseptisches Arbeiten erfordern (z. B. Bereitstellung von Infusionen, Zubereitung von Medikamenten)
- vor invasiven Maßnahmen, auch wenn dabei Handschuhe, ob steril oder unsteril, getragen werden (z. B. Anlage von Blasenkatheter, Punktion)
- vor Kontakt mit Bewohnern, die im besonderen Maße infektionsgefährdet sind (z. B. Immunsupprimierte)

- vor und nach Kontakt mit Körperbereichen, die vor Kontamination geschützt werden müssen (z. B. Wunden beim Verbandswechsel, Manipulationen an Venen-/Blasenkatheter, Tracheostoma, Infusionsbesteck)
- nach Kontakt mit Blut, Exkreten oder Sekreten, z. B. Drainageflüssigkeit, nach Kontakt mit infizierten oder kolonisierten Bewohnern, von denen Infektionen ausgehen können oder die mit Erregern von besonderer hygienischer Bedeutung besiedelt sind (z. B. MRSA)
- nach Kontakt mit potenziell kontaminierten Gegenständen, Flüssigkeiten oder Flächen (z. B. Urinsammelsysteme, Absauggeräte, Trachealtuben, Drainagen, Schmutzwäsche)
- und nach Ablegen von Einmalhandschuhen bei tatsächlichem oder möglichem Erregerkontakt oder nach sichtbarer Verunreinigung

Noch ausführlicher ist die Richtlinie „Krankenhaushygiene". Sie unterscheidet zwischen der hygienischen und der chirurgischen Händereinigung. Dieser Punkt wird im Folgenden exemplarisch den Anforderungen an Heime gegenübergestellt.

Hände und Haut
Bei der Händedesinfektion ist zu unterscheiden zwischen der hygienischen Händedesinfektion und der chirurgischen Händedesinfektion. Beide dienen unterschiedlichen Zwecken und werden in unterschiedlicher Weise durchgeführt. Ein für die hygienische Händedesinfektion empfohlenes Mittel ist nicht unbedingt auch für die chirurgische Händedesinfektion geeignet und umgekehrt.

Die Händedesinfektionsmittel sollten in Gefäßen bereitgehalten werden, denen die zur Desinfektion benötigte Menge entnommen werden kann, ohne sie mit den Händen berühren zu müssen (z. B. Betätigung mit Hilfe des Fußes oder Ellenbogens). Die Desinfektionsmittelspender sollten sich möglichst über einer Auffangwanne (z. B. Waschbecken) befinden.

Hygienische Händedesinfektion
Durch die hygienische Händedesinfektion sollen diejenigen Keime unschädlich gemacht werden, die durch Kontakt mit mikrobiell kontaminierten

Objekten u. Ä. auf die Oberfläche der Haut gelangt sind. Da die Händedesinfektion immer von unsicherem Erfolg ist, sollten mit Krankheitserregern kontaminierte Objekte bzw. kontaminierte Bereiche möglichst nicht mit bloßen Händen angefasst werden. Wenn irgend möglich, sollten hierbei keimdichte Schutzhandschuhe getragen und (oder) Hilfsmittel wie Zangen, Pinzetten oder Spatel verwendet werden.

Kontaminierte Hände dürfen erst nach ihrer Desinfektion mit Wasser und Seife gereinigt werden. Zur hygienischen Händedesinfektion sollten vornehmlich Mittel auf der Wirkstoffbasis von Alkoholen verwendet werden, bei Viruskrankheiten bevorzugt Chloramin T. Wirkungsbereich: A, AB (nur Chloramin T). Das Desinfektionsmittel wird zunächst in die hohle Hand gegeben und anschließend über die Hände verteilt. Die Hände sind die erforderliche Zeit lang mit dem Desinfektionsmittel gründlich zu benetzen und gegeneinander zu reiben. Besondere Sorgfalt ist auf die Desinfektion der Fingerkuppen und des Nagelfalzes zu verwenden. Die für die Händedesinfektion empfohlenen Mengen an Desinfektionsmitteln sind als Mindestmengen anzusehen. Dem auf den Händen verteilten Desinfektionsmittel darf Wasser erst nach Ablauf der für die Desinfektion vorgeschriebenen Einwirkungszeit zugesetzt werden.

Wurden die Hände sichtbar oder merklich mit keimhaltigen Ausscheidungen (Eiter, Sputum, Stuhl, Exsudat) u. Ä. kontaminiert, so sind die beschmutzten Stellen vor der eigentlichen Händedesinfektion mit einem Zellstoff- oder Wattebausch zu reinigen, der mit dem Desinfektionsmittel angefeuchtet wurde. Die hygienische Händedesinfektion ist dann zweimal nacheinander durchzuführen, ehe mit der Reinigung der Hände begonnen wird.

An die hygienische Händedesinfektion schließt sich in der Regel eine Reinigung der Hände mit Wasser und Seife an. Jedem Mitarbeiter sollte ein Handtuch zur Verfügung stehen, das nur für seinen persönlichen Gebrauch bestimmt ist, sofern nicht Einmalhandtücher oder Handtuch-Rollautomaten verwendet werden.

Chirurgische Händedesinfektion
Durch die chirurgische Händedesinfektion sollen nicht nur die an der Oberfläche der Haut befindli-

chen Keime unschädlich gemacht werden, sondern auch diejenigen Keime, die in der Haut (z. B. in Haarbälgen, Talg- und Schweißdrüsen) angesiedelt sind.

Zur chirurgischen Händedesinfektion sind vornehmlich Mittel auf der Wirkstoffbasis von Alkoholen zu verwenden. Die Mittel sollten mindestens 80 Vol.-% Äthanol, 70 Vol.-% iso-Propanol, 60 Vol.-% n-Propanol oder Gemische dieser Alkohole entsprechender Wirksamkeit enthalten. Der Alkohol muss frei von bakteriellen Sporen sein.

Die chirurgische Händedesinfektion umfasst zwei Verfahrensschritte. Die Haut muss zunächst durch Reinigungsmittel von dem an der Oberfläche befindlichen Schmutz befreit werden; anschließend wird die Haut mit einem Desinfektionsmittel behandelt. Für Reinigung und Desinfektion können zwei verschiedene Mittel (zunächst Seife, anschließend Desinfektionsmittel) oder sog. Kombinationspräparate (Desinfektionsmittel, die Seifen enthalten) verwendet werden.

Es ist nicht möglich, die lebende Haut bis zur Sterilität zu entkeimen, da die zur Händedesinfektion verwendbaren Mittel nur eine geringe Tiefenwirkung besitzen.

Schutzkleidung

Punkt 5.2 der KRIKO-Empfehlung behandelt die Schutzkleidung im Sinne der TRBA 250. Danach ist Schutzkleidung jede Kleidung, die dazu bestimmt ist, Beschäftigte vor schädigenden Einwirkungen bei der Arbeit oder deren Arbeits- oder Privatkleidung vor der Kontamination durch biologische Arbeitsstoffe zu schützen; sie muss dem Personal zur Verfügung gestellt werden. Durch Schutzkleidung (z. B. Überkittel, Handschuhe und Mund-Nasen-Schutz) soll außerdem eine Weiterverbreitung von Krankheitserregern vermieden werden.

Die Auswahl der Schutzkleidung richtet sich nach

- der Art der pflegerischen/ärztlichen Tätigkeit und dem damit verbundenen Kontaminationsrisiko,
- der Pathogenität (ggf. auch Resistenz) eines Keimes und dessen Übertragungsweges.

Daraus ergeben sich für die Schutzkleidung folgende Empfehlungen:

- Mund-Nasen-Schutz anlegen, wenn mit einer Exposition gegenüber infektiösen Aerosolen zu rechnen ist (z. B. Absaugen tracheostomierter Bewohner) (Kat. IV)
- Handschuhe anlegen, wenn eine Exposition gegenüber Blut, Sekreten oder Exkreten möglich ist (z. B. Verbandswechsel, Umgang mit Urindrainagesystemen) (Kat. IV)
- Schürzen anlegen, wenn eine Kontamination der Berufskleidung der Körpervorderseite durch Blut, Sekrete oder Exkrete wahrscheinlich ist (z. B. Umgang mit Urindrainagesystemen, Wundversorgung) (Kat. IV)
- Schutzkittel (langer Arm mit Bündchen), wenn mit Kontamination der Arme und der Kleidung durch Krankheitserreger zu rechnen ist (z. B. Pflegemaßnahmen bei Bewohnern mit Diarrhö, Versorgung größerer infizierter Wunden oder resistenter Keime) (Kat. IV). In diesen Fällen ist die Schutzkleidung bewohnerbezogen zu verwenden.

Besteht die Möglichkeit der Kontamination der Arbeitskleidung, ist sie nach einem Urteil des VGH Mannheim vom 23.07.2020 wie Schutzkleidung zu behandeln und muss deswegen vom Arbeitgeber selbst oder einer zertifizierten Reinigung gewaschen werden.

▶ Schutzkleidung muss grundsätzlich vom Arbeitgeber gereinigt werden.

In einer Entscheidung kam der VGH Baden-Württemberg (Urteil vom 23.07.2020 – 6 S 1589/18) zu der Auffassung, dass die im Hygieneplan des Klägers getroffene Regelung, wonach die Beschäftigten die Arbeitskleidung selbst zu waschen haben, gegen § 9 Abs. 3 Nr. 5 BioStoffV verstößt. Danach hat der Arbeitgeber Schutzausrüstung und Schutzkleidung zu reinigen und zu warten.

Das VG hat dabei in seinem Urteil auf den Hygieneplan des Klägers abgestellt, der bei allen am Bewohner durchgeführten pflegerischen Tätigkeiten Schutzkleidung (Einwegschürzen) vorschreibt.

Diese überdeckt jedoch die Arbeitskleidung nicht lückenlos, sondern lässt Ärmel vollständig und die Hosen im unteren Bereich frei. Damit liegt auf der Hand, dass jederzeit – auch bei Tragen der Einwegschürze – eine Kontamination der Kleidung des Beschäftigten möglich ist.

Zudem sahen die Richter einen Verstoß gegen § 9 Abs. 3 Nr. 6 BioStoffV, weil der Arbeitgeber nicht die Voraussetzungen dafür geschaffen hatte, dass die persönliche Schutzausrüstung einschließlich Schutzkleidung beim Verlassen des Arbeitsplatzes sicher abgelegt und getrennt von anderen Kleidungsstücken aufbewahrt werden kann. Im Hygieneplan findet sich hierzu lediglich der Hinweis, dass die Kleidung in der Regel jeden zweiten Tag gewechselt wird und bei 60 Grad waschbar sein bzw. bei „mind. 60 Grad" aufbereitet werden muss. Abschließend wies der VGH noch darauf hin, dass unabhängig vom Vorliegen einer potenziellen Gefährdung der pflegebedürftigen Menschen die hygienerechtliche Anordnung der Beklagten bereits deshalb gerechtfertigt war, weil die Mitarbeiter gar nicht in der Lage gewesen seien, sicherzustellen, dass die einschlägigen Hygieneanforderungen eingehalten werden könnten. Es sei schlichtweg nicht möglich zu gewährleisten, dass die Beschäftigten die Arbeitskleidung bei 60 Grad in der häuslichen Waschmaschine waschen. Bei dieser Sichtweise konnte der Arbeitgeber seine Aufsichtspflicht in diesem sensiblen Hygienebereich nicht hinreichend wahrnehmen. Er vertraute lediglich auf die ordnungsgemäße Reinigung durch seine Beschäftigten. Das aber reiche nicht aus.

7.3 Krankheit und Pflege

7.3.1 Was ist im Krankheitsfall zu tun – Pflichten des Arbeitnehmers/der Arbeitnehmerin

Im Falle einer Krankheit hat der Arbeitnehmer/die Arbeitnehmerin bestimmte Pflichten unbedingt einzuhalten. Ansonsten drohen arbeitsrechtliche Konsequenzen bis hin zur Abmahnung und/oder Gehaltszahlungsstopp.

Welche Pflichten hat der Arbeitnehmer?
Die erste Pflicht, die sogenannte Anzeigepflicht, besteht darin, zunächst einmal die Arbeitsunfähigkeit und deren voraussichtliche Dauer unverzüglich (d. h. ohne schuldhaftes Zögern) mitzuteilen (§ 5 Abs. 1 S. 1 EntgFG). Das bedeutet ganz konkret, dass der Arbeitnehmer/die Arbeitnehmerin am ersten Tag, *vor* Beginn der Arbeitszeit, den Arbeitgeber benachrichtigen muss. Da der Zweck der Anzeigepflicht ist, den Arbeitgeber in die Lage zu versetzen, personell reagieren zu können. Deshalb ist es für den Arbeitgeber wichtig, so früh wie möglich von dem bevorstehenden Nichterscheinen zu erfahren, denn nun müssen für die Pflege andere Kolleg*innen kontaktiert werden, um die Versorgung der Patienten zu gewährleisten. Auf keinen Fall darf der Arbeitnehmer/die Arbeitnehmerin zunächst den Arztbesuch abwarten und dann erst den Arbeitgeber informieren, wenn die Schicht schon längst begonnen hat.

Eine bestimmte Form für die Mitteilung ist nicht vorgeschrieben. Die Krankmeldung kann telefonisch oder z. B. per E-Mail etc. erfolgen. Allerdings trägt der Arbeitnehmer im Falle einer gerichtlichen Auseinandersetzung die Beweislast dafür, dass er sich krankgemeldet hat. Es empfiehlt sich also, nach telefonischer Meldung eine kurze E-Mail hinterherzuschicken.

Wichtig ist, dass grundsätzlich keine Verpflichtung des Arbeitnehmers/der Arbeitnehmerin besteht, die Art der Erkrankung mitzuteilen. Etwas anderes gilt lediglich für meldepflichtige bzw. ansteckende Krankheiten (vgl. AG Mannheim, Urteil vom 12.01.2011 – Ca 310/99).

Eng verknüpft mit der Anzeigepflicht ist die Nachweispflicht des Arbeitnehmers. Diese beinhaltet, dass eine ärztliche Bescheinigung über die Arbeitsunfähigkeit beim Arbeitgeber vorgelegt werden muss. Das Gesetz (§ 5 Abs. 1 S. 2 EntgFG) bestimmt, dass diese spätestens am vierten Tag zu geschehen hat, wenn die Arbeitsunfähigkeit länger als drei Kalendertage dauert (§ 5 Abs. 1 S. 2 EntgFG). Im Arbeitsvertrag oder anderen Vereinbarungen (z. B. Betriebsvereinbarung) kann eine andere Frist vereinbart werden. Nicht selten wird der Arbeitnehmer/die Arbeitnehmerin verpflichtet, das ärztliche Attest bereits ab dem ersten Tag beizubringen (§ 5 Abs. 1 S. 3 EntgFG). Hierzu ist er

auch ohne Angabe von Gründen berechtigt (vgl.
BAG, Urteil vom 14.11.2012 – 5 AZR 886/11).

Dauert die Arbeitsunfähigkeit länger als in der
Bescheinigung angegeben, ist der Arbeitnehmer
verpflichtet, eine neue ärztliche Bescheinigung
vorzulegen (§ 5 Abs. 1 S. 4 EntgFG).

Die Verpflichtung, auch dann den Arbeitsun-
fähigkeitsnachweis eines Arztes beim Arbeitgeber vorzulegen, fällt auch nicht dadurch weg,
dass nach sechs Wochen die Entgeltfortzahlung
nicht mehr durch den Arbeitgeber erfolgt.

**Was passiert bei Nichtbefolgung der
Pflichten?**
Kommt der Arbeitnehmer seiner Informations-
und Nachweispflicht nicht nach, hat dies in der
Regel unangenehme Folgen. In diesem Fall ist
der Arbeitgeber nämlich berechtigt, die Fortzah-
lung des Arbeitsentgelts zu verweigern (§ 7
Abs. 1 Nr. 1 EntgFG). Allerdings verliert der Mitarbeiter nicht endgültig seinen Anspruch auf
Lohnfortzahlung. Das Leistungsverweigerungs-
recht ist nur vorübergehend. Reicht der Arbeitnehmer die Bescheinigung nach, muss der Arbeitgeber für diesen Zeitraum die Zahlung
nachholen. Der Arbeitgeber kann allerdings bei
Zweifeln an der Arbeitsunfähigkeit des Arbeitnehmers verlangen, dass die Krankenkasse eine
gutachterliche Stellungnahme beim Medizinischen Dienst der Krankenversicherung (MDK)
zur Überprüfung der Arbeitsunfähigkeit einholt
(§ 275 Abs. 1a S. 3 SGB V).

Die Krankenkassen sind gem. § 275 Abs. 1
SGB V in den gesetzlich bestimmten Fällen –
oder wenn es nach Art, Schwere, Dauer oder
Häufigkeit der Erkrankung oder nach dem Krankheitsverlauf erforderlich ist – verpflichtet, zur
Beseitigung von Zweifeln an der Arbeitsunfähigkeit eine gutachtliche Stellungnahme des Medizinischen Dienstes einzuholen. Zweifel an der Arbeitsunfähigkeit sind insbesondere in Fällen
anzunehmen, in denen Versicherte

- „auffällig häufig" oder „auffällig häufig nur
  für kurze Dauer" arbeitsunfähig sind oder
- der Beginn der Arbeitsunfähigkeit häufig auf
  einen Arbeitstag am Beginn oder am Ende einer Woche fällt oder

- die Arbeitsunfähigkeit von einem Arzt festgestellt worden ist, der durch die Häufigkeit der
  von ihm ausgestellten Bescheinigungen über
  Arbeitsunfähigkeit auffällig geworden ist.

Der gesetzliche Katalog ist allerdings nicht
abschließend. Zweifel können sich auch durch
eine angekündigte Krankheit oder Postings in
den sozialen Netzwerken ergeben. Die Krankenkasse kann, trotz Aufforderung durch den Arbeitgeber von einer Beauftragung des Medizinischen
Dienstes absehen, wenn sich die medizinischen
Voraussetzungen der Arbeitsunfähigkeit eindeutig aus den der Krankenkasse vorliegenden ärztlichen Unterlagen ergeben.

Beweislast
Die ordnungsgemäß ausgestellte Arbeitsunfähigkeitsbescheinigung hat einen hohen Beweiswert.
Sie ist der gesetzlich vorgesehene und damit
wichtigste Beweis für die krankheitsbedingte Arbeitsunfähigkeit. Der Beweiswert ergibt sich aus
der Lebenserfahrung; der Tatrichter kann normalerweise den Beweis der Erkrankung als erbracht
ansehen, wenn der Arbeitnehmer im Rechtsstreit
eine solche Bescheinigung vorlegt (BAG Urteil
vom 19. Februar 1997 – 5 AZR 83/96).

Der Arbeitgeber, der eine ärztliche Arbeitsunfähigkeitsbescheinigung nicht gelten lassen will,
muss im Rechtsstreit Umstände darlegen und beweisen, die zu ernsthaften Zweifeln an der be-
haupteten krankheitsbedingten Arbeitsunfähigkeit Anlass geben. Das entspricht der ständigen
Rechtsprechung des BAG (vgl. nur BAG Urteil
vom 19. Februar 1997 – 5 AZR 83/96 m. w. N.).

Die Arbeitsunfähigkeitsbescheinigung dient
dem außerprozessualen und prozessualen Nachweis der Arbeitsunfähigkeit. Sie hat keine an-
spruchsbegründende Bedeutung (BAG Urt. vom
27. 8. 1971 – 1 AZR 107/71 – AP Nr. 1 zu § 3
LohnFG; BAG Urt. vom 23. 1. 1985 – 5 AZR
592/82 – BAG 48, 11 = AP Nr. 63 zu § 1 LohnFG
[I 3 der Gründe]; BAG Urt. vom 12. 6. 1996 – 5
AZR 960/94 – AP Nr. 4 zu § 611 BGB Werkstu-
dent [III 1 der Gründe]).

Das BAG hat weiter entschieden (BAG Urteil
vom 19. Februar 1997 – 5 AZR 83/96), dass eine
von einem ausländischen Arzt im Ausland ausge-

stellten Arbeitsunfähigkeitsbescheinigung im Allgemeinen der gleiche Beweiswert wie einer von einem deutschen Arzt ausgestellten Bescheinigung zukommt. Die Bescheinigung muss jedoch erkennen lassen, dass der ausländische Arzt zwischen einer bloßen Erkrankung und einer mit Arbeitsunfähigkeit verbundenen Krankheit unterschieden und damit eine den Begriffen des deutschen Arbeits- und Sozialversicherungsrechts entsprechende Beurteilung vorgenommen hat (BAG 48, 115 = AP Nr. 4 zu § 3 LohnFG). An dieser Rechtsprechung ist festzuhalten, soweit es sich um Arbeitsunfähigkeitsbescheinigungen aus nicht der Europäischen Gemeinschaft angehörigen Staaten handelt (BAG Urteil vom 19. Februar 1997 – 5 AZR 83/96).

Hat der Arbeitgeber Zweifel an der Richtigkeit der krankheitsbedingten Arbeitsunfähigkeit und will deshalb die ärztliche Bescheinigung nicht gelten lassen, muss nach der Rechtsprechung des Bundesarbeitsgerichts (BAG, Urteil vom 19.02.1997 – 5 AZR 83/96) der Arbeitnehmer die Krankheit durch einen Vertrauensarzt bestätigen lassen.

7.3.2 Langzeiterkrankungen/ psychische Erkrankungen

Insbesondere psychische Erkrankungen können zu langen Fehlzeiten führen. Psychische Erkrankungen wie Psychovegetatives Erschöpfungssyndrom (PVEZ bzw. PVESE), Depressionen oder Burn-out treten immer häufiger auf, weil sich zum einen Arbeitnehmer*innen selbst immer mehr unter Druck setzen und unter Druck gesetzt werden, z. B. wegen Personalmangels. Kommt dann noch eine unvorhergesehene Extremsituation wie etwa Covid-19 als zusätzliche Belastung hinzu, ist die Situation in vielen Teilen der Pflege schlichtweg nicht mehr tragbar.

Unabhängig davon, dass solche Erkrankungen in der Regel schleichend kommen, machen sie sich oft schon im Vorfeld durch einen kontinuierlichen Leistungsabfall bemerkbar. In einem solchen Fall ist der Vorgesetzte verpflichtet, im Rahmen seiner Sorgfaltspflicht ein Gespräch zu suchen und den Arbeitnehmer zu bewegen, sich in eine medizinische Behandlung zu begeben. Sollte vom Arbeitnehmer aufgrund seiner Krankheit eine Gefahr für sich und andere ausgehen, ist ein entschlossenes Handeln ohnehin unumgänglich.

7.3.3 Arbeitsunfall – gesetzliche Unfallversicherung

Kommt es zu Unfällen und Gesundheitsschäden, die in einem direkten oder mittelbaren Zusammenhang mit der Arbeit stehen, werden die Folgen vor allem finanziell in gewissen Umfang durch die gesetzliche Unfallversicherung aufgefangen. Diesen wichtigen Teil des deutschen Sozialversicherungssystems gibt es bereits seit Ende des 19. Jahrhunderts.

Aufgaben der gesetzlichen Unfallversicherung
Der Gesetzgeber hat mit dem Sozialgesetzbuchs VII eine gesetzliche Unfallversicherung eingesetzt, die sich sowohl präventiv als auch um die Folgen solcher Unfälle kümmert. Aufgabe der Unfallversicherung ist es, mit allen geeigneten Mitteln Arbeitsunfälle und Berufskrankheiten sowie arbeitsbedingte Gesundheitsgefahren zu verhüten. Darüber hinaus soll sie nach Eintritt von Arbeitsunfällen oder Berufskrankheiten die Gesundheit und die Leistungsfähigkeit der Versicherten mit allen geeigneten Mitteln wiederherstellen und sie oder ihre Hinterbliebenen durch Geldleistungen entschädigen.

Was sind Arbeitsunfälle?
Arbeitsunfälle sind gem. § 8 SGB VII Unfälle von Beschäftigten (§ 2 SGB VII), die bei der Ausübung ihrer (versicherten) Tätigkeit, in diesem Fall der Pflege, passieren. Nach § 8 Abs. 1 S. 2 SGB VII sind Unfälle zeitlich begrenzte, von außen auf den Körper einwirkende Ereignisse, die zu einem Gesundheitsschaden oder zum Tod führen.

Folgen eines Versicherungsfalls sind auch

- Gesundheitsschäden oder der Tod von Versicherten infolge der Durchführung einer Heilbehandlung,

- Leistungen zur Teilhabe am Arbeitsleben oder einer Maßnahme nach § 3 der Berufskrankheiten-Verordnung,
- die Wiederherstellung oder Erneuerung eines Hilfsmittels,
- die zur Aufklärung des Sachverhalts eines Versicherungsfalls angeordnete Untersuchung.

Wird die versicherte Tätigkeit im Haushalt der Versicherten oder an einem anderen Ort ausgeübt, besteht Versicherungsschutz in gleichem Umfang wie bei Ausübung der Tätigkeit auf der Unternehmensstätte.

Versicherte Tätigkeiten sind auch

- das Zurücklegen des mit der versicherten Tätigkeit zusammenhängenden unmittelbaren Weges nach und von dem Ort der Tätigkeit,
- das Zurücklegen des von einem unmittelbaren Weg nach und von dem Ort der Tätigkeit abweichenden Weges, um
  - Kinder von Versicherten (§ 56 des Ersten Buches), die mit ihnen in einem gemeinsamen Haushalt leben, wegen ihrer, ihrer Ehegatten oder ihrer Lebenspartner beruflichen Tätigkeit fremder Obhut anzuvertrauen (d. h. z. B. zur KITA oder zur Schule zu bringen), oder
  - mit anderen Berufstätigen oder Versicherten gemeinsam ein Fahrzeug zu benutzen (z. B. im Rahmen einer Fahrgemeinschaft).

Als Gesundheitsschaden gilt auch die Beschädigung oder der Verlust eines Hilfsmittels wie einer Prothese.

Was sind Berufskrankheiten?
Neben Arbeitsunfällen sind auch Berufskrankheiten von dem Versicherungsschutz umfasst. Berufskrankheiten sind gemäß § 9 SGB VII Krankheiten, die die Versicherten infolge einer Tätigkeit erleiden und in der Berufskrankheiten-Verordnung (BKV) als solche aufgeführt sind.

Die Unfallversicherungsträger haben allerdings auch eine Krankheit, die nicht in der Rechtsverordnung bezeichnet ist oder bei der die dort bestimmten Voraussetzungen nicht vorlie-

gen, wie eine Berufskrankheit als Versicherungsfall anzuerkennen, wenn zum Zeitpunkt der Entscheidung nach neuen Erkenntnissen der medizinischen Wissenschaft die Voraussetzungen für eine Berufskrankheit erfüllt sind. Krankheiten, die bei Versicherten vor der Bezeichnung als Berufskrankheiten bereits entstanden waren, sind sogar rückwirkend anzuerkennen.

Das Gesetz verpflichtet die Unfallversicherung ebenfalls, Erkrankungen auch dann anzuerkennen, wenn Versicherte infolge ihrer versicherten Tätigkeit in erhöhtem Maße der Gefahr einer Berufskrankheit ausgesetzt waren und ansonsten keine Anhaltspunkte für eine Verursachung außerhalb der versicherten Tätigkeit festgestellt werden können.

Der Unfallversicherungsträger erhebt alle Beweise, die zur Ermittlung des Sachverhalts erforderlich sind.

Kein Versicherungsschutz
Kein Versicherungsschutz besteht, wenn Verletzungen oder Gesundheitsschäden ohne Einwirkung von außen zufällig während der versicherten Tätigkeit auftreten. Wenn also zum Beispiel ein Mitarbeiter plötzlich Nasenbluten bekommt oder ein Pfleger einen Herzinfarkt erleidet.

Außerdem ersetzt die gesetzliche Unfallversicherung in der Regel keine Sachwerte. Mit der Ausnahme von Sachschäden, die durch das Leisten von Erster Hilfe entstehen (z. B. zerrissene Kleidung), oder durch den Arbeitsunfall beschädigte Hilfsmittel (z. B. Brille).

7.3.4 Erkrankung und Pflege von Kindern und nahen Angehörigen

Die Erkrankung stellt berufstätige Menschen oft vor Schwierigkeiten, denn je nach Alter und Erkrankung können sie während dieser Zeit nicht ihrer Arbeit nachgehen. In diesem Fall sind Arbeitgeber grundsätzlich zur Freistellung des Arbeitnehmers/der Arbeitnehmerin verpflichtet.

Gemäß § 616 BGB steht Arbeitnehmer*innen ein Anspruch auf Entgeltfortzahlung zu, wenn sie für eine „verhältnismäßig nicht erhebliche" Zeit ihre Arbeitsleistung aus Gründen, die nicht in ihrer Person liegen – etwa weil sie zur Pflege eines Kindes zu Hause bleiben müssen –, nicht erbringen können. Was genau unter „verhältnismäßig nicht erheblichen Zeit" zu verstehen ist, ist gesetzlich nicht genau definiert; jedenfalls schweigt sich hierzu der § 616 aus. Es wird aber – unter Heranziehung von § 45 SGB V – ein Zeitraum von bis zu zehn Tagen angenommen. Bei Azubis besteht der Anspruch gemäß den §§ 3, 19 BBiG. Auszubildende haben damit einen bis zu sechs Wochen dauernden Anspruch auf Entgeltfortzahlung.

Ansonsten findet sich oft eine genaue Regelung der Ansprüche in den einschlägigen (Haus-)Tarifverträgen. Diese Regelungen gehen, wie die vertraglichen Vereinbarungen, dem Gesetz vor.

Ausschluss durch den Arbeitsvertrag – Anspruch auf Kinderkrankengeld

Es gibt allerdings auch Arbeitgeber, die arbeitsvertraglich die Vergütungspflicht nach § 616 BGB ausschließen. In so einem Fall besteht kein Anspruch auf Entgeltfortzahlung für die Pflege eines kranken Kindes, auch nicht für eine nur kurze Zeit. Da in der Pflege ein erheblicher Bedarf ans Personal besteht, sollte jede(r) sich gut überlegen, ob sie/er für einen solchen Arbeitgeber arbeiten will.

Ist eine Anwendung des § 616 BGB vertraglich ausgeschlossen, springt bei gesetzlich versicherten Arbeitnehmern die Krankenkasse ein. Ist das kranke Kind bei den Eltern mitversichert, haben diese Anspruch auf Kinderkrankengeld unter Freistellung von der Arbeitspflicht.

Hierfür müssen folgende Voraussetzungen erfüllt sein:

- Es muss eine ärztliche Bescheinigung vorliegen, dass der Arbeitnehmer oder die Arbeitnehmerin zur Beaufsichtigung, Betreuung oder Pflege eines erkrankten Kindes der Arbeit fernbleiben muss.
- Eine andere im Haushalt des Beschäftigten lebende Person kann die Beaufsichtigung, Betreuung oder Pflege nicht übernehmen.

- Das erkrankte Kind ist noch nicht zwölf Jahre alt. Diese Altersgrenze gilt nicht, wenn das Kind behindert und auf Hilfe angewiesen ist.

Die Dauer der bezahlten Freistellung hängt davon ab, ob sich die Eltern das Sorgerecht teilen oder alleinerziehend sind. Der Anspruch besteht für jedes Kind längstens für zehn Arbeitstage im Jahr, bei Alleinerziehenden liegt er bei 20 Arbeitstagen im Jahr pro Kind. Hat ein Elternteil die ihm zustehenden zehn Tage bereits ausgeschöpft, kann es die zehn Tage des anderen Elternteils auf sich übertragen lassen. Hierauf besteht aber kein gesetzlicher Anspruch, Voraussetzung ist, dass beide Arbeitgeber damit einverstanden sind. Insgesamt ist der Anspruch unabhängig von der Anzahl der Kinder begrenzt auf 25 Arbeitstage bei Verheirateten bzw. 50 Arbeitstage bei Alleinerziehenden.

Höhe des Krankengeldes

Springt die Krankenkasse finanziell ein, wenn Eltern wegen der Krankheit ihrer Kinder zu Hause bleiben müssen, beträgt das Krankengeld 90 % des ausgefallenen Nettoarbeitsentgelts der Versicherten.

Bei Bezug von beitragspflichtigem einmalig gezahltem Arbeitsentgelt (gemäß § 23a SGB IV), wird es etwas komplizierter. Hier wird für die der Freistellung von Arbeitsleistung vorangegangenen zwölf Kalendermonaten 100 %% des ausgefallenen Nettoarbeitsentgelts aus beitragspflichtigem Arbeitsentgelt ersetzt. Der Betrag darf aber 70 Prozent der Beitragsbemessungsgrenze (nach § 223 Absatz 3 SGB IV) nicht überschreiten.

Anzeige- und Nachweispflichten

Selbstverständlich gelten die gleichen Anzeige- und Nachweispflichten gegenüber dem Arbeitgeber wie bei einer eigenen Erkrankung (§ 5 Abs. 1 S. 1 Entgeltfortzahlungsgesetz).

7.3.5   Ansteckende Krankheiten

Grundsätzlich ist im Fall einer Erkrankung dem Arbeitgeber die genaue Diagnose nicht mitzuteilen. Allerdings bestehen für bestimmte Krankheiten, die insbesondere aufgrund ihrer Ansteckungsgefahr und Schwere des Verlaufs zu einer Gefährdung der Allgemeinheit führen könnten, eine besondere Meldepflicht.

Welche Infektionskrankheiten und Krankheitserreger meldepflichtig sind, bestimmt das Infektionsschutzgesetz in § 6 IfSG (Krankheiten) und § 7 IfSG (Erreger). Zur Meldung verpflichtet sind feststellender Arzt und Leitung von Laboratorien, in bestimmten Fällen aber beispielsweise auch Angehörige anderer Heil- oder Pflegeberufe oder Leiter von Pflegeeinrichtungen, Justizvollzugsanstalten, Heimen, Lagern und ähnlichen Einrichtungen (§ 8IfSG).

Namentlich ist der Verdacht einer Erkrankung, die Erkrankung sowie der Tod in Bezug auf die folgenden Krankheiten zu melden:

- Botulismus
- Cholera
- Diphtherie
- humane spongiforme Enzephalopathie, außer familiär-hereditärer Formen
- akute Virushepatitis
- enteropathisches hämolytisch-urämisches Syndrom (HUS)
- virusbedingtes hämorrhagisches Fieber
- Keuchhusten
- Masern
- Meningokokken-Meningitis oder -Sepsis
- Milzbrand
- Mumps
- Pest
- Poliomyelitis
- Röteln einschließlich Rötelnembryopathie
- Tollwut
- Typhus abdominalis oder Paratyphus
- Windpocken
- zoonotische Influenza
- Coronavirus-Krankheit-2019 (COVID-19)
- **die Erkrankung und der Tod in Bezug auf folgende Krankheiten:**
  - behandlungsbedürftige Tuberkulose, auch wenn ein bakteriologischer Nachweis nicht vorliegt
  - Clostridioides-difficile-Infektion mit klinisch schwerem Verlauf; ein klinisch schwerer Verlauf liegt vor, wenn

der Erkrankte zur Behandlung einer ambulant erworbenen Clostridioides-difficile-Infektion in eine medizinische Einrichtung aufgenommen wird,
der Erkrankte zur Behandlung der Clostridioides-difficile-Infektion oder ihrer Komplikationen auf eine Intensivstation verlegt wird,
ein chirurgischer Eingriff, zum Beispiel Kolektomie, auf Grund eines Megakolons, einer Perforation oder einer refraktären Kolitis erfolgt oder
der Erkrankte innerhalb von 30 Tagen nach der Feststellung der Clostridioides-difficile-Infektion verstirbt und die Infektion als direkte Todesursache oder als zum Tode beitragende Erkrankung gewertet wurde.

- **der Verdacht auf und die Erkrankung an einer mikrobiell bedingten Lebensmittelvergiftung oder an einer akuten infektiösen Gastroenteritis, wenn**
  - eine Person betroffen ist, die eine Tätigkeit im Sinne des § 42 Abs. 1 ausübt,
  - zwei oder mehr gleichartige Erkrankungen auftreten, bei denen ein epidemischer Zusammenhang wahrscheinlich ist oder vermutet wird.
- der Verdacht einer über das übliche Ausmaß einer Impfreaktion hinausgehenden gesundheitlichen Schädigung,
- die Verletzung eines Menschen durch ein tollwutkrankes, -verdächtiges oder -ansteckungsverdächtiges Tier sowie die Berührung eines solchen Tieres oder Tierkörpers,
- der Verdacht einer Erkrankung, die Erkrankung sowie der Tod, in Bezug auf eine bedrohliche übertragbare Krankheit, die nicht bereits oben erwähnt wurde, besteht.

Die Meldung muss unverzüglich erfolgen, spätestens aber nach 24 Stunden:

- namentlich (mit Namen und Vornamen) mit Daten nach § 9 IfSG (zunächst) an das Gesundheitsamt

Sowohl namentliche als auch nichtnamentliche Meldungen müssen *unverzüglich* erfolgen, spätestens aber nach 24 Stunden vorliegen.

- Meldepflichtige **Krankheiten** sind in § 6 IfSG verzeichnet. Für Krankheiten besteht in der Regel eine Meldepflicht für den „feststellenden" **Arzt**.
- Meldepflichtige **Erreger** sind in § 7 IfSG verzeichnet. Eine Meldepflicht für deren *Nachweis* besteht in der Regel durch die Leitung des **Labors**.

Die Meldung von folgenden Erregern hat ebenfalls unverzüglich, aber spätestens nach 24 Stunden zu erfolgen:

- Adenoviren; Meldepflicht nur für den direkten Nachweis im Konjunktivalabstrich
- Bacillus anthracis
- Bordetella pertussis, Bordetella parapertussis
- humanpathogene Bornaviren; Meldepflicht nur für den direkten Nachweis
- Borrelia recurrentis
- Brucella sp.
- Campylobacter sp., darmpathogen
- Chikungunya-Virus
- Chlamydia psittaci
- Clostridium botulinum oder Toxinnachweis
- Corynebacterium spp., Toxin bildend
- Coxiella burnetii
- Dengue-Virus
- humanpathogene Cryptosporidium sp.
- Ebolavirus
- Escherichia coli, enterohämorrhagische Stämme (EHEC)
- Escherichia coli, sonstige darmpathogene Stämme
- Francisella tularensis
- FSME-Virus
- Gelbfiebervirus
- Giardia lamblia
- Haemophilus influenzae; Meldepflicht nur für den direkten Nachweis aus Liquor oder Blut
- Hantaviren
- Hepatitis-A-Virus
- Hepatitis-B-Virus; Meldepflicht für alle Nachweise
- Hepatitis-C-Virus; Meldepflicht für alle Nachweise
- Hepatitis-D-Virus; Meldepflicht für alle Nachweise
- Hepatitis-E-Virus
- Influenzaviren; Meldepflicht nur für den direkten Nachweis
- Lassavirus
- Legionella sp.
- humanpathogene Leptospira sp.
- Listeria monocytogenes; Meldepflicht nur für den direkten Nachweis aus Blut, Liquor oder anderen normalerweise sterilen Substraten sowie aus Abstrichen von Neugeborenen
- Marburgvirus
- Masernvirus
- Middle-East-Respiratory-Syndrome-Coronavirus (MERS-CoV)
- Mumpsvirus
- Mycobacterium leprae
- Mycobacterium tuberculosis/africanum, Mycobacterium bovis; Meldepflicht für den direkten Erregernachweis sowie nachfolgend für das Ergebnis der Resistenzbestimmung; vorab auch für den Nachweis säurefester Stäbchen im Sputum
- Neisseria meningitidis; Meldepflicht nur für den direkten Nachweis aus Liquor, Blut, hämorrhagischen Hautinfiltraten oder anderen normalerweise sterilen Substraten
- Norovirus
- Poliovirus
- Rabiesvirus
- Rickettsia prowazekii
- Rotavirus
- Rubellavirus
- Salmonella Paratyphi; Meldepflicht für alle direkten Nachweise
- Salmonella Typhi; Meldepflicht für alle direkten Nachweise
- Salmonella, sonstige
- Severe-Acute-Respiratory-Syndrome-Coronavirus (SARS-CoV) und Severe-Acute-Respiratory-Syndrome-Coronavirus-2
- (SARS-CoV-2)
- Shigella sp.
- Streptococcus pneumoniae; Meldepflicht nur für den direkten Nachweis aus Liquor, Blut,

Gelenkpunktat oder anderen normalerweise sterilen Substraten

- Trichinella spiralis
- Varizella-Zoster-Virus
- Vibrio spp., humanpathogen; soweit ausschließlich eine Ohrinfektion vorliegt, nur bei Vibrio cholerae
- West-Nil-Virus
- Yersinia pestis
- Yersinia spp., darmpathogen
- Zika-Virus und sonstige Arboviren
- andere Erreger hämorrhagischen Fiebers

der direkte Nachweis folgender Krankheitserreger:

- Staphylococcus aureus, Methicillin-resistente Stämme; Meldepflicht nur für den Nachweis aus Blut oder Liquor
- Enterobacterales bei Nachweis einer Carbapenemase-Determinante oder mit verminderter Empfindlichkeit gegenüber Carbapenemen außer bei natürlicher Resistenz; Meldepflicht nur bei Infektion oder Kolonisation
- Acinetobacter spp. bei Nachweis einer Carbapenemase-Determinante oder mit verminderter Empfindlichkeit gegenüber Carbapenemen außer bei natürlicher Resistenz; Meldepflicht nur bei Infektion oder Kolonisation

Grundsätzlich gilt auch bei den Erregern die namentliche Meldepflicht, da die Krankheitserreger ein sofortiges Eingreifen und/oder eine sofortige Entwarnung des Gesundheitsamtes erfordern. Nur die folgenden Erreger sind nichtnamentlich (ohne Namen und Vornamen) mit Daten nach § 10 IfSG (zunächst) an das Gesundheitsamt zu melden:

- Treponema pallidum
- HIV
- Echinococcus sp.
- Plasmodium sp.
- Toxoplasma gondii; Meldepflicht nur bei konnatalen Infektionen

- Neisseria gonorrhoeae mit verminderter Empfindlichkeit gegenüber Azithromycin, Cefixim oder Ceftriaxon

Rechtsverordnungen und Gesetze der Länder nach § 15 Abs. 3 IfSG

Folgende Bundesländer haben die ihnen gemäß § 15 Absatz 3 IfSG eingeräumte Möglichkeit umgesetzt, die Liste der Erkrankungen (§ 6 IfSG) und der Erreger (§ 7 IfSG) zu ergänzen:

- Bayern
- Berlin
- Brandenburg
- Mecklenburg-Vorpommern
- Rheinland-Pfalz
- das Saarland
- Sachsen
- Sachsen-Anhalt
- Thüringen

Insoweit die Listen sich überschneiden bzw. gleich sind, hat das das Bundesrecht immer Vorrang gegenüber den durch die Länder verabschiedeten Listen.

Verbot des Aufenthaltes und Arbeitens in Gemeinschaftseinrichtung

In Gemeinschaftseinrichtungen wie Kindergärten, Schulen, Heimen oder Ferienlagern gilt nach § 34 Absatz 1 IfSG das Verbot bei Verdacht auf und Erkrankung an folgenden Infektionen:

- Cholera
- Diphtherie
- Enteritis durch enterohämorrhagische Escherichia coli (EHEC)
- virusbedingtes hämorrhagisches Fieber
- Haemophilus influenzae Typ-b-Meningitis
- Impetigo contagiosa (ansteckende Borkenflechte)
- Keuchhusten
- Läuse
- ansteckungsfähige Lungentuberkulose
- Masern
- Meningokokken-Infektion

- Mumps
- Paratyphus
- Pest
- Poliomyelitis
- Röteln
- Skabies (Krätze)
- Scharlach oder sonstige Streptococcus-pyogenes-Infektionen
- Shigellose
- Typhus abdominalis
- Hepatitis A oder Hepatitis E
- Windpocken

Zustimmung durch das Gesundheitsamt zum Aufenthalt in Gemeinschaftseinrichtungen

Nach § 34 Absatz 2 IfSG ist für **Ausscheider** folgender Erreger zum Aufenthalt in Gemeinschaftseinrichtungen die Zustimmung durch das Gesundheitsamt notwendig:

- Vibrio cholerae O 1 und O 139 (Erreger der Cholera)
- Toxinbildendes Corynebacterium diphtheriae (Erreger der Diphtherie)
- Salmonella paratyphi (Erreger des Paratyphus)
- Salmonella typhi (Erreger des Typhus)
- Shigella, alle Spezies (Erreger der Shigellenruhr)
- Enterohämorrhagische Escherichia-coli-Stämme (EHEC)

Ausscheider ist „eine Person, die Krankheitserreger ausscheidet und dadurch eine Ansteckungsquelle für die Allgemeinheit sein kann, ohne krank oder krankheitsverdächtig zu sein" (§ 2 Nummer 6 IfSG).

Nach § 34 Abs. 3 IfSG gilt ein entsprechendes Verbot für Personen in Wohngemeinschaft mit Verdächtigen, bei denen ärztlichem Urteil zufolge eine Erkrankung an folgenden Krankheiten oder ein entsprechender Verdacht besteht. Dabei kommt der Leitung der Gemeinschaftseinrichtung eine umfassende Benachrichtigungspflicht zu:

- Cholera
- Diphtherie

- Enteritis durch *Enterohämorrhagische Escherichia coli* (EHEC)
- virusbedingtes hämorrhagisches Fieber
- Haemophilus influenzae Typ-b-Meningitis
- Hepatitis A
- Hepatitis E
- Masern
- Meningokokken-Infektion
- Mumps
- Paratyphus
- Pest
- Poliomyelitis
- Röteln
- Shigellose
- ansteckungsfähige Lungen-Tuberkulose
- Typhus abdominalis
- Windpocken

7.3.6   Krankheit und Betriebliches Wiedereingliederungsmanagement

Seit dem 01.05.2004 verlangt der Gesetzgeber ein Betriebliches Eingliederungsmanagement, dass Arbeitnehmer*innen, die länger als 6 Wochen oder wiederholt arbeitsunfähig sind, hilft, möglichst frühzeitig wieder im Betrieb arbeiten zu können (§ 167 SGB IX). Dabei sollen Leistungen zur Rehabilitation, die der Wiederherstellung der Erwerbsfähigkeit dienen, frühzeitig erkannt und die notwendigen Leistungen eingeleitet werden, um die Arbeitsfähigkeit des/der Beschäftigten zu erhalten.

Seit dem 10.06.2021 haben Arbeitnehmer das Recht, eine Vertrauensperson eigener Wahl zum Betrieblichen Eingliederungsmanagement hinzuzuziehen (Änderung des § 167 Abs. 2 SGB IX).

Diese sind u. a.:

- Leistungen zur Teilhabe am Arbeitsleben
- Leistungen zur medizinischen Rehabilitation
- Begleitende Hilfen im Arbeitsleben

Ansprechpartner für die Leistungen ist die gesetzliche Rentenversicherung. Leistungsträger für die begleitenden Hilfen im Arbeitsleben sind die Integrationsämter. Es ist auch sinnvoll, die Personalabteilung in die Planung mit einzubeziehen.

7.4   Überlastungsanzeige

Einer Umfrage des Deutschen Berufsverbands
für Pflegeberufe zufolge gaben Ende 2020 32 %
von knapp 3600 Befragten an, häufiger darüber
nachzudenken, stressbedingt ihren Pflegeberuf
aufzugeben. Fast ein Drittel der Befragten arbei-
teten auf einer Intensiv- oder Covid-19-Station.
Jeder, der in einem medizinischen Beruf arbeitet,
kennt die Situation, dass man gestresst und über-
arbeitet ist. Eine permanente Überlastung, die
dazu führt, dass die Arbeit nicht mehr fehlerfrei
erledigt werden kann, und für den Patienten, aber
auch für den Angestellten dramatische Konsequenzen haben könnte.

▶ **Warum eine Überlastungsanzeige wichtig ist**

- Es kann aufgrund von Überlastung zu Fehlern
  bei der Arbeit kommen, die entweder zu einer
  Abmahnung oder gar Kündigung führen. Beides kann abgewehrt werden, wenn man sich
  darauf berufen kann, bereits darauf hingewiesen zu haben, die Arbeit nicht zu schaffen.
- Es besteht eine Nebenpflicht, aus dem Arbeitsverhältnis auf Organisationsdefizite und
  gefährliche Situationen, die zu Schäden führen können, hinzuweisen.
- Überlastung macht krank. Dauerhafte Krankheiten bzw. Negativprognosen können für den
  Arbeitgeber einen Kündigungsgrund darstellen. Auch hier ist im Rahmen einer dann notwendigen Kündigungsschutzklage deutlich zu
  machen, dass diese Krankheit auf einer ange-
  zeigten Überlastung beruht.

Eine Überlastungsanzeige ist weder arbeitsvertraglich geregelt noch ist sie ausdrücklich in
Gesetzen oder Tarifverträgen aufgeführt. Sie
wird aber zum einen aus der gegenseitigen Pflicht
zur Rücksichtnahme im Arbeitsverhältnis herge-
leitet (§ 611 BGB, § 611a BGB in Verbindung
mit § 241 BGB, § 242 BGB-Treu und Glauben).
Zum anderen ergibt sich aus § 15 ArbSchG die
Verpflichtung der Arbeitnehmer, ihrem Arbeitgeber eine Überlastung anzuzeigen, wenn daraus
eine Gefährdung der eigenen Gesundheit bzw.

Sicherheit oder der von anderen Personen ausgehen kann. Außerdem haben sie auch für die Sicherheit und Gesundheit derjenigen Personen zu
sorgen, die von ihren Handlungen oder Unterlassungen bei der Arbeit betroffen sind.

Nach § 16 Abs. 1 ArbSchG haben die Beschäftigten dem Arbeitgeber oder dem zuständigen Vorgesetzten jede von ihnen festgestellte
unmittelbare erhebliche Gefahr für die Sicherheit und Gesundheit unverzüglich zu melden.
Die Beschäftigten haben gemeinsam mit dem
Betriebsarzt und der Fachkraft für Arbeitssicherheit den Arbeitgeber darin zu unterstützen, die
Sicherheit und den Gesundheitsschutz der Beschäftigten bei der Arbeit zu gewährleisten und
seine Pflichten entsprechend den behördlichen
Auflagen zu erfüllen. Unbeschadet der Pflicht
nach § 16 Absatz 1 ArbSchG, sollen die Beschäftigten von ihnen festgestellte Gefahren für
Sicherheit und Gesundheit und Mängel auch der
Fachkraft für Arbeitssicherheit, dem Betriebsarzt oder dem Sicherheitsbeauftragten nach Paragraf 22 des Siebten Buches Sozialgesetzbuch
mitteilen.

Der Arbeitgeber ist nach § 618 Abs. 1 BGB im
Rahmen der Fürsorgepflicht verpflichtet, Arbeits-
leistungen im Rahmen seines Direktionsrechts so
zu regeln, dass der Dienstverpflichtete „gegen
Gefahr für Leben und Gesundheit so weit
geschützt ist, als die Natur der Dienstleistung es
gestattet". Das gilt auch für Beamte (§ 78 BBG).

Eine Überlastungsanzeige ist immer dann
statthaft, wenn eine über die normale Arbeitsbelastung hinausgehende Belastung vorliegt.
Grundsätzlich wird dies bei chronischer Unter-
setzung und damit unerträglicher Arbeitsverdichtung oder dauerhafter Überbeschäftigung, man-
gelhaften   Arbeitsbedingungen   und
Organisationsmängeln angenommen. Eine Überlastungsanzeige ist ausdrücklich kein „Tritt vor
das Knie des Arbeitgebers, um Luft abzulassen",
sondern eine Verpflichtung, deren Unterlassen zu
straf- und zivilrechtlichen Schadensersatzklagen
durch den Arbeitgeber führen kann.

Kommt es zu einer solchen Situation, ist es
zur Abwendung einer Haftung und strafrechtlichen Exkulpation nicht damit getan, eine kurze

Mail an den Vorgesetzten zu schreiben, die die Problematik dargelegt und in der um Abhilfe gebeten wird. Für die Pflege hat die Rechtsprechung außerdem dem Mitarbeiter die Verpflichtung auferlegt, für sofortige Abhilfe zu sorgen, wenn die körperliche Integrität oder das Leben eines Menschen in Gefahr ist. Die einhellige Rechtsprechung der Gerichte besagt, dass die Mittel zur Abhilfe umso unkonventioneller sein müssen, je größer die Gefahr für ein Menschenleben oder die Gesundheit ist. Im Zweifel muss die Pflegekraft, so die Gerichte, 112 anrufen und so kurzfristig Hilfe ersuchen. Der Verweis auf zu wenig Personal und die Gefahr einer Entlassung lassen die Gerichte nicht gelten. Auch hier ist die Rechtsprechung eindeutig. Bei der Abwägung der beiden Rechtsgüter tritt die Gefahr einer (in diesem Zusammenhang sehr wahrscheinlich ohnehin ungültigen Kündigung) hinter dem Recht auf Gesundheit und Leben des Patienten zurück.

Eine Überlastungsanzeige in der Pflege erfolgt also in zwei Schritten:

1. Sofortige Behebung der unmittelbaren Gefahrensituation
   a. Bei Auftreten einer unmittelbaren Gefahrensituation für Leib und/oder Leben eines Menschen ist bei Lebensgefahr sofort externe Hilfe (ggf. 112) anzufordern.
   b. Ansonsten ist sofort der Vorgesetzte zu informieren.
   c. Kann dieser nicht innerhalb weniger Minuten Abhilfe schaffen, siehe Punkt 1.a.
2. Dokumentation der strukturellen Defizite und Benachrichtigung des Vorgesetzten

Die Überlastungsanzeige soll unter allen Umständen in Schriftform erfolgen. Den Eingang sollte man sich bestätigen lassen oder beweisen können. Sie muss folgenden Mindestinhalt aufweisen:

• Ort und Datum
• Name des Arbeitnehmers und dessen Abteilung
• genaue Beschreibung der Überlastungssituation

• mögliche Folgen für Betrieb, Arbeitnehmer und Dritte
• Aufforderung an den Arbeitgeber, für Abhilfe zu sorgen
• Unterschrift

Im Rahmen der Abfassung der Überlastungsanzeige sollte auf folgende Punkte geachtet werden:

• Den Dienstweg einhalten! Adressat der Überlastungsanzeige ist immer der direkte Vorgesetzte oder der vom Arbeitgeber für solche Fälle Beauftragten.
• Immer sachlich bleiben! Auch wenn man aufgebracht ist, ist die Überlastungsanzeige weder ein Kummerkasten noch ein Weg, um einmal richtig „Dampf" abzulassen. Aus diesem Grund ist anzuraten, das Schreiben vorher von einer dritten Person gegenlesen zu lassen.
• Die Art und Weise der Überlastung faktengetreu darstellen!

▶ Ergänzend (oder auch in den Fällen, in denen keine Eile aufgrund von Gefahr für Leib und Leben besteht) kann auch, wenn Gespräche mit dem Vorgesetzten nicht fruchten und keine Abhilfe geschaffen wird, eine Beschwerde gemäß § 84 BetrVG beim Arbeitgeber (Geschäftsführung/Vorstand) oder beim Betriebsrat erfolgen (§ 85 BetrVG).

Abmahnung durch Arbeitgeber im Zusammenhang mit einer Überlastungsanzeige

In einigen Einrichtungen sehen Führungskräfte – in der Regel in Unkenntnis der Rechtslage oder aufgrund charakterlicher Unzulänglichkeiten – eine Überlastungsanzeige als persönlichen Angriff. Solche Situationen können dann eskalieren und im schlimmsten Fall zur Zerstörung der Chemie führen – man wird gemobbt oder zum „schwarzen Schaf" erklärt.

Bei einer gerechtfertigten Abmahnung darf der Arbeitgeber auf eine Überlastungsanzeige jedenfalls nicht mit einer Abmahnung reagieren.

Das hat das Arbeitsgericht Göttingen Ende 2017 im Fall einer examinierten Pflegefachkraft am Asklepios Fachklinikum Göttingen entschieden (ArbG Göttingen, Urteil vom – 2 Ca 155/17).

Der Arbeitnehmer ist in einem solchen Fall oft in einer Zwickmühle: Auf der einen Seite die arbeitsrechtlichen Verpflichtungen zur Mitteilung von Gefahren und Defiziten zu erfüllen, deren Nichtbeachtung ihn im schlimmsten Fall den Job kosten könnte, die Gefahren für den Patienten unmittelbar abzuwenden, die ansonsten zivil- und strafrechtlichen Konsequenzen hätte, oder sich es auf der anderen Seite mit dem Vorgesetzten zu verscherzen.

Tatsache ist, dass es in einer akuten Gefahrensituation für Patienten keine Alternative zur Überlastungsanzeige gibt. Weiß man um die Befindlichkeiten des Vorgesetzten, ist es immer ratsam, den Betriebsrat oder die Gewerkschaft einzuschalten.

Weiterführende Literatur- und Rechtsprechungsverzeichnis

Literatur

„Europäische Erhebung über die Arbeitsbedingungen"; 2015, https://www.eurofound.europa.eu/sites/default/files/ef_publication/field_ef_document/ef1634en.pdf
Gedeiht Mobbing in der Pflege besonders gut?, in Pflege-online.de; 03.07.2020; https://www.pflegen-online.de/gedeiht-mobbing-in-der-pflege-besonders-gut
Heeser, Alexandra, BGW-Studie: Gewalt im Gesundheitswesen – (k)ein Thema; Stuttgart, online: 03. Januar 2022, https://www.thieme-connect.com/products/ejournals/abstract/10.1055/s-0041-1741349
Unterschätztes Berufsrisiko: Warum Pflegekräfte so häufig Opfer sexueller Übergriffe werden, 26.01.2022, https://www.stern.de/gesundheit/unterschaetztes-berufsrisiko%2D%2Dwarum-pflegekraefte-so-haeufig-opfer-sexueller-uebergriffe-werden-9275544.html (zit. Stern 2022)

Studie der Antidiskriminierungsstelle des Bundes: „Umgang mit sexueller Belästigung am Arbeitsplatz – Lösungsstrategien und Maßnahmen zur Intervention", 23.10.2020: https://www.antidiskriminierungsstelle.de/SharedDocs/downloads/DE/publikationen/Expertisen/umgang_mit_sexueller_belaestigung_am_arbeitsplatz.html). (zit. Studie 2020)

Rechtsprechung

BAG, Urteil vom 21.01.2014 – 3 AZR 807/11
BAG, Urteil vom 14.11.2012 – 5 AZR 886/11
BAG, Urteil vom 19.02.1997 – 5 AZR 83/96
ArbG Göttingen, Urteil vom – 2 Ca 155/17
AG Mannheim, Urteil vom 12.01.2011 – Ca 310/99
VGH Baden-Württemberg, Urteil vom 23.07.2020 – 6 S 1589/18

Weitere Quellen

Meldepflichtige Krankheiten und Krankheitserreger vom Robert Koch-Institut
https://www.rki.de/DE/Content/Infekt/IfSG/Meldepflichtige_Krankheiten/Meldepflichtige_Krankheiten_inhalt.html
Umfassende Informationen mit weiteren Links zu den Regelungen der Bundesländer und dem Epidemiologischen Bulletin.
Gesetzentwurf der Bundesregierung. **Entwurf eines Gesetzes zur Neuordnung seuchenrechtlicher Vorschriften (Seuchenrechtsneuordnungsgesetz – SeuchRNeuG). (BT-Drs 14/2530. 19. Januar 2000).**
https://dserver.bundestag.de/btd/14/025/1402530.pdf
Erläuterungen zur Zielsetzung des Gesetzes. Außerdem setzt sich das Papier mit der Problemstellung und den Lösungsansätzen auseinander.
Arzt-Meldeformular.
https://view.officeapps.live.com/op/view.aspx?src=https%3A%2F%2Fwww.rki.de%2FDE%2FContent%2FInfekt%2FIfSG%2FMeldeboegen%2FArztmeldung%2Farztmeldung_vorschlag_des_rki_word.docx%3F__blob%3DpublicationFile&wdOrigin=BROWSELINK
Meldepflichtige Krankheiten gemäß Infektionsschutzgesetz (IfSG) §§ 6, 8

Personalschlüssel, Bezahlung und Zeitarbeitskräfte

Inhaltsverzeichnis

8.1   Überblick

Seit der Einführung des Fallpauschalensystems (DRG – Diagnosis Related Groups) im Jahr 2003 haben viele Krankenhäuser Kosteneinsparungen zulasten des Personalbudgets in der Pflege vorgenommen und Pflegestellen abgebaut. Gleichzeitig stiegen die Zahlen der stationären Fälle bei gleichzeitiger Reduktion der Verweildauer. Ähnliches gilt im Ergebnis für die Altenheime. Die hohe Arbeitsverdichtung und der technische Fortschritt mit immer komplexeren Therapien und höherem pflegerischen Aufwand führt zu einer immer höheren Belastung des Personals.

Mit der zunehmenden Belastung ist auch die Unzufriedenheit des Pflegepersonals gestiegen. Immer mehr Pflegefachkräfte arbeiten in Teilzeit, um die Belastung zu reduzieren, wechseln in die Zeitarbeit oder steigen sogar ganz aus dem Pflegeberuf aus. Damit verschärft sich die personelle Situation zusätzlich und die Belastung der verbleibenden Pflegekräfte nimmt weiter zu: Ein Teufelskreis ist entstanden, der unterbrochen werden muss (Lux, 2019).

Die Personalstärke ist – neben der fachlichen Qualität – der neuralgische Punkt einer guten Pflege. Es versteht sich von selbst, dass eine Pflege mit mehr und gut ausgebildetem Personal intensiver und besser ist als mit weniger und schlechten Fachkräften. Während es für Krankenhäuser Personaluntergrenzen gibt, hat der Gesetzgeber für die stationäre Altenpflege Personalobergrenzen eingezogen. Dies mag vordergründig aus wirtschaftlichen Erwägungen nachvollziehbar sein, schafft aber in Verbindung mit dem in Kap. 20 besprochenen „Wirtschaftlichkeitsgebot" eine Blockade für eine quantitative und qualitative Verbesserung der Pflege. Der Gesetzgeber betätigt sich als Bremser und Verhinderer einer besseren Pflege. Für die ambulante

Pflege gibt es dagegen weder eine Ober- noch eine Untergrenze für das Personal.

8.2 Personalobergrenzen für vollstationäre Pflegeeinrichtungen (§ 113c SGB XI)

Ab dem 1. Juli 2023 kann in den Pflegesatzvereinbarungen (§ 84 Absatz 5 Satz 2 Nummer 2 SGB XI) für vollstationäre Pflegeeinrichtungen höchstens die sich aus nachfolgenden Personalanhaltswerten gem. § 113 c SGB XI ergebende personelle Ausstattung mit Pflege- und Betreuungspersonal vereinbart werden:

für Hilfskraftpersonal ohne Ausbildung nach Nummer 2

a. 0,0872 Vollzeitäquivalente je Pflegebedürftigen des Pflegegrades 1, (d.h. bestenfalls 11,5 Patienten auf eine Pflegefachkraft)
b. 0,1202 Vollzeitäquivalente je Pflegebedürftigen des Pflegegrades 2, (d.h. bestensfalls 8,3 Patienten auf eine Pflegefachkraft)
c. 0,1449 Vollzeitäquivalente je Pflegebedürftigen des Pflegegrades 3, (d.h. bestenfalls 7 Patienten auf eine Pflegefachkraft)
d. 0,1627 Vollzeitäquivalente je Pflegebedürftigen des Pflegegrades 4, (d.h. bestenfalls 6 Patienten auf eine Pflegefachkraft)
e. 0,1758 Vollzeitäquivalente je Pflegebedürftigen des Pflegegrades 5, (d.h. bestenfalls 5,7 Patienten auf einen Pfleger)

für Hilfskraftpersonal mit landesrechtlich geregelter Helfer- oder Assistenzausbildung in der Pflege mit einer Ausbildungsdauer von mindestens einem Jahr

a) 0,0564 Vollzeitäquivalente je Pflegebedürftigen des Pflegegrades 1, (bestenfalls 1/18)
b) 0,0675 Vollzeitäquivalente je Pflegebedürftigen des Pflegegrades 2, (bestensfalls 1/15)
c) 0,1074 Vollzeitäquivalente je Pflegebedürftigen des Pflegegrades 3, (bestenfalls 1/9)
d) 0,1413 Vollzeitäquivalente je Pflegebedürftigen des Pflegegrades 4, (bestenfalls 1/7)
e) 0,1102 Vollzeitäquivalente je Pflegebedürftigen des Pflegegrades 5, (bestensfalls 1/9)

für Fachkraftpersonal

a) 0,0770 Vollzeitäquivalente je Pflegebedürftigen des Pflegegrades 1, (bestenfalls 1/12)
b) 0,1037 Vollzeitäquivalente je Pflegebedürftigen des Pflegegrades 2, (bestenfalls 1/10)
c) 0,1551 Vollzeitäquivalente je Pflegebedürftigen des Pflegegrades 3, (bestenfalls 1/6)
d) 0,2463 Vollzeitäquivalente je Pflegebedürftigen des Pflegegrades 4, (bestenfalls 1/4)
e) 0,3842 Vollzeitäquivalente je Pflegebedürftigen des Pflegegrades 5, (bestenfalls 1/3)

Abweichend davon (von § 113 Absatz 1 SGB XI) kann ab dem 1. Juli 2023 auch eine höhere personelle Ausstattung mit Pflege- und Betreuungspersonal vereinbart werden. wenn

- in der bestehenden Pflegesatzvereinbarung (gemäß § 84 Absatz 5 Satz 2 Nummer 2SGB XI) bereits eine höhere personelle Ausstattung vereinbart ist oder
- in dem ab dem 30. Juni 2023 geltenden Rahmenvertrag (nach § 75 Absatz 1 SGB XI) eine höhere Zahl an Fachkraftpersonal geregelt ist oder
- die Pflegeeinrichtung sachliche Gründe für die Überschreitung der Vorgaben nach § 113 Absatz 1 SGB XI darlegen kann.

Sofern ab dem 1. Juli 2023 eine personelle Ausstattung mit Pflege- und Betreuungspersonal vereinbart wird, die über die mindestens zu vereinbarende personelle Ausstattung (im Sinne von § 113 Absatz 5 Nummer 1 SGB XI) hinausgeht, soll die Pflegeeinrichtung Maßnahmen der Personal- und Organisationsentwicklung durchführen und kann die Pflegeeinrichtung für die Stellenanteile der personellen Ausstattung, die über die mindestens zu vereinbarende personelle Ausstattung hinausgeht, auch Pflegehilfskraftpersonal vorhalten, das folgende Ausbildungen berufsbegleitend absolviert:

Tab. 8.1 Personalschlüssel

	PG 1	PG 2	PG 3	PG 4	PG 5
Hilfskraft ohne Ausbildung	0,0872	0,1202	0,1449	0,1627	0,1758
Helfer mit mind. 1-jähriger Ausbildung	0,0564	0,0675	0,1074	0,1413	0,1102
Fachpersonal	0,0770	0,1037	0,1551	0,2463	0,3842

a) für Stellenanteile nach Absatz 1 Nummer 2 Ausbildungen nach § 12 Absatz 2 des Pflegeberufegesetzes und

b) für Stellenanteile nach Absatz 1 Nummer 3 eine Ausbildung nach § 5 des Pflegeberufegesetzes.

Finanziert werden kann auch die Differenz zwischen dem Gehalt der Pflegehilfskraft und der Ausbildungsvergütung, sofern die Pflegehilfskraft mindestens ein Jahr beruflich tätig war. Finanziert werden können zudem Ausbildungsaufwendungen, soweit diese Aufwendungen nicht von anderer Stelle finanziert werden.

Der Spitzenverband Bund der Pflegekassen ist verpflichtet dem Bundesministerium für Gesundheit spätestens bis zum 1. April 2025 alle erforderlichen Daten und Ergebnisse für die Prüfung der Personalstärke in Pflegeeinrichtungen zur Verfügung zu stellen. Die Bundesregierung legt dem Deutschen Bundestag und dem Bundesrat innerhalb von sechs Monaten nach der Vorlage der Daten und Ergebnisse durch den Spitzenverband Bund der Pflegekassen einen Bericht über das Ergebnis der Prüfung und die tragenden Gründe sowie einen Vorschlag für die weitere Umsetzung des wissenschaftlich fundierten Verfahrens zur einheitlichen Bemessung des Personalbedarfs nach qualitativen und quantitativen Maßstäben für vollstationäre Pflegeeinrichtungen vor.

Ob und wie bis dahin eine sinnvolle Personalstruktur beschlossen wird, ist fraglich. Solange der Gesetzgeber weiterhin in irgendwelchen Bereichen der Pflege Obergrenzen für die Personalstärke vorgibt, wird sich die prekäre Situation nicht verbessern können.

Personalschlüssel und -entlohnung nach dem GVWG

Durch das GVWG wird ein neuer § 113c SGB XI die Umsetzung des Personalbemessungsverfahrens in der Pflege regeln. Die Umsetzung in § 113c SGB XI orientiert sich an dem Beschluss der „Roadmap zur Verbesserung der Personalsituation in der Pflege und zur schrittweisen Einführung eines Personalbemessungsverfahrens für vollstationäre Pflegeeinrichtungen".

Die bundeseinheitlichen Stellenschlüssel, die als Personalanhaltswerte ab dem 01.07.2023 durch das Gesetz vorgegeben werden, berücksichtigen dabei den personellen Mehrbedarf in Höhe von rund 40 % gegenüber diesen bereinigten bundesdurchschnittlichen Ist-Stellenschlüsseln.

Ab dem 01.07.2023 gelten demnach folgende Personalanhaltswerte pro zu versorgenden Pflegebedürftigen als „Höchstwerte" (s. Tab. 8.1).

8.3 Personalgrenzen in der mobilen Pflege

Für die mobile Pflege gelten keine Ober- oder Untergrenzen.

8.4 Personaluntergrenzen im Krankenhausbereich

Im Gegensatz zur Altenpflege gelten seit Januar 2019 für Krankenhäuser verbindliche Pflegepersonaluntergrenzen in pflegesensitiven Bereichen. Diese Personalvorgaben legen für jeden pflegesensitiven Bereich stationsbezogen fest, welche Mindestanzahl an Pflegekräften zur Versorgung einer festgelegten Anzahl an Patientinnen und Patienten tatsächlich eingesetzt werden muss. Wird diese Zahl im Monatsdurchschnitt unterschritten, muss das Krankenhaus Vergütungsabschläge hinnehmen oder die Patientenzahl reduzieren.

Tab. 8.2 Personaluntergrenzen

	Verhältnis Patient*in/ Pflegekraft		Anteil Hilfskräfte	
	Tagsüber	Nachts	Tagsüber	Nachts
Allgemeine Chirurgie und Unfallchirurgie	10	20	10 %	10 %
Geriatrie	10	20	15 %	20 %
Herzchirurgie	7	15	5 %	-
Innere Medizin und Kardiologie	10	22	10 %	10 %
Intensivmedizin und pädiatrische Intensivmedizin	2	3	5 %	5 %
Neurologie	10	20	8 %	8 %
Neurologische Frührehabilitation	5	12	10 %	10 %
Neurologische Schlaganfalleinheit	3	5	-	-
Pädiatrie	6	10	5 %	5 %

Seit dem 1. Februar 2021 sind folgende Pflegepersonaluntergrenzen verbindlich (s. Tab. 8.2).

Die Ermittlung der durchschnittlichen Patientenbelegung je Schicht und je Station erfolgt mittels einer Zwei-Punkt-Messung (um 12:00 und um 24:00 Uhr statt bisher nur einmal um 24:00 Uhr). Mit dieser neuen Erhebungsmethode soll eine exaktere Ermittlung der Belegung möglich sein, weil nun auch kurzfristige Belegungen besser erfasst werden können.

Die neue Regelung wird von der Gewerkschaft ver.di scharf kritisiert. Die Einhaltung der ohnehin schon minimal geplanten Personaluntergrenzen, so ver.di, müssen die Krankenhäuser zudem nur anhand monatlicher Durchschnittswerte sicherstellen. „Keiner Patientin, keinem Patienten nützt es, wenn ein Krankenhaus die Vorgaben im Schnitt erfüllt, zum Zeitpunkt der eigenen Behandlung aber unterbesetzt ist", sagt Grit Genster, Leiterin des Bereichs Gesundheitspolitik in der ver.di-Bundesverwaltung. Personalvorgaben müssten daher unbedingt schichtbezogen sein, also täglich eingehalten werden (ver.di: „Eine Ohrfeige für das Pflegepersonal").

In ihrem Fazit zur Personaluntergrenzen kommt Lux (2019) zu dem Ergebnis, dass in der Praxis versucht werden wird, sich „mit einem Schnürsenkel zwei Schuhe anzuziehen". Sie verweist mit Sorge auf die Möglichkeit, dass Pflegepersonal zur Einhaltung der Untergrenzen aus nichtpflegesensitiven Bereichen abgezogen und diese Bereiche dann pflegerisch unterversorgt

seien. Rückmeldungen aus dem Pflegemanagement von Kliniken bestätigten diese Handhabung. Kritisch zu sehen sei auch der enorme bürokratische Aufwand, der mit der Datenerhebung und den Nachweis- und Mitteilungspflichten verbunden ist. Nur wenige Häuser verfügen über die entsprechende digitale Infrastruktur, um die notwendigen Personal- und Belegungsdaten weitestgehend automatisiert zu erheben.

Innovative Krankenhäuser, die in den vergangenen Jahren pflegeferne Tätigkeiten aus der Pflege an eine andere Berufsgruppen (z. B. Servicekräfte) übertragen haben, hätten, so Lux, nun das Nachsehen. Servicekräfte werden im Rahmen der PpUGV nicht anerkannt und sind somit auch nicht refinanziert. Die Kliniken müssen hierzu Lösungen finden oder aber sind gezwungen, diese Aufgaben zukünftig wieder auf das Pflegepersonal zu übertragen. Dies ist bei der derzeitigen Fachkräftesituation nicht leistbar und mindert dazu die Attraktivität des Pflegeberufs, anstatt diesen aufzuwerten.

Die gesetzlich festgelegten Pflege-Patienten-Schlüssel orientieren sich außerdem an den Werten von 25 % der Krankenhäuser, die eine schlechtere Personalbesetzung haben als die restlichen 75 % der Krankenhäuser, die einen besseren Personalschlüssel vorweisen, nicht aber am tatsächlichen Pflegebedarf (Lux 2019). Bezeichnend für die Situation ist, dass nach wie vor kein evidenzbasiertes Pflegepersonalbemessungssystem vorliegt.

8.5 Leiharbeit in der Pflege

Immer mehr Pflegekräfte entscheiden sich, statt einer regulären Anstellung lieber über eine Leiharbeitsfirma tätig zu werden. Dieses Konstrukt wirft tatsächlich wenige rechtliche Fragestellungen auf, die für die Praxis von Belang wären. Allerdings versetzt es vor allem die Geschäftsführung von Krankenhäusern sowie Reha- und Pflegeeinrichtungen in Rage. Der Grund dafür ist, dass Leiharbeiter die Einrichtungen teuer zu stehen kommen. Nicht nur, dass am Ende des Monats für auswärtige Kräfte viel mehr bezahlt werden muss, sie sind – weil sie nicht eingearbeitet sind – auch nicht so produktiv wie die festangestellten Mitarbeiter. Während in anderen Branchen Leiharbeit ob der schlechten Bedingungen und geringen Löhne verpönt ist, zeigt sich für die Pflege ein ganz anderes Bild. Es sind vor allem die berechenbaren, deutlich angenehmeren Arbeitszeiten (kein ständiger Wechsel aus Früh-, Spät- und Nachtschichten) sowie ein deutlich besseres Gehalt als bei Festangestellten, das die Leiharbeit hochattraktiv macht. Außerdem nutzen Pfleger*innen die Möglichkeit, die tatsächlichen Arbeitsbedingungen bei verschiedenen potenziellen Arbeitgebern – jenseits blumiger Versprechungen – zu testen. Und obwohl im Vergleich zu den anderen Branchen weniger Menschen in der Leiharbeit tätig sind und die Bedingungen alles andere als schlecht sind, kommt aus den Reihen der Arbeitgeber der Ruf an die Politik nach einem Verbot. Der Grund hierfür dürfte weniger die Sorge um die Arbeitsbedingungen als vielmehr um das eigene Portemonnaie sein.

Anders als in anderen Einsatzbereichen der Arbeitnehmerüberlassung, wo es eine kurzfristig eingekaufte Randbelegschaft gibt, derer man sich jederzeit entsorgen kann, ist die Situation in der Pflege genau umgekehrt. Der eklatante Personalmangel führt dazu, dass man hier auf die Leiharbeitskräfte zur Aufrechterhaltung des Normalbetriebs angewiesen ist.

Weiterführende Literatur- und Rechtsprechungsverzeichnis

Literatur

Lux, Vera: Pflegepersonaluntergrenzen-Verordnung (PpUGV): Fluch oder Segen?, in: RDG 2019, 234
„Eine Ohrfeige für das Pflegepersonal", in: https://gesundheit-soziales-bildung.verdi.de/themen/entlastung/++co++7360b746-dc30-11e8-85e6-525400423e78

Rechtsprechung

Keine

Weitere Quellen

Personalschlüssel in der Pflege: Andere Länder machen es vor
https://www.aerzteblatt.de/nachrichten/73008/Personalschluessel-in-der-Pflege-Andere-Laender-machen-es-vor
Rechtliche Vorgaben für die Personalbemessung in der Krankenpflege sind den Studienautoren Michael Simon und Sandra Mehmecke zufolge international verbreitet. Am stärksten ausgeprägt ist die Regulierung demnach in den USA und Australien, die in diesem Artikel vorgestellt werden.

Gewerkschaft, Streik und Arbeitskampf – Alle Räder stehen still …

9

Inhaltsverzeichnis

9.1 Was versteht man unter Streik?

Unter einem Streik im engeren Sinne ist eine kollektive Arbeitseinstellung zu verstehen. Es können auch nur Teile des Unternehmens bestreikt werden. Eine Arbeitseinstellung liegt vor, wenn Arbeitnehmer nicht an der Arbeitsstätte erscheinen oder sich dort zwar einfinden, aber nicht ihre Arbeit aufnehmen (Sitzstreik) (Hromadka/Maschmann, 2017, S. 182). – So weit, so einfach.

Für einen Streik ist außerdem immer eine Urabstimmung der Belegschaft notwendig. Diese muss durch die zuständige Gewerkschaft organisiert und durchgeführt werden.

Es gibt drei Formen des Streiks: die Arbeitseinstellung, den Bummelstreik und den Dienst nach Vorschrift (Hromadka/Maschmann, 2017, S. 181 f).

Bummelstreik: Beim Bummelstreik liegt eine Schlechtleistung der Arbeitspflicht vor (Hromadka/Maschmann, 2017, S. 182).

Dienst nach Vorschrift bedeutet, dass es durch die übergenaue Befolgung von Vorschriften zur Störung des Arbeitsablaufs oder zum Erliegen des Betriebs kommt (Hromadka/Maschmann, 2017, S. 182).

9.1.1 Nicht jeder Streik ist rechtmäßig

Das grundgesetzlich abgesicherte Recht auf Streik garantiert allerdings nicht jede Art von Arbeitskampf. Nicht jede Form der Arbeitsniederlegung ist durch das Streikrecht geschützt. Die obersten deutschen Gerichte haben sich zu den verschiedenen Formen des Arbeitskampfes geäußert und deren Rechtmäßigkeit und Rechtswidrigkeit in verschiedenen Entscheidungen festgestellt:

9.1.2 Warnstreiks

Mit Beginn oder bei stockenden Tarifverhandlungen können die Arbeitnehmer ihren Forderungen durch sogenannte Warnstreiks effektiv Nachdruck verleihen. Warnstreiks sind temporäre und/oder partielle Arbeitsniederlegungen. Auch wenn viele Arbeitgeber die Rechtmäßigkeit von Warnstreiks immer wieder anzweifeln und von Gerichten überprüfen lassen, sind diese während der Tarifvertragsverhandlungen zulässig, wenn und soweit sie sich im Rahmen des Verhältnismäßigkeitsprinzip halten (BAG, NJW 1977, 1079 – Diamant und Edelsteinbörse). Der Warnstreik ist ein Unterfall der üblichen Arbeitsniederlegung von Arbeitnehmern und steht in sachlichem und zeitlichem Zusammenhang mit laufenden Tarifverhandlungen (BAG, 17.12.1976 – 1 AZR 605/75). Durch den Warnstreik soll bei laufenden Tarifverhandlungen Druck auf den Arbeitgeber ausgeübt werden. Für derartige Warnstreiks gilt der vom Großen Senat des Bundesarbeitsgerichts im Beschluss vom 21. April 1971 (BAG Großer Senat, Beschluss vom 21.04.1971 – GS 1/68) aufgestellte Grundsatz, dass Arbeitskampfmaß-

nahmen nur nach Ausschöpfung aller Verständigungsmöglichkeiten ergriffen werden dürfen, nur eingeschränkt. Dieser Grundsatz ist erkennbar nur für den Regelfall längerfristiger oder zeitlich unbegrenzter Arbeitskampfmaßnahmen aufgestellt worden. Außerdem ist beim kurzfristigen Warnstreik keine Urabstimmung notwendig.

Für einen kurzen Warnstreik hat das Bundesarbeitsgericht (BAG, Urteil vom 17.12.1971 – AZR 6o5/75) entschieden, dass der „milde" Druck in Form eines kurzen Warnstreiks auch vor Ausschöpfung aller Verständigungsmöglichkeiten ausgeübt werden kann. Ein derartiges Verfahren entspricht, so das Gericht, geradezu dem allgemeinen Grundsatz der Verhältnismäßigkeit; einerseits noch nicht zu einem unbefristeten Arbeitskampf überzugehen, wenn die Verhandlungsmöglichkeiten noch nicht ausgeschöpft sind, andererseits darauf hinzuwirken, den tariflosen und damit nicht befriedeten Zustand möglichst schnell zu beenden.

9.1.3 Wilde Streiks

Rechtswidrig sind allerdings sogenannte **„Wilde Streiks"**. Solche Streiks sind verfassungsrechtlich **nicht geschützt** (BAG, NJW 1979, 236 – Zementwerk). Unter einem „wilden Streik" ist nicht „Sex, drugs and rock & roll" zu verstehen. „Wild" bedeutet, dass die Arbeitsniederlegungen nicht gewerkschaftlich organisiert sind (BAG, NJW 1979, 236 – Zementwerk). Der Verstoß gegen Formalia ist für Juristen immer eine „wilde Sache".

9.1.4 Betriebsverfassungsrechtliche Streiks

Betriebsverfassungsrechtliche Streiks sind verfassungsrechtlich ebenfalls nicht geschützt. Arbeitskämpfe zur Regelung oder Durchsetzung betriebsverfassungsrechtlicher Streitfragen sind rechtswidrig. Unter einer „betriebsverfassungsrechtlichen Streitigkeit" versteht man solche zwischen dem Arbeitgeber und dem Betriebsrat. Versucht der Betriebsrat sich durch einen Streik Vorteile zu verschaffen, ist dies nicht zulässig.

Derartige Meinungsverschiedenheiten sind vielmehr in dem gesetzlich vorgesehenen Verfahren (Einigungsstelle, arbeitsgerichtliches Beschlussverfahren) auszutragen (BAG, Urteil vom 17.12.1976 – 1 AZR 772/75)

Das LAG München (LAG München, Beschluss vom 06.05.2010, 3 TaBVGa 10/10) hat unmissverständlich klargestellt: „Der Arbeitgeber muss nicht hinnehmen, dass beispielsweise ein Gesamtbetriebsratsvorsitzender ‚seinen‘ Gesamtbetriebsrat und die einzelnen Betriebsratsgremien gewerkschafts-, tarif- und arbeitskampfpolitisch ‚auf Vordermann‘ bringt und zu einer schlagkräftigen ‚Arbeitskampftruppe‘ formt und zusammenschweißt."

9.2 Das Gebot der Verhältnismäßigkeit

Pflegekräfte haben eine große Verantwortung für das Leben und die Gesundheit ihrer Patienten. Wären sie nicht am Arbeitsplatz, würden Menschen sterben oder zumindest die Gefahr einer Verschlechterung der Gesundheit bestehen.

Verbietet also das Gebot der Verhältnismäßigkeit für das Pflegepersonal grundsätzlich einen Streik? Die klare Antwort ist: Nein.

Da in Bezug auf Streik als Mittel des Arbeitskampfes immer wieder die Argumente vom „unverantwortlichen Handeln als Pflegekraft" und vertraglichen Streikverbotsklauseln angeführt werden, soll hierauf im Weiteren vertieft eingegangen werden.

Streikverbotsklauseln

Immer wieder werden insbesondere von kirchlichen Arbeitgebern Arbeitsverträge zur Unterschrift vorgelegt, die dem Arbeitnehmer ein striktes Verbot auferlegen, sich in irgendeiner Art – aktiv wie passiv – an einem Streik zu beteiligen. Diese als „dritter Weg" bekannte rechtliche Sonderstellung der Kirche, die sich noch auf einen Artikel der Weimarer Reichsverfassung stützt, ist in letzter Zeit allerdings stark ins Wanken geraten. Die Rechtmäßigkeit einer solchen Klausel ist stark umstritten. Die einschlägige Rechtsprechung ist im Wandel.

Das Recht des Arbeitnehmers, die Forderungen in einem Arbeitskampf mit einem Streik zu untermauern, ist grundsätzlich durch Artikel 9 Abs. 3 GG im Kern verfassungsrechtlich gewährleistet und geschützt. Hierüber besteht nach ständiger Rechtsprechung des Bundesarbeitsgerichts kein Zweifel (vgl. BAG, NJW 1980, 1642 Hessischer Druckerstreik). „Ohne das Druckmittel des Streiks könnte", so das BAG, „die Tarifautonomie nicht wirksam werden".

Unter Hinweis auf das verfassungsrechtliche kirchliche Selbstbestimmungsrecht und das im kirchlichen Raum praktizierte Verfahren der Verhandlung in paritätischen Kommissionen mit Schlichtungsverfahren wird teilweise bestritten, dass die Arbeitnehmer der Kirchen und ihrer caritativen Einrichtungen ein Streikrecht haben.

Das Bundesarbeitsgericht hat in einer Entscheidung aus dem Jahr 1996 (BAG, Urteil vom 6.11.1996 – 5 AZR 334/95) noch gegen ein Streikrecht von Angestellten der Caritas entschieden. Allerdings hat das Gericht bereits damals das Streikverbot nur unter bestimmten Vorbedingungen bestätigt: Die arbeitsrechtlichen Vereinbarungen, die in den Kommissionen getroffen werden, müssen von vornherein verbindlich sein. Kirchliche Einrichtungen, die nicht bestreikt werden wollen, müssen sich verpflichten, dass durch die Schiedsstelle Vereinbartes am Ende auch umzusetzen. Die Kirche kann eine Einigung nicht einsichtig ablehnen und dafür eine an anderer Stelle verhandelte Einigung beschließen.

Diese Rechtsprechung ist allerdings im Begriff, sich endgültig zu drehen. In der Auseinandersetzung um die Absenkung der Tarife hatte die Gewerkschaft ver.di 2010 und in den folgenden Jahren in einigen diakonischen Einrichtungen zu (Warn-)Streiks aufgerufen. Ungeachtet ihres Ausmaßes stellten diese Streiks für die diakonischen Arbeitnehmer ebenso wie für die diakonischen Arbeitgeber ein Novum dar. In der Folge riefen die kirchlichen Arbeitgeber die Arbeitsgerichte an und wollten ver.di Streikaufrufe in diakonischen Einrichtungen verbieten lassen. In einem erstinstanzlichen Urteil kam das Arbeitsgericht Bielefeld (ArbG Bielefeld Urteil vom 24.03.2010 – 3 Ca 1983/09) noch zu dem Ergebnis, dass die Gewerkschaft in diakonischen Einrichtungen nicht zum

Streik aufrufen dürfe; die Berufungsinstanz hat dieses Urteil jedoch wieder aufgehoben und ein Streikrecht der Belegschaft bejaht.

Im Fall der Klage des Marburger Bundes entschied das Arbeitsgericht Hamburg am 2. September 2010 (ArbG Hamburg, Urteil vom 01.09.2010 – 28 Ca 105/10) zugunsten der Belegschaft. Das gesetzlich garantierte Streikrecht sei, so das Gericht, höher zu bewerten als das kirchliche Selbstbestimmungsrecht. Streik sei ein anerkanntes Mittel im Arbeitskampf. Erst dadurch sei es den Arbeitnehmern möglich, mit den Arbeitgebern auf Augenhöhe zu verhandeln. Selbst wenn die Kirche auf die Aussperrung verzichte, könne sie den Streik „aussitzen", Streikbrecher einsetzen oder bestreikte Arbeitsbereiche stilllegen. Im Übrigen könne im Einzelfall ein unangemessener Streik untersagt werden.

Mit seiner Entscheidung vom 13.1.2011 legte das LAG Hamm (vom 13.1.2011 – 8 Sa 788/10) endgültig die Axt an die Wurzel des „Dritten Wegs. Das Gericht hält danach, anders als das BAG, gewerkschaftlich organisierte Streikmaßnahmen nicht grundsätzlich für ausgeschlossen."

Das Ende des „Dritten Weges"

„Weder das Selbstbestimmungsrecht der Religionsgemeinschaften gem. Art. 140 GG, 137 Weimarer Reichsverfassung (WRV) als solches, noch deren Entscheidung gegen konflikthafte Auseinandersetzungen um die Regelung der Arbeitsbedingungen durch Tarifvertrag und Arbeitskampf und für den ‚Dritten Weg', noch das Wesen der ‚Dienstgemeinschaft' rechtfertigen den umfassenden Ausschluss von Arbeitskämpfen im Bereich kirchlicher Einrichtungen. Einschränkungen des Rechts zur Führung von Arbeitskämpfen sind vielmehr an der konkreten Aufgabenstellung der kirchlichen Einrichtung auszurichten, wobei dem Selbstverständnis der Kirche Rechnung zu tragen ist, dass in caritativen Einrichtungen der in christlicher Überzeugung geleistete ‚Dienst am Menschen' durch Maßnahmen des Arbeitskampfs nicht beeinträchtigt werden darf. Hieraus ergibt sich die Notwendigkeit, zwischen verschiedenen Arbeitnehmergruppen und Funktionen je nach Nähe oder Ferne zum caritativen Auftrag der Einrichtung zu unterscheiden. Die Ausübung von Druck auf den kirchlichen Arbeitgeber, diesen durch organisatorische und wirtschaftliche Mehrbelastungen zum Eingehen auf die Kampfforderung zu veranlassen, ist, auch im Bereich kirchlicher Einrichtungen, nicht unzulässig.

Der Ausschluss des Tarif- und Arbeitskampfrechts im Bereich kirchlicher Einrichtungen kann nicht damit begründet werden, mit dem sog. Dritten Weg stehe ein, dem Selbstverständnis der Kirchen entsprechendes System zur Regelung der Arbeitsbedingungen zur Verfügung, welches wegen seiner paritätischen Ausgestaltung der Arbeitnehmerseite gleiche Chancen zur Durchsetzung ihrer Interessen, wie das staatliche Tarif- und Arbeitskampfsystem biete. Die Verfahrensregeln der Arbeitsrechtlichen Kommission schließen eine Verhandlungsführung durch Gewerkschaft und Arbeitnehmervereinigungen aus und beschränken diese im Wesentlichen auf eine Beratungsfunktion, ohne dass hierfür die Eigenheiten des kirchlichen Dienstes eine Rechtfertigung bieten."

Unabhängig von der sich tendenziell wandelnden Rechtsprechung deutscher Gerichte dürfte am Ende der „Dritte Weg" einer Überprüfung durch die europäischen Gerichte nur schwer standhalten. Den Schwerpunkt der gerichtlichen Überprüfung wird dabei voraussichtlich die EMRK bilden. Nach der Rechtsprechung des Europäischen Gerichtshofs für Menschenrechte (EGMR) hat das Streikrecht jedenfalls eine feste Verankerung in Art. 11 EMRK gefunden. Der Dritte Weg, der ein Streikrecht und Tarifverträge für die Beschäftigten der Kirchen ausschließt, kann als Eingriff in diese Rechte bewertet werden. Eingriffe können jedoch nach Art. 11 Abs. 2 EMRK gerechtfertigt sein, wobei der EGMR eine enge Auslegung der Einschränkungsmöglichkeiten vorgibt. Als Rechtfertigungsgründe kommen nur gesetzlich vorgesehene Regelungen in Betracht, die in einer demokratischen Gesellschaft für die nationale oder öffentliche Sicherheit, zur Aufrechterhaltung der Ordnung oder zur Verhütung von Straftaten, zum Schutz der Gesundheit oder der Moral oder zum Schutz der Rechte und Freiheiten anderer erforderlich sind. Es ist allerdings nicht ersichtlich, dass das Streikverbot irgendeinem Grund zugeschlagen werden könnte.

In der oben zitierten Entscheidung hat das BAG die Abwägung des kirchlichen Selbstbestimmungsrechts in Form des Dritten Wegs lediglich an den Maßstäben des Art. 9 GG gemessen. Nach der Rechtsprechung des EuGH ist jedoch eine unionsrechtskonforme Auslegung durch nationale Gerichte vorzunehmen. (EuGH Urteil vom 17. April 2018, Egenberger, C-414/16, EU:C:2018:257, Rn. 72 und die dort angeführte Rechtsprechung).

Auch Harald Schliemann, Präsident des Kirchengerichtshof der Evangelischen Kirche in Deutschland und Richter am Bundesarbeitsgericht a. D., hält das Streikverbot kirchlicher Arbeitgeber für „juristischen Unsinn".

Das Bundesverfassungsgericht hat im Jahr 2022 eine Verfassungsbeschwerde durch die Gewerkschaft ver.di als unzulässig abgewiesen, da sie keine unmittelbare Betroffenheit der Klägerin erkennen konnte. In dieser Klage wollte ver.di den „Dritten Weg" durch das Verfassungsgericht als mit dem Grundgesetz nicht vereinbar erklären lassen. Dies ist allerdings kein Indiz dafür, dass das höchste deutsche Gericht den Dritten Weg bestätigt hätte.

Seit dem 1. April 2022 gilt in hessischen Altenpflegeeinrichtungen der Diakonie ein von der Gewerkschaft ver.di ausgehandelter Tarifvertrag. Damit finden ab diesem Zeitpunkt die kircheninternen Arbeitsvertragsrichtlinien keine Anwendung mehr.

Auch die gelebte Realität tariflicher Auseinandersetzungen zwischen kirchlichen Arbeitgebern und deren Arbeitnehmern spricht eine andere Sprache. Tatsache ist, dass Mitarbeiter von diakonischen Einrichtungen ohne gerichtliche Auseinandersetzungen an zahlreichen Streiks teilnahmen: u. a. 2001 in Vlotho, 2007 in Stuttgart, 2008 in Bielefeld, Mosbach, Hannover, 2011 in Hamburg, Oldenburg (Oldenburg), Hannover und 2012 in Bückeburg, Esslingen am Neckar, Gifhorn, Heidelberg und Mannheim.

9.3 Streik und Lohnanspruch

Ein Streik kann nur dann durchgehalten werden, wenn auch die Arbeitnehmer finanziell nicht auf einmal „ausbluten" und allein wegen fehlender Liquidität den Arbeitskampf nicht mehr fortführen können. Für den Fall der Fälle leistet die Gewerkschaft aus der sogenannten Streikkasse Lohnersatzleistungen. Allerdings gibt es auch Fälle, in denen der Arbeitnehmer den Lohn trotz Streik weiterzahlen muss.

9.3.1 Teilnahme muss ausdrücklich erklärt werden

Allein die Tatsache, dass sich die Arbeitnehmerschaft im Streik befindet, gibt dem Arbeitgeber nicht das Recht, von jedem Arbeitnehmer das Gehalt einzubehalten. Die Streikteilnahme erfordert nach der Rechtsprechung des Bundesarbeitsgerichts eine Erklärung des Arbeitnehmers, dass dieser am Streik teilnimmt. Diese Erklärung kann ausdrücklich erfolgen; in der Regel wird die Streikteilnahme konkludent dadurch erklärt, dass der Arbeitnehmer nicht zur Arbeit erscheint (BAG vom 01.10.1991 – 1 AZR 147/91).

9.3.2 Situationen, in denen kein Lohn gezahlt wird und in denen Lohn gezahlt werden muss

Nimmt ein Arbeitnehmer an einem Streik teil, werden die Hauptleistungspflichten aus dem Arbeitsvertrag (Lohn gegen Arbeitszeit) suspendiert. Damit verliert der Arbeitnehmer für die Zeit der Streikteilnahme seinen Entgeltanspruch, d. h., er/sie bekommt keinen Lohn (BAG vom 01.10.1991 – 1 AZR 147/91).

Ist der Arbeitnehmer bereits vor Streikbeginn erkrankt und setzt sich seine Erkrankung während des Streiks fort, kann nicht unterstellt werden, dass er sich ohne die Erkrankung am Streik beteiligt hätte. Somit besteht in diesem Fall regelmäßig Anspruch auf Entgeltfortzahlung. Dies gilt selbst dann, wenn sich der Arbeitnehmer nach Wiedergenesung am Streik beteiligen sollte. Ein arbeitsunfähig erkrankter Arbeitnehmer, der sich nicht am Streik beteiligt, hat einen Anspruch auf Entgeltfortzahlung, sofern seine Beschäftigung trotz des Streiks möglich wäre (BAG Urteil vom 01. Oktober 1991- 1 AZR 147/9).

9.4 Gewerkschaft

Insgesamt arbeiten rund 1,7 Millionen Menschen in Deutschland in der Pflegebranche. Trotz dieser enormen Zahl an potenziellen Mitgliedern und der immer größeren Probleme für die Pfleger*innen gibt es bis zum heutigen Tag keine eigene Gewerkschaft, die sich originär um die Belange der Arbeitnehmer*innen in der Pflege kümmert. Aufgrund dieser Lücke werden die Interessen der Pflege u. a. von der Gewerkschaft ver.di vertreten.

Was tut eine Gewerkschaft?
Jede Branche wird von einer selbstständigen Gewerkschaft vertreten. Alle Gewerkschaften sind im Deutschen Gewerkschaftsverband zusammengefasst. Für die Pflege vertritt die Gewerkschaft ver.di. die Interessen der Mitarbeiter gegenüber den Arbeitgebern. Dabei gehen die Leistungen einer Gewerkschaft weit über die üblichen Lohn- und Gehaltsverhandlungen hinaus. So bietet ver.di ihren Mitgliedern z. B. kostenfreien Rechtsschutz in allen Fragen des Arbeits- und Sozialrechts sowie Betreuung in Fragen des Beamtenrechts und im berufsbezogenen Vertrags- und Urheberrecht. Für den ver.di-Rechtsschutz arbeiten spezialisierte Juristen*innen von ver.di und der DGB Rechtsschutz GmbH. Jährlich werden diese in ca. 50.000 Verfahren für die Mitglieder tätig.

Auch bei dem wichtigen Thema Arbeitszeugnis hilft die Gewerkschaft. Spezialisten von ver.di überprüfen Zeugnisse auf ihren Inhalt und unglückliche Formulierungen, die (un)beabsich-

tigte Signale enthalten, die sich negativ auf die weitere Berufslaufbahn auswirken könnten.

Wer seine Rechte wahrnehmen will, muss sie auch kennen. Das Bildungs- und Seminarprogramm ist deshalb auf die speziellen Bedürfnisse von Erwerbstätigen zugeschnitten und hält ein umfangreiches Bildungs- und Qualifizierungsangebot bereit, z. B. Webpublishing, Qualitätsmanagement, PR-Arbeit oder Kommunikationstraining und vieles mehr. Eine Investition in die Zukunft.

Das Leistungsspektrum der GUV/FAKULTA beinhaltet viele Unterstützungsleistungen, z. B. Schadenersatzbeihilfe, die mit einer Dienst- und Berufshaftpflicht-Versicherung vergleichbar ist. Auch der Verlust von Dienstschlüsseln, Schäden Dritter und Umweltschäden sowie Notfallunterstützung zählen dazu.

9.5 Betriebsrat

9.5.1 Wofür ist ein Betriebsrat da?

Die Aufgaben, Rechte und Pflichten des Betriebsrats sind gesetzlich genau definiert. Sie finden sich im Betriebsverfassungsgesetz (BetrVG).

Aufgaben des Betriebsrats
Die Aufgaben des Betriebsrats ergeben sich aus § 80 BetrVG. Danach hat der der Betriebsrat:

- Überwachungsaufgaben
- Gestaltungsaufgaben
- Schutzaufgaben
- Förderungsaufgaben

Diese – zunächst etwas vage formulierten – Aufgabenfelder werden im Weiteren ausführlich erläutert. Dabei kommt dem Betriebsrat eine weitaus aktivere Rolle in einem Unternehmen zu als landläufig angenommen und praktiziert.

Arbeitgeber und Betriebsrat sollen mindestens einmal im Monat zu einer Besprechung zusammentreten. Sie haben über strittige Fragen mit dem ernsten Willen zur Einigung zu verhandeln und Vorschläge für die Beilegung von Meinungsverschiedenheiten zu machen (§ 74 Abs. 1 BetrVG).

Gemäß § 118 BetrVG ist die Geltung der Regelungen des BetrVG jedoch für Tendenzbetriebe und Religionsgemeinschaften stark eingeschränkt. Gemeint sind dabei Unternehmen und Betriebe, die unmittelbar und überwiegend

- politischen, koalitionspolitischen, konfessionellen, caritativen, erzieherischen, wissenschaftlichen oder künstlerischen Bestimmungen oder
- Zwecken der Berichterstattung oder Meinungsäußerung, auf die Artikel 5 Abs. 1 Satz 2 des Grundgesetzes Anwendung findet.

Das BetrVG und damit auch die nachstehenden Ausführungen finden keine Anwendung auf Religionsgemeinschaften und ihre caritativen und erzieherischen Einrichtungen, unbeschadet deren Rechtsform.

Allerdings wird nicht selten in den Haustarifverträgen oder Betriebsvereinbarungen solcher Tendenzbetriebe die Möglichkeit zur Einrichtung einer Mitarbeitervertretung eingeräumt.

Überwachungsaufgaben

Zunächst einmal hat der Betriebsrat darauf zu schauen, dass alle Gesetze (insbesondere arbeits- und sozialversicherungsrechtliche Vorschriften), Verordnungen, Unfallverhütungsvorschriften, Tarifverträge und Betriebsvereinbarungen (§ 77 Abs. 1 BetrVG), die zugunsten der Arbeitnehmer eingeführt und verabschiedet wurden, eingehalten und umgesetzt werden. Der Betriebsrat muss also über alle entsprechenden Gesetze und Regelungen informiert sein, ihre Anwendung in der Betriebspraxis im Hinblick auf ihre Rechtmäßigkeit und der aktuellen Entwicklung der Rechtsprechung beurteilen können.

Darunter fallen insbesondere folgende Gesetze:

- Arbeitsschutzgesetz (ArbSchG)
- Arbeitszeitgesetz (ArbZG)
- Entgeltfortzahlungsgesetz (EntgFG)
- Kündigungsschutzgesetz (KSchG)
- Mutterschutzgesetz (MuSchG)
- Jugendarbeitsschutzgesetz (JArbSchG)
- usw.

Dazu gehört auch die Einhaltung folgender allgemeiner arbeitsrechtlicher Grundsätze:

- Regelungen zum Arbeitsschutz
- Unfallverhütungsvorschriften
- usw.

Gestaltungsaufgaben

Neben den Überwachungsaufgaben kommt dem Betriebsrat eine aktive, gestalterische Funktion zu.

Der Betriebsrat soll vor allem Maßnahmen, die Betrieb und Belegschaft zugutekommen und die Gleichstellung von Männern und Frauen sowie die Vereinbarkeit von Familie und Beruf vorantreiben. Hierbei hat der Betriebsrat ein Initiativrecht, das leider viel zu wenig genutzt wird.

Zur Durchführung seiner Aufgaben ist der Betriebsrat rechtzeitig und umfassend vom Arbeitgeber zu unterrichten. Die Unterrichtungspflicht erstreckt sich ausdrücklich auch auf die Beschäftigung von Personen, die nicht in einem Arbeitsverhältnis zum Arbeitgeber stehen (also auch Leiharbeiter*innen).

Soweit es zur ordnungsgemäßen Erfüllung der Aufgaben des Betriebsrats erforderlich ist, hat der Arbeitgeber ihm außerdem sachkundige Arbeitnehmer als Auskunftspersonen zur Verfügung zu stellen. Darüber hinaus kann der Betriebsrat zur Bewältigung seiner Aufgaben nach näherer Vereinbarung mit dem Arbeitgeber noch Sachverständige hinzuziehen. Muss der Betriebsrat zur Durchführung seiner Aufgaben die Einführung oder Anwendung von Künstlicher Intelligenz beurteilen, gilt die Hinzuziehung eines Sachverständigen sogar als erforderlich.

Darüber hinaus kommt dem Betriebsrat auch die Aufgabe zu, Anregungen von Arbeitnehmern und Mitgliedern der Jugend- und Auszubildendenvertretung (JAV) entgegenzunehmen und diesbezüglich in Verhandlungen mit dem Arbeitgeber einzutreten, damit diese umgesetzt werden. Die betroffenen Arbeitnehmer sind regelmäßig über den Stand der Verhandlungen und über das endgültige Ergebnis zu unterrichten. Die von den Mitarbeitern gemachten Anregungen können übrigens alle betrieblichen Angelegenheiten betreffen.

Davon unberührt bleibt das Beschwerderecht der Arbeitnehmer nach §§ 84 und 85 BetrVG.

§ 84 Beschwerderecht

(1) Jeder Arbeitnehmer hat das Recht, sich bei den zuständigen Stellen des Betriebs zu beschweren, wenn er sich vom Arbeitgeber oder von Arbeitnehmern des Betriebs benachteiligt oder ungerecht behandelt oder in sonstiger Weise beeinträchtigt fühlt. Er kann ein Mitglied des Betriebsrats zur Unterstützung oder Vermittlung hinzuziehen.

(2) Der Arbeitgeber hat den Arbeitnehmer über die Behandlung der Beschwerde zu bescheiden und, soweit er die Beschwerde für berechtigt erachtet, ihr abzuhelfen.

(3) Wegen der Erhebung einer Beschwerde dürfen dem Arbeitnehmer keine Nachteile entstehen.

§ 85 Behandlung von Beschwerden durch den Betriebsrat

(1) Der Betriebsrat hat Beschwerden von Arbeitnehmern entgegenzunehmen und, falls er sie für berechtigt erachtet, beim Arbeitgeber auf Abhilfe hinzuwirken.

(2) Bestehen zwischen Betriebsrat und Arbeitgeber Meinungsverschiedenheiten über die Berechtigung der Beschwerde, so kann der Betriebsrat die Einigungsstelle anrufen. Der Spruch der Einigungsstelle ersetzt die Einigung zwischen Arbeitgeber und Betriebsrat. Dies gilt nicht, soweit Gegenstand der Beschwerde ein Rechtsanspruch ist.

(3) Der Arbeitgeber hat den Betriebsrat über die Behandlung der Beschwerde zu unterrichten. § 84 Abs. 2 bleibt unberührt.

▶ Die JAV hat Anregungen ausschließlich dem Betriebsrat vorzubringen, nicht dem Arbeitgeber.

▶ Können sich Arbeitgeber und Betriebsrat nicht auf die Umsetzung eines Vorschlags einigen oder bleibt eine Beschwerde ohne das gewünschte Resultat, so hat der Betriebsrat den Arbeitnehmer auf eine evtl. bestehende Möglichkeit der Anrufung des Arbeitsgerichts hinzuweisen.

Schutzaufgaben

Zu den Aufgaben des Betriebsrats gehört es auch, sich schützend vor die Angestellten zu stellen. Das Gesetz hebt in diesem Zusammenhang bestimmte Gruppen von Angestellten noch hervor, weil sie aufgrund bestimmter Faktoren eines besonderen Schutzes bedürfen. Hierzu zählen:

- Schwerbehinderte,
- ältere Arbeitnehmer und
- ausländische Arbeitnehmer.

Also solche Arbeitnehmer, die nicht nur auf dem Arbeitsmarkt, sondern vielleicht auch im Betrieb einen schweren Stand haben, weil sie bestimmte Arbeiten nicht, nicht mehr oder nicht so schnell durchführen können, weil sie Anweisungen eventuell nicht richtig verstehen oder andere Lebens- und Arbeitsgewohnheiten haben.

Eine sehr wichtige Aufgabe des Betriebsrats besteht weiterhin in der Förderung und Überwachung der Integration ausländischer Arbeitnehmer im Betrieb. Hierzu soll er Maßnahmen einleiten, die zum Verständnis innerhalb der Belegschaft beitragen, sowie Rassismus und Fremdenhass entgegenwirken.

§ 75 Abs. 1 BetrVG schreibt hierbei vor, dass Arbeitgeber und Betriebsrat gleichermaßen darüber zu wachen haben, dass ausländische Arbeitnehmer nicht aufgrund ihrer Nationalität, den damit verbundenen Gegebenheiten, der Religion, Kultur, o. Ä. benachteiligt werden. Hierunter fällt auch die Integration der ausländischen Kollegen und der Abbau von Vorurteilen.

Wiederholtes rassistisches Verhalten gegen ausländische Mitarbeiter kann eine außerordentliche Kündigung rechtfertigen (BAG, Urteil vom 01.07.1999 – AZR 676/98).

Ein Anspruch des Betriebsrats nach § 104 BetrVG kann entstehen, wenn Arbeitnehmer die Grundsätze aus § 75 Abs. 1 verletzen.

§ 104 Entfernung betriebsstörender Arbeitnehmer

Hat ein Arbeitnehmer durch gesetzwidriges Verhalten oder durch grobe Verletzung der in § 75 Abs. 1 enthaltenen Grundsätze, insbesondere durch rassistische oder fremdenfeindliche Betätigungen, den Betriebsfrieden wiederholt ernstlich gestört, so kann der Betriebsrat vom Arbeitgeber die Entlassung oder Versetzung verlangen. Gibt das Arbeitsgericht einem Antrag des Betriebsrats statt, dem Arbeitgeber aufzugeben, die Entlassung oder Versetzung durchzuführen, und führt der Arbeitgeber die Entlassung oder Versetzung einer rechtskräftigen gerichtlichen Entscheidung zuwider nicht durch, so ist auf Antrag des Betriebsrats vom Arbeitsgericht zu erkennen, dass er zur Vornahme der Entlassung oder Versetzung durch Zwangsgeld anzuhalten sei. Das Höchstmaß des Zwangsgeldes beträgt für jeden Tag der Zuwiderhandlung 250 Euro.

Voraussetzung gem. § 75 BetrVG ist ein

- gesetzwidriges,
- grobes,
- ernstliches,
- wiederholtes und
- schuldhaftes Fehlverhalten.

Förderungsaufgaben

Zu den wichtigsten Förderaufgaben des Betriebsrats gehören die Förderung der Gleichstellung von Mann und Frau.

9.5.2 Wahl des Betriebsrats

Die Wahl des Betriebsrats ist im ersten Abschnitt des BetrVG (§§ 8–20) geregelt.

Wahlberechtigt sind alle Arbeitnehmer des Betriebs, die das 16. Lebensjahr vollendet haben. Werden Arbeitnehmer eines anderen Arbeitgebers zur Arbeitsleistung überlassen, so sind diese wahlberechtigt, wenn sie länger als drei Monate im Betrieb eingesetzt werden (§ 8 BetrVG).

Wählbar sind alle Wahlberechtigten, die

- das 18. Lebensjahr vollendet haben und
- sechs Monate dem Betrieb angehören oder
- als in Heimarbeit Beschäftigte in der Hauptsache für den Betrieb gearbeitet haben.

Auf diese sechsmonatige Betriebszugehörigkeit werden Zeiten angerechnet, in denen der Arbeitnehmer unmittelbar vorher einem anderen Betrieb desselben Unternehmens oder Konzerns (§ 18 Abs. 1 des Aktiengesetzes) angehört hat. Besteht der Betrieb weniger als sechs Monate, so sind diejenigen Arbeitnehmer wählbar, die bei der Einleitung der Betriebsratswahl im Betrieb beschäftigt sind und die übrigen Voraussetzungen für die Wählbarkeit erfüllen (§ 9 BetrVG).

Der Betriebsrat besteht in Betrieben mit in der Regel

- 5 bis 20 wahlberechtigten Arbeitnehmern aus einer Person,
- 21 bis 50 wahlberechtigten Arbeitnehmern aus 3 Mitgliedern,
- 51 wahlberechtigten Arbeitnehmern bis 100 Arbeitnehmern aus 5 Mitgliedern,
- 101 bis 200 Arbeitnehmern aus 7 Mitgliedern,
- 201 bis 400 Arbeitnehmern aus 9 Mitgliedern,
- 401 bis 700 Arbeitnehmern aus 11 Mitgliedern,
- 701 bis 1000 Arbeitnehmern aus 13 Mitgliedern,
- bis 1500 Arbeitnehmern aus 15 Mitgliedern,
- 1501 bis 2000 Arbeitnehmern aus 17 Mitgliedern,
- 2001 bis 2500 Arbeitnehmern aus 19 Mitgliedern,
- 2501 bis 3000 Arbeitnehmern aus 21 Mitgliedern,
- 3001 bis 3500 Arbeitnehmern aus 23 Mitgliedern,
- 3501 bis 4000 Arbeitnehmern aus 25 Mitgliedern,
- 4001 bis 4500 Arbeitnehmern aus 27 Mitgliedern,
- 4501 bis 5000 Arbeitnehmern aus 29 Mitgliedern,

- 5001 bis 6000 Arbeitnehmern aus 31 Mitgliedern,
- 6001 bis 7000 Arbeitnehmern aus 33 Mitgliedern,
- 7001 bis 9000 Arbeitnehmern aus 35 Mitgliedern.

In Betrieben mit mehr als 9000 Arbeitnehmern erhöht sich die Zahl der Mitglieder des Betriebsrats für je angefangene weitere 3000 Arbeitnehmer um 2 Mitglieder.

Die regelmäßigen Betriebsratswahlen finden alle vier Jahre in der Zeit vom 1. März bis 31. Mai statt.

Der Betriebsrat wird in geheimer und unmittelbarer Wahl gewählt. Die Wahl erfolgt nach den Grundsätzen der Verhältniswahl. Sie erfolgt nach den Grundsätzen der Mehrheitswahl, wenn nur ein Wahlvorschlag eingereicht wird oder wenn der Betriebsrat im vereinfachten Wahlverfahren nach § 14a BetrVG zu wählen ist (§ 14 BetrVG).

In Betrieben mit in der Regel 5 bis 100 wahlberechtigten Arbeitnehmern wird der Betriebsrat in einem zweistufigen – vereinfachten – Verfahren gewählt. Auf einer ersten Wahlversammlung wird der Wahlvorstand nach § 17a Nr. 3 BetrVG, auf einer zweiten Wahlversammlung, eine Woche später der Betriebsrat in geheimer und unmittelbarer Wahl gewählt.

Spätestens zehn Wochen vor Ablauf seiner Amtszeit bestellt der alte Betriebsrat einen aus drei Wahlberechtigten bestehenden Wahlvorstand und einen von ihnen als Vorsitzenden. Der Betriebsrat kann die Zahl der Wahlvorstandsmitglieder erhöhen, wenn dies zur ordnungsgemäßen Durchführung der Wahl erforderlich ist. Der Wahlvorstand muss in jedem Fall aus einer ungeraden Zahl von Mitgliedern bestehen. Für jedes Mitglied des Wahlvorstands kann für den Fall seiner Verhinderung ein Ersatzmitglied bestellt werden. In Betrieben mit weiblichen und männlichen Arbeitnehmern sollen dem Wahlvorstand Frauen und Männer angehören. Jede im Betrieb vertretene Gewerkschaft kann zusätzlich einen dem Betrieb angehörenden Beauftragten als nicht stimmberechtigtes Mitglied in den Wahlvorstand entsenden, sofern ihr nicht ein stimmberechtigtes Wahlvorstandsmitglied angehört (§ 16 BetrVG).

9.5.3 Beteiligung des Betriebsrats in personellen Angelegenheiten

Die Mitwirkungspflichten des Betriebsrats in personellen Angelegenheiten sind in §§ 99–105 BetrVG geregelt.

In Unternehmen mit in der Regel mehr als 20 wahlberechtigten Arbeitnehmern hat der Arbeitgeber den Betriebsrat vor

- jeder Einstellung,
- Eingruppierung,
- Umgruppierung und
- Versetzung

zu unterrichten, ihm die erforderlichen Bewerbungsunterlagen vorzulegen und Auskunft über die Person der Beteiligten zu geben. Außerdem hat der Arbeitgeber dem Betriebsrat unter Vorlage der erforderlichen Unterlagen Auskunft über die Auswirkungen der geplanten Maßnahme zu geben und hierzu die Zustimmung des Betriebsrats zu der geplanten Maßnahme einzuholen.

Bei Einstellungen und Versetzungen hat der Arbeitgeber insbesondere

- den in Aussicht genommenen Arbeitsplatz und
- die vorgesehene Eingruppierung mitzuteilen.

Die Mitglieder des Betriebsrats sind verpflichtet, über die ihnen im Rahmen der personellen Maßnahmen bekannt gewordenen persönlichen Verhältnisse und Angelegenheiten der Arbeitnehmer, die ihrer Bedeutung oder ihrem Inhalt nach einer vertraulichen Behandlung bedürfen, Stillschweigen zu bewahren.

Der Betriebsrat kann die Zustimmung verweigern, wenn

- die personelle Maßnahme gegen ein Gesetz, eine Verordnung, eine Unfallverhütungsvorschrift oder gegen eine Bestimmung in einem Tarifvertrag oder in einer Betriebsvereinbarung oder gegen eine gerichtliche Entscheidung oder eine behördliche Anordnung verstoßen würde,

- die personelle Maßnahme gegen eine Richtlinie nach § 95 BetrVG verstoßen würde,
- die durch Tatsachen begründete Besorgnis besteht, dass infolge der personellen Maßnahme im Betrieb beschäftigte Arbeitnehmer gekündigt werden oder sonstige Nachteile erleiden, ohne dass dies aus betrieblichen oder persönlichen Gründen gerechtfertigt ist; als Nachteil gilt bei unbefristeter Einstellung auch die Nichtberücksichtigung eines gleich geeigneten befristet Beschäftigten,
- der betroffene Arbeitnehmer durch die personelle Maßnahme benachteiligt wird, ohne dass dies aus betrieblichen oder in der Person des Arbeitnehmers liegenden Gründen gerechtfertigt ist,
- eine nach § 93 erforderliche Ausschreibung im Betrieb unterblieben ist oder
- die durch Tatsachen begründete Besorgnis besteht, dass der für die personelle Maßnahme in Aussicht genommene Bewerber oder Arbeitnehmer den Betriebsfrieden durch gesetzwidriges Verhalten oder durch grobe Verletzung der in § 75 Abs. 1 BetrVG enthaltenen Grundsätze, insbesondere durch rassistische oder fremdenfeindliche Betätigung, stören werde.

Verweigert der Betriebsrat seine Zustimmung, so hat er dies schriftlich unter Angabe von Gründen innerhalb einer Woche nach Unterrichtung durch den Arbeitgeber mitzuteilen.

9.5.4 Mitbestimmung in sozialen Angelegenheiten

Der Betriebsrat hat gemäß § 87 BetrVG in folgenden Angelegenheiten mitzubestimmen:

- Fragen der Ordnung des Betriebs und des Verhaltens der Arbeitnehmer im Betrieb;
- Beginn und Ende der täglichen Arbeitszeit einschließlich der Pausen sowie Verteilung der Arbeitszeit auf die einzelnen Wochentage;
- vorübergehende Verkürzung oder Verlängerung der betriebsüblichen Arbeitszeit;
- Zeit, Ort und Art der Auszahlung der Arbeitsentgelte;

- Aufstellung allgemeiner Urlaubsgrundsätze und des Urlaubsplans sowie die Festsetzung der zeitlichen Lage des Urlaubs für einzelne Arbeitnehmer, wenn zwischen dem Arbeitgeber und den beteiligten Arbeitnehmern kein Einverständnis erzielt wird;
- Einführung und Anwendung von technischen Einrichtungen, die dazu bestimmt sind, das Verhalten oder die Leistung der Arbeitnehmer zu überwachen;
- Regelungen über die Verhütung von Arbeitsunfällen und Berufskrankheiten sowie über den Gesundheitsschutz im Rahmen der gesetzlichen Vorschriften oder der Unfallverhütungsvorschriften;
- Form, Ausgestaltung und Verwaltung von Sozialeinrichtungen, deren Wirkungsbereich auf den Betrieb, das Unternehmen oder den Konzern beschränkt ist;
- Zuweisung und Kündigung von Wohnräumen, die den Arbeitnehmern mit Rücksicht auf das Bestehen eines Arbeitsverhältnisses vermietet werden, sowie die allgemeine Festlegung der Nutzungsbedingungen;
- Fragen der betrieblichen Lohngestaltung, insbesondere die Aufstellung von Entlohnungsgrundsätzen und die Einführung und Anwendung von neuen Entlohnungsmethoden sowie deren Änderung;
- Festsetzung der Akkord- und Prämiensätze und vergleichbarer leistungsbezogener Entgelte, einschließlich der Geldfaktoren;
- Grundsätze über das betriebliche Vorschlagswesen;
- Grundsätze über die Durchführung von Gruppenarbeit; Gruppenarbeit im Sinne dieser Vorschrift liegt vor, wenn im Rahmen des betrieblichen Arbeitsablaufs eine Gruppe von Arbeitnehmern eine ihr übertragene Gesamtaufgabe im Wesentlichen eigenverantwortlich erledigt;
- Ausgestaltung von mobiler Arbeit, die mittels Informations- und Kommunikationstechnik erbracht wird.

Kommt eine Einigung über eine der oben aufgeführten Angelegenheit nicht zustande, so entscheidet die Einigungsstelle. Der Spruch der Einigungsstelle ersetzt die Einigung zwischen Arbeitgeber und Betriebsrat.

Durch Betriebsvereinbarung können gemäß § 88 BetrVG insbesondere geregelt werden:

- zusätzliche Maßnahmen zur Verhütung von Arbeitsunfällen und Gesundheitsschädigungen;
- Maßnahmen des betrieblichen Umweltschutzes;
- die Errichtung von Sozialeinrichtungen, deren Wirkungsbereich auf den Betrieb, das Unternehmen oder den Konzern beschränkt ist;
- Maßnahmen zur Förderung der Vermögensbildung;
- Maßnahmen zur Integration ausländischer Arbeitnehmer sowie zur Bekämpfung von Rassismus und Fremdenfeindlichkeit im Betrieb;
- Maßnahmen zur Eingliederung schwerbehinderter Menschen.

9.5.5 Mitbestimmung in wirtschaftlichen Angelegenheiten

Gemäß § 106 BetrVG ist in allen Unternehmen mit in der Regel mehr als 100 ständig beschäftigten Arbeitnehmern außerdem ein Wirtschaftsausschuss zu bilden. Der Wirtschaftsausschuss hat die Aufgabe, wirtschaftliche Angelegenheiten mit dem Unternehmer zu beraten und den Betriebsrat zu unterrichten.

Der Unternehmer hat den Wirtschaftsausschuss rechtzeitig und umfassend über die wirtschaftlichen Angelegenheiten des Unternehmens unter Vorlage der erforderlichen Unterlagen zu unterrichten. Allerdings dürfen hierdurch nicht die Betriebs- und Geschäftsgeheimnisse des Unternehmens gefährdet werden. Darüber hinaus müssen die sich daraus ergebenden Auswirkungen auf die Personalplanung dargestellt werden.

Zu den wirtschaftlichen Angelegenheiten im Sinne dieser Vorschrift gehören u. a.:

- die wirtschaftliche und finanzielle Lage des Unternehmens;
- Rationalisierungsvorhaben;
- die Verlegung von Betrieben oder Betriebsteilen;
- der Zusammenschluss oder die Spaltung von Unternehmen oder Betrieben;
- die Änderung der Betriebsorganisation oder des Betriebszwecks;
- die Übernahme des Unternehmens, wenn hiermit der Erwerb der Kontrolle verbunden ist, sowie
- sonstige Vorgänge und Vorhaben, welche die Interessen der Arbeitnehmer des Unternehmens wesentlich berühren können.

9.6 Wichtige Fakten zu Arbeitsgerichtsverfahren

Verfahren vor den Arbeitsgerichten sind nicht selten. Im Jahr 2020 sind in Deutschland 332.407 Klagen bei Arbeitsgerichten eingegangen.

Von diesen 332.407 Verfahren sind 220.607 durch einen Vergleich beendet worden, nur 23.773 durch ein Urteil; der Rest hat sich auf andere Art und Weise erledigt (z. B. durch Rücknahme). In arbeitsrechtlichen Verfahren wird also mehr „gefeilscht" als gerichtlich entschieden.

Die Kosten für den Rechtstreit, d. h. Anwalts- und Gerichtskosten, werden nicht wie in einem Zivilprozess dem Unterlegenen aufgebürdet. In allen Streitigkeiten vor dem Arbeitsgericht muss jede Partei die eigenen (Anwalts- und Gerichts-) Kosten selbst tragen.

Das Arbeitsrecht ist stark geprägt von den Grundsatzentscheidungen der Obergerichte, wodurch es juristischen Laien und nicht auf Arbeitsrecht spezialisierten Anwälten oft schwerfällt, mit der Rechtsentwicklung Schritt zu halten. Im Fall einer Auseinandersetzung macht es deshalb Sinn, sofort einen guten Rechtsanwalt aufzusuchen.

Weiterführende Literatur- und Rechtsprechungsliste

Literatur

Hromadka, Wolfgang; Maschmann, Frank, Arbeitsrecht: Kollektivarbeitsrecht/Arbeitsstreitigkeiten, Band 2, Berlin, Heidelberg, 2017

Rechtsprechung

EGMR, Urteil vom 23.09.2010, 425/03
BVerfG, NJW 1980, 169
BVerwG, DVBl, 1984, 952
BVerwG, DVBl, 1984, 952
BVerwGE 63, 158
BGHZ 70, 277
BAG Urteil vom 01.07.1999 – AZR 676/98
BAG, Urteil vom 01.06.1983 – 5 AZR 536/80
BAG Urteil vom 01. Oktober 1991- 1 AZR 147/9
BAG, Urteil vom 6.11.1996 – 5 AZR 334/95
BAG, NJW 1980, 1642#
BAG, Urteil vom 17.12.1976 – 1 AZR 772/75
BAG, NJW 1979, 236
BAG, Urteil vom 17.12.1971 – AZR 6o5/75
BAG, NJW 1977, 1079
BAG, Urteil vom 17.12.1976 – 1 AZR 605/75
BAG Großer Senat, Beschluss vom 21.04.1971 – GS 1/68
LAG Hamm, Urteil vom 13.1.2011 – 8 Sa 788/10
LAG Frankfurt, RdA 1953, 195
LAG München, NJW 1980, 957
ArbG Bielefeld, Urteil vom 24.03.2010 – 3 Ca 1983/09
ArbG Hamburg, Urteil vom 01.09.2010 – 28 Ca 105/10
ArbG Bielefeld Urteil vom 24.03.2010 – 3 Ca 1983/09

Weitere Quellen

Streiken als Pflegekraft – wie geht das eigentlich?
https://www.pflegen-online.de/streiken-als-pflegekraft-wie-geht-das-eigentlich
PROTEST IN DER PFLEGE, 26. Oktober 2021
Interview mit Christoph Springer, Charité, Berlin zum Thema Streik
Pflegekräfte müssen streiken – statt auf das Einlösen von Versprechen zu warten, Handelsblatt online, 14.12.2021
https://www.handelsblatt.com/meinung/homo-oeconomicus/gastkommentar-homo-oeconomicus-pflegekraefte-muessen-streiken-statt-auf-das-einloesen-von-versprechen-zu-warten/27891078.html
Beschäftigte in der Pflege dürfen sich nicht abspeisen lassen. Der Streik der Krankenhausbewegung in Berlin ist wegweisend für die Branche. Gastkommentar von Uta Meier-Gräwe. Im Handelsblatt online vom 14.12.2021
Lau Miriam, Schluss mit dem stillen Dulden, ZEIT-online, 25. November 2021
https://www.zeit.de/2021/48/pflegestreik-corona-gerechtigkeit-patienten
Mitten in der Corona-Krise streiken und demonstrieren Pflegekräfte. Kämpfen sie für Gerechtigkeit? Oder lassen sie ihre Patienten im Stich?

Verbände, Kammern

10

Inhaltsverzeichnis

10.1 Grundlagen – Abgrenzung Kammer und Verband

Verbände und Kammern sind wichtige Vereinigungen, die auf verschiedenen Ebenen Strukturen und rechtliche Rahmenbedingungen für die Pflege mitgestalten und initiieren. Dennoch ist deren Zweck und die von ihnen bereitgestellten Dienstleistungen nicht wirklich omnipräsent. Während die meisten noch die Aufgaben einer Gewerkschaft benennen können, wird es bei der Definition und Abgrenzung von Verbänden und Kammern, vor allem bei deren Leistungen, schon schwieriger.

Die Abgrenzung zwischen Kammer und Verband erfolgt zunächst einmal anhand der verschiedenen Aufgaben sowie der Rechts- und Organisationsform.

Jedes Bundesland entscheidet selbst, ob es eine Pflegekammer einrichten möchte. Die Kammer wird in der Rechtsform einer Körperschaft des öffentlichen Rechts, vergleichbar mit den Industrie- und Handelskammern (IHKs), eingerichtet. Sie erfüllt einen staatlich vorgegebenen Aufgabenkatalog. Anders als ein Ver-

band, der seine Ziele selbst über seine, von den Mitgliedern verabschiedete Satzung festsetzt, bestimmt bei der Kammer die Politik, womit sie sich im Einzelnen beschäftigt. Obwohl jedes Land frei in der Aufgabenverteilung ist, ähneln sich die von der Politik verabschiedeten Satzungen. Der Aufgabenkatalog der Kammer im Land Baden-Württemberg (vgl. Ministerium für Soziales, Gesundheit und Integration des Landes Baden-Württemberg [Sozialministerium BW, 2022]) umfasst insbesondere die **berufsständische Vertretung der Pflege**. Damit ist aber nicht gemeint, dass sich die Kammer gegenüber dem Arbeitgeber für wichtige Interessen, wie Forderung nach mehr Gehalt oder besseren Arbeitszeiten, einsetzt. Vielmehr geht es bei der Leistung der Kammer darum, dass Belange der Pflegefachkräfte gegenüber der Politik vertreten werden, wie z. B. die Beteiligung bei Gesetzgebungsinitiativen, der Austausch mit anderen Berufskammern sowie der Erlass von Regelungen zu Fort- und Weiterbildungen. Sie sind befugt, hoheitliche Aufgaben wahrzunehmen, unterstehen dabei der Rechtsaufsicht des zuständigen (Landes-)Ministeriums.

Die Aufgaben umfassen im Einzelnen:

Beteiligung an Gesetzgebungsverfahren Dazu gehört, dass die Kammer als Standesvertretung des Pflegeberufs an Gesetzgebungsverfahren im Rahmen von Anhörungsverfahren beteiligt wird. Im Rahmen der Anhörung gibt sie Stellungnahmen zu Gesetzentwürfen ab und kann so vor Verabschiedung neue Impulse gegenüber den Gesetzgebungsorganen einbringen.

Erlass einer Berufsordnung, Berufsaufsicht Die Pflegekammer kann das Standesrecht in Form einer Berufsordnung formulieren, in der Rechte und Pflichten ihrer Mitglieder definiert sind. Auf der Grundlage der formulierten beruflichen Qualifikation üben Pflegefachkräfte ihren Beruf im Interesse der Patientinnen und Patienten, ihrer Arbeitgeber und der Allgemeinheit aus. Der Standesvertretung kommt hierbei eine „Überwachungsfunktion" in Form der Berufsaufsicht zu. Eine Pflegekammer kann eventuelles Fehlverhalten ihrer Mitglieder bewerten und dagegen vorgehen.

Erlass von Fort- und Weiterbildungsordnungen Eine Pflegekammer kann Fort- und Weiterbildungsordnungen erlassen. Auch kann sie Regelungen zur Teilnahmepflicht, zu Inhalt und Umfang der jeweiligen Fort- oder Weiterbildung treffen. Eine Pflegekammer erhält hierdurch die Möglichkeit, den Pflegeberuf insgesamt weiterzuentwickeln und systematisch qualitativ hochwertige Weiterqualifizierungen für ihre Mitglieder anzubieten. Eine Pflegekammer kann allerdings keine Regelungen zu Ausbildung und Studium verabschieden; sie kann aber Vorschläge für Ausbildungsregelungen und deren Umsetzung an die zuständigen Behörden machen und sich, wie bereits oben beschrieben, bei Gesetzesinitiativen im Rahmen der Verbändeanhörung einbringen.

Empfehlungen zur Gewährleistung hochwertiger Pflege Pflegekammern sollen Empfehlungen entwickeln, die sich mit der Gewährleistung hochwertiger Pflege beschäftigen und mit ihrer Expertise Impulse für eine moderne und ganzheitliche Patientenversorgung setzen. Eine Qualitätsprüfung in den Einrichtungen ist damit nicht verbunden. Diese werden von der Heimaufsicht bei den unteren Verwaltungsbehörden und dem Medizinischen Dienst der Krankenkassen (MDK) durchgeführt.

Beratung der Mitglieder in ethischen, fachlichen sowie standesrechtlichen Fragen Die Mitglieder einer Pflegekammer haben einen Anspruch auf Beratung in allen Fragen, die sich auf ethische, fachliche, standesrechtliche oder weitere Problemstellungen im Zusammenhang mit dem Pflegeberuf beziehen.

Registrierung, Erhebung verschiedener Daten In Baden-Württemberg registriert die Pflegekammer alle in diesem Bundesland tätigen Pflegefachkräfte, die die Erlaubnis zur Führung der Berufsbezeichnungen Gesundheits- und Krankenpfleger/-in, Gesundheits- und Kinderkrankenpfleger/-in oder Altenpfleger/-in besitzen. Dieser Registrierungsvorgang ist besonders wichtig, da alle Pflegefachkräfte zu Mitgliedern einer Pflegekammer werden und tatsächlich eine berufsständische Vertretung möglich ist.

Das Land erwartet, Probleme schnell identifizieren und Lösungen anbieten zu können. Dies ist nur auf Grundlage umfassenden Datenmaterials möglich, welches eine Pflegekammer erheben und auswerten kann.

Pflegekammern sind vor allem unter den Pflegekräften sehr umstritten. Die Kritik rührt insbesondere daher, dass der Vorteil für den Einzelnen nicht ersichtlich ist. Die Kritik fußt vor allem auf der Tatsache, dass die bisher bestehenden Kammern (z. B. RA-Kammer, Notarkammer, Ärztekammer) vor allem für Freiberufler und hauptsächlich Selbstständige eingerichtet wurden. Einer der Hauptgründe, der für die Einrichtung einer Kammer für die Pflegeberufe ins Feld geführt wurde, ist die Sicherstellung einer guten Ausbildung sowie Sicherstellung eines hohen Qualitätsstandards. Allerdings wird dem entgegnet, dass Pflegekräfte in der Regel Angestellte sind und ihre Ausbildung ohnehin durch staatliche Ausbildungsordnungen geregelt sei. Die Fort- und Weiterbildung seien, so die Gegner einer Kammer, ebenfalls Sache des Arbeitgebers, und nicht der Angestellten. Für die tatsächlichen Probleme, nämlich Gehalt, Arbeitszeiten und Image des Berufsstandes, kann, so die Gegner, eine Kammer nichts oder nur sehr wenig beitragen, da es entweder nicht ihre Aufgabe ist und, im Falle des Images, ihr nicht vertraut wird, ein solches aufzubauen (siehe hierzu die unter „Weiterführende Quellen" aufgeführten Beiträge).

Kirchhoff (2019) weist auf Befragungen in Rheinland-Pfalz und Niedersachsen hin. In beiden Ländern waren Angehörige der Pflegeberufe zu ihrer Zustimmung oder Ablehnung einer Kammer befragt worden. Die aus den Zahlen und Ergebnissen gezogenen Schlussfolgerungen geben zum Schmunzeln und Stirnrunzeln Anlass, weil sie jede Seriösität vermissen lassen. In Rheinland-Pfalz nahmen nur ca. 21 % aller Angehörigen der Pflegebranche des Bundeslandes an der Befragung teil. In Niedersachsen waren nur 3 % (sic!) der Beschäftigten. Von den Befragten stimmten 67 % für die Pflegekammer, und auch dieses Ergebnis reichte aus, um in Niedersachsen die Pflegekammer auf den Weg zu bringen.

Aufgaben eines Verbands

Die meisten branchenbezogenen Verbände vertreten als Arbeitgeberverbände die Interessen der Arbeitgeberschaft. Dabei fungiert der Verband als Pendant und direkter Ansprechpartner zur Gewerkschaft auf Arbeitnehmerseite. Allerdings ist dies nicht in Stein gemeißelt. Es gibt durchaus auch Zusammenschlüsse, die neben der Gewerkschaft Interessen der Arbeitnehmer vertreten. Die wichtigste Aufgabe eines Verbandes ist vor allem Lobbyarbeit, d. h. die direkte Beratung und Einflussnahme auf die Politik im Hinblick auf politische Entscheidungen und vor allem die Gesetzgebung. Während auf Arbeitgeberseite dieses Instrument sehr erfolgreich genutzt wird, fehlt der Arbeitnehmerschaft die Möglichkeit, Einfluss „hinter den Kulissen" zu nehmen. Zwar ist die Kammer per definitionem dazu verpflichtet, gegenüber der Politik die Interessen der Pflege zu verteidigen. Dennoch ist die Kammer als „Kind" der Politik nicht so schlagkräftig und bedingungslos in der Verfolgung der Interessen der Pfleger*innen, wie ein Verband, der privatrechtlich, z. B. in der Rechtsform eines Vereins, konstituiert ist.

Weiterführende Literatur- und Rechtsprechungsliste

Kirchhoff, Kristin: Die Pflegekammer – lästiges Übel oder Professionalisierung der Pflege? in: RDG 2019, 12

Ministerium für Soziales, Gesundheit und Integration des Landes Bandes-Württemberg: https://sozialministerium.baden-wuerttemberg.de/de/gesundheit-pflege/pflege/pflegekammer-in-baden-wuerttemberg/aufgaben-einer-pflegekammer/, 2022 (zit. Sozialministerium 2022)

Weitere Quellen

Kirschner, Heinz, in: http://www.1.wdr.de: „Das sollte freiwillig sein": Pflegekräfte wehren sich gegen geplante Pflegekammer, 09.02.2022
https://www1.wdr.de/nachrichten/westfalen-lippe/pflegekraefte-wollen-keine-pflegekammer-meschede-106.html
Ein interessanter Beitrag, der die Meinung der Pflegekräfte zum Thema Kammer wiederspeigelt.

Pflegekammer mit Zwangsmitgliedschaft – Markt vom 15.12.2021
https://www.youtube.com/watch?v=jEJCfmYAMhk
In NRW soll eine sogenannte Pflegekammer ins Leben gerufen werden. Und zwar gerade jetzt in dieser Zeit, in der Pflegende richtig viel Stress haben. Die Vorbereitungen laufen auf Hochtouren. Viele Pflegerinnen und Pfleger allerdings laufen Sturm gegen diese Pläne der Landesregierung.

Streit um Pflegekammern | Panorama 3 | NDR vom 17.01.2019
https://www.youtube.com/watch?v=Y0LhEym1HlQ
Niedersachsens Pflegekräfte diskutieren: Was bringt die Pflegekammer? Stärkt sie ihre Interessen oder handelt es sich um ein teures, „bürokratisches Monster"? Panorama 3 hat nachgefragt.

Wichtige Verträge

Inhaltsverzeichnis

11.1 Relevanz des Zivilrechts für die tägliche Arbeit – Grundlagen des Vertragsrechts

Das Leben ist bestimmt von Verträgen. Zu den bekanntesten Verträgen gehören Kauf-, Miet- und Arbeitsvertrag. Ein Vertrag ist immer dann geschlossen, wenn sich zwei (in der Regel erwachsene) Menschen über eine Leistung und Gegenleistung einig sind und sich deren Einhaltung versprechen. Jeder schließt am Tag oft mehrere Verträge ab, ohne es überhaupt zu merken. Hierzu gehören z. B. ein Kaufvertrag beim Brötchenkauf, ein Übereignungsvertrag hinsichtlich der Ware und einer bezüglich des Geldes. Auch der Aufenthalt eines Patienten in einer Klinik oder die Pflege eines Bewohners eines Altenheims ist vertraglich geregelt. Aus diesem Grund ist es wichtig, dass eine Pflegekraft die Grundlagen des Zustandekommens von Verträgen und die Rechtsfolgen der Nicht- oder Schlechtleistung kennt.

11.1.1 Zustandekommen von Verträgen

Verträge können schriftlich oder mündlich geschlossen werden. Für den Vertragsschluss istes also nicht notwendig, diesen schriftlich zu fixieren und mit Unterschrift und Siegel zu bestätigen. Es reicht bereits aus, wenn beide Parteien den Willen haben – ganz untechnisch gesprochen –, ein gegenseitiges Versprechen einzugehen, d. h. sich rechtlich zu binden. Juristen sprechen in diesem Zusammenhang von „Rechtsbindungswillen". Ein Vertrag kann auch durch schlüssiges („konkludentes") Handeln zustande kommen. Auch hier ist der tägliche Brötchenkauf ein sehr gutes Beispiel. Dies geschieht in der Regel durch das Ablegen von Ware auf das Band an der Kasse und das Übergeben von Geld. Kein Mensch erklärt feierlich an der Kasse, dass er einen Kaufvertrag über seine Ware abschließen möchte und zückt Papier und Füller für die Unterschriften.

Die wenigsten Menschen sind sich im Klaren darüber, dass sie am Tag zahlreiche verschiedene Verträge abschließen. Nach welchen Regeln der Abschluss eines Vertrages und die Folgen des Nichteinhaltens der Vereinbarungen erfolgen, ist im Bürgerlichen Gesetzbuch (BGB) geregelt.

11.1.2 Angebot und dessen Annahme

Ein Vertrag entsteht grundsätzlich durch ein Angebot (z. B. im Rahmen eines Kaufvertrags) und dessen Annahme („Ich will kaufen"). Juristisch gesprochen, kommt ein Vertrag zustande, wenn zwei Parteien mit Rechtsbindungswillen zwei übereinstimmende Willenserklärungen abgeben.

Erstes Beispiel

> Anton: „Ich verkaufe Dir mein Auto für 10.000 €."
> Bernd: „Ja, kaufe ich."
> Ergebnis: Vertrag ist zustande gekommen. ◄

Zweites Beispiel

> Anton: „Ich verkaufe Dir mein Auto für 10.000 €."
> Bernd: „Ich kaufe es für 5000 €."
> Ergebnis: Kein Vertrag zustande gekommen.

Es fehlte die übereinstimmenden Erklärungen Am Rechtsbindungswillen fehlt es übrigens, wenn der Romantiker Anton seiner Freundin Berta erklärt, er wolle ihr „die Sterne vom Himmel holen". Hierbei handelt es sich nicht um das Angebot auf Abschluss eines unentgeltlichen Besorgungsvertrags sondern lediglich um den Versuch, ihr Herz zu erorbern. ◄

11.1.3 Vertretung

Rechtsgeschäfte müssen nicht immer selbst vorgenommen werden. Man kann sich auch beim Abschluss von Verträgen vertreten lassen. Es kommt z. B. öfter vor, dass ein (erwachsenes) Kind für die Mutter oder den Vater einen Vertrag über die Pflege in einem Altenheim abschließt; auch können Betreuer für den Betreuten bestimmte Angelegenheiten bei Ämtern und Behörden regeln.

Eine Ausnahme von der Möglichkeit, sich vertreten zu lassen, sind allerdings die sogenannten höchstpersönlichen Rechtsgeschäfte. Ein Beispiel für ein solches höchstpersönliches Rechtsgeschäft ist die Eingehung einer Ehe. Das „Ja" muss man schon höchstpersönlich vor dem Standesbeamten abgeben. (Abgesehen davon sähe es ziemlich seltsam aus, bei der eigenen Hochzeit nicht anwesend zu sein.)

Die Vertretung oder fehlerhafte Vertretung birgt zahlreiche Problematiken, deren Erörterung allerdings den Umfang des Buches sprengen würden. Für die tägliche Arbeit relevant sind die

- gesetzliche Vertretungsmacht:
  - § 1629 I: **Eltern** (i. V. m. § 1680, wenn ein Elternteil verstorben ist)
  - § 1793 **Vormundschaft;**
  - §§ 1896, 1902, 1915 **Pfleger/Betreuer** (zum Betreuer gibt es in diesem Buch noch ein eigenes Kapitel)

und die

- sogenannte **gewillkürte Vertretungsmacht** („gewillkürt" heißt in diesem Fall „selbst bestimmte Vertretungsmacht"; für Juristen scheint alles „willkürlich", was nicht durch Gesetz geregelt ist), z. B. durch **schriftliche oder mündliche Vollmacht**.

11.1.4 Geschäftsfähigkeit

Wichtig für das Zustandekommen eines Vertrages ist außerdem, dass die Vertragsparteien überhaupt geschäftsfähig sind. Mit der „Geschäftsfähigkeit" meint der Jurist die Fähigkeit, sich rechtlich zu binden, d. h. z. B. Verträge abzuschließen.

Natürliche Personen, so nennen Juristen Menschen (ein weiteres Beispiel für die besondere Juristensprache), und juristische Personen (das sind Unternehmen, Verbände, Vereine etc.) sind grundsätzlich geschäftsfähig. Bei natürlichen Personen, die noch nicht volljährig sind, also das 18. Lebensjahr noch nicht vollendet haben, werden im Interesse des Minderjährigenschutzes Ausnahmen gemacht (§§ 104 ff. BGB). Personen, die jünger als 7 Jahre sind, sind geschäftsunfähig, und alle Personen dazwischen sind beschränkt geschäftsfähig. Was das bedeutet, wird weiter unten erläutert.

Die Geschäftsfähigkeit einer natürlichen Person – also eines Menschen – entwickelt sich in drei Altersstufen.

- **Stufe 1 – Geschäftsunfähigkeit:** Geschäftsunfähig sind nach § 104 BGB Kinder bis zur Vollendung des 7. Lebensjahres und die an einer krankhaften Störung der Geistestätigkeit leidenden Personen. Willenserklärungen eines Geschäftsunfähigen sind nichtig (§ 105 BGB). Hier versteht das Gesetz auch keinen „Spaß". Der Schutz dieser Gruppe ist dem Gesetzgeber absolut „heilig".
- **Stufe 2 – beschränkte Geschäftsfähigkeit**: Beschränkt geschäftsfähig sind nach § 106 BGB die Minderjährigen, die das siebte Lebensjahr vollendet haben, aber noch keine 18

Jahre alt sind. Ein von ihnen abgeschlossenes Rechtsgeschäft ist ohne vorherige Zustimmung (Einwilligung) der gesetzlichen Vertreter schwebend unwirksam, d. h., dass es durch nachträgliche Zustimmung (Genehmigung) des gesetzlichen Vertreters bestätigt werden muss. Verweigern die gesetzlichen Vertreter die Zustimmung, wird das Rechtsgeschäft als von Anfang an unwirksam (nichtig). In einigen Fällen (s.u.) kann ein Minderjähriger auch ohne die Zustimmung des gesetzlichen Vertreters ein Rechtsgeschäft voll wirksam abschließen.

Ausnahmsweise sind Rechtsgeschäfte des beschränkt geschäftsfähigen Minderjährigen auch ohne Zustimmung des gesetzlichen Vertreters wirksam, wenn

- er diese mit seinem Taschengeld bestreitet, wobei Barzahlung Bedingung ist (kein Ratenkauf) (sogenannte „Taschengeldparagraph"),
- er durch das Geschäft lediglich einen rechtlichen Vorteil erlangt (z. B. Annahme einer Schenkung ohne weitere rechtliche Verpflichtungen),
- es sich um Handlungen im Rahmen eines vom gesetzlichen Vertreter erlaubten Arbeitsverhältnisses handelt (z. B. Eröffnung eines Lohnkontos, Kündigung des Arbeitsverhältnisses),
- er für „handelsmündig" erklärt wurde, d. h., wenn es sich um Rechtsgeschäfte handelt, die ein Geschäftsbetrieb mit sich bringt, zu dessen Betrieb der Minderjährige die Genehmigung seitens des gesetzlichen Vertreters und gegebenenfalls des Vormundschaftsgerichtes besitzt (z. B. Abschluss von Kaufverträgen im Rahmen des An- und Verkaufs von Waren).
- **Stufe 3 – volle Geschäftsfähigkeit**: Voll geschäftsfähig sind Menschen (Personen), die das 18. Lebensjahr vollendet haben (Volljährigkeit). Diese Geschäftsfähigkeit verliert man auch nicht – es sei denn, ein Gericht beschränkt die Geschäftsfähigkeit. (Näheres hierzu unter dem Kapitel „Betreuung".)

11.2 Wichtige Vertragstypen

Das Bürgerliche Gesetzbuch hat viele wichtige Verträge des Alltags normiert und damit in den Grundzügen geregelt. Außerdem gibt es noch zahlreiche Regelungen, die sich damit beschäftigen, was alles in Allgemeinen Geschäftsbedingungen geregelt und auch nicht geregelt werden darf.

11.2.1 Kaufvertrag

Der Kaufvertrag ist einer der wichtigsten und häufigsten Verträge des täglichen Lebens. Er ist in den §§ 433 ff. BGB geregelt.

§ 433 Vertragstypische Pflichten beim Kaufvertrag

(1) Durch den Kaufvertrag wird der Verkäufer einer Sache verpflichtet, dem Käufer die Sache zu übergeben und das Eigentum an der Sache zu verschaffen. Der Verkäufer hat dem Käufer die Sache frei von Sach- und Rechtsmängeln zu verschaffen.

(2) Der Käufer ist verpflichtet, dem Verkäufer den vereinbarten Kaufpreis zu zahlen und die gekaufte Sache abzunehmen.

Das Bürgerliche Gesetzbuch bestimmt für die oben genannten Verträge (z.B. Kauf-,Miet-, Arbeitsvertrag) immer die sogenannten „Hauptleistungspflichten". Diese Pflichten heißen so, weil sie dem jeweiligen Vertrag den bestimmten Charakter und damit auch den Namen geben. In diesem Fall bestehen die Hauptleistungspflichten darin, die „Sache" (also den Kaufgegenstand) dem Käufer und den „Kaufpreis" (in der Regel Geld) an den Verkäufer zu übergeben. Diese Pflichten machen den Vertrag zu einem „Kaufvertrag". Würde es um einen Mietgegenstand und die dafür zu zahlende Miete gehen (s.u.), handelt es sich um einen „Mietvertrag" – Jura kann so einfach sein.

11.2.2 Mietvertrag

Ein weiterer wichtiger Vertragstyp ist der Mietvertrag. Auch dieses Vertragsverhältnis ist im BGB (in den §§ 535 ff.) geregelt.

§ 535 Inhalt und Hauptpflichten des Mietvertrags

(1) Durch den Mietvertrag wird der Vermieter verpflichtet, dem Mieter den Gebrauch der Mietsache während der Mietzeit zu gewähren. Der Vermieter hat die Mietsache dem Mieter in einem zum vertragsgemäßen Gebrauch geeigneten Zustand zu überlassen und sie während der Mietzeit in diesem Zustand zu erhalten. Er hat die auf der Mietsache ruhenden Lasten zu tragen.

(2) Der Mieter ist verpflichtet, dem Vermieter die vereinbarte Miete zu entrichten.

11.2.3 Werkvertrag

Neben dem Dienstvertrag ist der Werkvertrag im Arbeitsalltag von besonderer Wichtigkeit. Ein Werkvertrag liegt immer dann vor, wenn ein ganz konkretes Ergebnis (ein Werk) und nicht lediglich ein Bemühen geschuldet ist. Das Werk sollte dabei so genau wie möglich beschrieben sein.

§ 631 Vertragstypische Pflichten beim Werkvertrag

(1) Durch den Werkvertrag wird der Unternehmer zur Herstellung des versprochenen Werkes, der Besteller zur Entrichtung der vereinbarten Vergütung verpflichtet.

(2) Gegenstand des Werkvertrags kann sowohl die Herstellung oder Veränderung einer Sache als auch ein anderer durch Arbeit oder Dienstleistung herbeizuführender Erfolg sein.

Ein gutes Beispiel für einen Werkvertrag ist eine beim Konditor für eine Hochzeit bestellte Torte. Es wurde verabredet, dass auf der Torte bestimmte Figuren stehen, dass sie dreistöckig sein soll und die Namen des Brautpaares oben auf der Torte zu sehen sein soll. Außerdem soll sie auf Wunsch des Bräutigams in den Farben seines Lieblingsvereins (schwarz und gelb) gehalten sein. Wenn nun der Bäcker eine einstöckige Torte in blau-weiß mit den Namen Kevin und Katrin statt Carl und Chantalle versieht, ist die Torte nicht das gemäß § 631 „versprochene Werk".

Die Torte ist also nicht geeignet, den Vertrag zu erfüllen, und stellt nicht die versprochene Vertragsleistung dar. Das Hochzeitspaar muss die Torte nicht annehmen und kein Geld bezahlen. Ein kleiner Trost am Rande: Der Konditor kann sich außerdem schadensersatzpflichtig gemacht haben und muss ggf. alle Kosten für eine kurzfristige Ersatzbeschaffung zahlen.

11.2.4 Dienstvertrag/Arbeitsvertrag

Im Gegensatz zum Werkvertrag ist beim Dienstvertrag nicht ein konkretes Werk geschuldet, sondern das Erbringen einer bestimmten Leistung. Hier ist nicht das „Ziel" entscheidend für den Erfolg, sondern der „Weg" das Ziel.

Der Dienstvertrag ist in den §§ 611 ff. geregelt.

§ 611 Vertragstypische Pflichten beim Dienstvertrag

(1) Durch den Dienstvertrag wird derjenige, welcher Dienste zusagt, zur Leistung der versprochenen Dienste, der andere Teil zur Gewährung der vereinbarten Vergütung verpflichtet.

(2) Gegenstand des Dienstvertrags können Dienste jeder Art sein.

Das wichtigste vertragliche Dienstverhältnis für die Praxis ist das Arbeitsverhältnis. Aber auch ein anderer Vertrag, der für die pflegerische Praxis von enormer Wichtigkeit ist, fällt unter diese Kategorie von Verträgen. Der zwischen dem Patienten/der Patientin und dem Arzt/der Ärztin zustande gekommene Behandlungsvertrag wird ebenfalls als Dienstvertrag definiert, nicht als Werkvertrag (§ 630b BGB). Diese Charakterisierung ist von entscheidender Bedeutung, insbesondere für die in den späteren Kapiteln skizzierte vertragliche Haftung.

11.2.5 Vor- und nachvertragliche Pflichten

Ein Vertrag beinhaltet neben den versprochenen (Haupt-)Leistungen (z. B. Ware gegen Geld, Arbeitskraft gegen Entgelt, Wohnung gegen Miete) auch noch darüber hinausgehende Sorgfaltspflichten, die sich auf eine bestimmte Zeit vor und nach dem Vertragsschluss erstrecken. Die Rechtsprechung und später auch der Gesetzgeber sind davon ausgegangen, dass die Parteien eines Vertrages ein besonderes Näheverhältnis und damit eine Verantwortung gegenüber der anderen Partei haben, die über das normale Maß hinausgehen. Hierzu gehört z. B., dass man für die Sicherheit der anderen Vertragspartei in den eigenen Geschäftsräumen zu sorgen hat (Vorvertragliche Pflicht) oder ein Arztschild mit dem Hinweis auf die neue Adresse der Praxis noch über die Dauer des Mietvertrages hinaus hängen lässt.

Das Gesetz stellt diese Pflichten den vertraglichen Hauptpflichten gleich. Die Vertragsparteien haben also einen ebenso starken Anspruch wie auf die Erfüllung der Hauptpflichten und – im Falle einer Verletzung – einen Anspruch auf Schadensersatz.

§ 241 Abs. 2 BGB – Vor- und Nachvertragliche Pflichten

Ein Schuldverhältnis mit Pflichten nach § 241 Abs. 2 BGB entsteht auch durch

1. die Aufnahme von Vertragsverhandlungen,

2. die Anbahnung eines Vertrags, bei welcher der eine Teil im Hinblick auf eine etwaige rechtsgeschäftliche Beziehung dem anderen Teil die Möglichkeit zur Einwirkung auf seine Rechte, Rechtsgüter und Interessen gewährt oder ihm diese anvertraut, oder

3. ähnliche geschäftliche Kontakte.

11.3 Leistungsstörungen – das vertragliche Versprechen wird nicht eingehalten

Nicht selten werden Verträge nicht oder nicht vollständig erfüllt. In der juristischen Fachsprache spricht man in diesem Fall von Leistungsstörungen. Die Leistungsstörung ist ein in der Rechtswissenschaft verwendeter Rechtsbegriff für verschiedene Fälle, in denen sich die Parteien eines Schuldverhältnisses nicht so verhalten, wie es der Zweck des Schuldverhältnisses – die Erbringung einer bestimmten Leistung durch den Schuldner an den Gläubiger – erfordert.

Zu den Leistungsstörungen werden insbesondere

- die Unmöglichkeit der Leistung,
- der Verzug des Schuldners und des Gläubigers und
- die Fälle der Schlechtleistung

gezählt.

11.3.1 Die Unmöglichkeit

Von „Unmöglichkeit der Leistung" spricht man, wenn der Schuldner die Leistung, zu der er aufgrund des Schuldverhältnisses verpflichtet ist, nicht mehr erbringen kann. In diesem Fall wird er von der Verpflichtung aus dem Vertrag frei. Er muss die Leistung nicht mehr erbringen. Dies ist z. B. dann der Fall, wenn der Autoverkäufer das Auto nicht mehr an den Käufer übergeben kann, weil es durch einen Brand komplett zerstört wurde. Diese gesetzliche Regelung ist nicht weiter verwunderlich, weil keinem zugemutet werden kann, etwas zu tun, was nicht möglich ist.

§ 275 Ausschluss der Leistungspflicht

(1) Der Anspruch auf Leistung ist ausgeschlossen, soweit diese für den Schuldner oder für jedermann unmöglich ist.

(2) Der Schuldner kann die Leistung verweigern, soweit diese einen Aufwand erfordert, der unter Beachtung des Inhalts des Schuldverhältnisses und der Gebote von Treu und Glauben in einem groben Missverhältnis zu dem Leistungsinteresse des Gläubigers steht. Bei der Bestimmung der dem Schuldner zuzumutenden Anstrengungen ist auch zu berücksichtigen, ob der Schuldner das Leistungshindernis zu vertreten hat.

(3) Der Schuldner kann die Leistung ferner verweigern, wenn er die Leistung persönlich zu erbringen hat und sie ihm unter Abwägung des seiner Leistung entgegenstehenden Hindernisses mit dem Leistungsinteresse des Gläubigers nicht zugemutet werden kann.

(4) Die Rechte des Gläubigers bestimmen sich grundsätzlich nach den §§ 280, 283 bis 285, 311a und 326 BGB.

Wer einen PKW verkauft hat, schuldet dem Käufer die Übergabe und Übereignung dieses PKW. Wird der Wagen bei einem Verkehrsunfall völlig zerstört, ist die Erbringung der geschuldeten Leistung unmöglich. Allerdings ist der Schuldner – in diesem Fall derjenige, der das zerstörte Auto verkauft hat – dann zum Schadensersatz verpflichtet, wenn er eine Vertragspflicht (z. B. die sichere Aufbewahrung des Wagens) verletzt hat. Neben dem Schadensersatz kann der Käufer auch noch notwendigen Aufwand geltend machen.

11.3.2 Schadensersatz und Aufwandsentschädigung

Schadensersatz und Aufwandsentschädigung kann jede Vertragspartei nicht nur im Falle der Unmöglichkeit der Leistung fordern, sondern immer, wenn eine Vertragspflicht verletzt wurde. „Verletzung" bedeutet, dass bestimmte Vereinbarungen nur teilweise oder Teile der Vereinbarungen gar nicht eingehalten wurden.

Hierbei ist es unerheblich, ob es sich um eine Haupt- oder Nebenleistung, vor- oder nachvertragliche Pflichtverletzung handelt. Das Gesetz verlangt aber, dass die Pflichtverletzung aufgrund eines vorsätzlichen oder fahrlässigen Verhaltens erfolgt ist.

Vorsatz ist durch die Rechtsprechung definiert als: Wissen und Wollen in Bezug auf den Eintritt des Erfolges. Damit ist gemeint, dass man wusste, was man getan hat, und es auch so wollte.

Wie Fahrlässigkeit zu verstehen ist, hat der Gesetzgeber selbst im Gesetz ausdrücklich im § 276 Abs. 2 BGB geregelt. Diese Definition ist von extremer Wichtigkeit für Angehörige der Pflegeberufe, da sie auch für die strafrechtliche Bewertung von Handlungen maßgeblich ist. Danach handelt fahrlässig, wer die im Verkehr übliche Sorgfalt außer Acht lässt. Die „im Verkehr übliche Sorgfalt" ist dabei immer individuell anhand der jeweiligen Situation und der handelnden Personen zu bestimmen.

Beispiel 1

Die siebenjährige A. findet den bewusstlosen B. auf der Straße liegend vor. Nach einem Herzstillstand setzt die Atmung aus. A. ruft verzweifelt um Hilfe, bittet Passanten, einen Arzt zu holen, nimmt aber selbst keine Rettungsmaßnahmen vor. ◄

Beispiel 2

Der seit 15 Jahren als Notarzt tätige Mediziner C. findet den bewusstlosen B. auf der Straße liegend vor. Nach einem Herzstillstand setzt die Atmung aus. C. ruft verzweifelt um Hilfe, bittet Passanten, einen Arzt zu holen, nimmt aber selbst keine Rettungsmaßnahmen vor.

In beiden Fällen ist die Handlung der Personen gleich. Es liegt aber auf der Hand, dass von einem ausgebildeten Mediziner und Notarzt eine ganz andere Herangehensweise – insbesondere im Hinblick auf die Erhaltung von Vitalfunktionen – erwartet werden kann.

Während das Verhalten des kleinen Mädchens absolut korrekt war und der „im Verkehr üblichen Sorgfalt" entsprach (ein anderes Verhalten hätte man von einem Kind auch nicht erwarten können), entspricht das Handeln des Arztes nicht dem, was man in so einer Situation von einem Notfallmediziner erwarten kann. Das Verhalten des Arztes entspricht also nicht der „im Verkehr üblichen Sorgfalt". ◄

11.3.3 Schadensersatz wegen Pflichtverletzung

Mit diesem Wissen im Gepäck lässt sich der § 280 BGB als zentrale Anspruchsnorm für Ansprüche aus vertraglichen Leistungsstörungen gut verstehen. Dieses Buch hat nicht den Anspruch, alle Einzelheiten des Leistungsstörungs-

rechts abzubilden. Vielmehr soll dem Leser ein Überblick über die wichtigsten Regelungen gegeben werden. Dieser Überblick, ohne alle Verästelungen der gesetzlichen Regelungen, reicht erst einmal vollkommen aus, um ein Verständnis für die Thematik zu bekommen.

§ 280 Schadensersatz wegen Pflichtverletzung

(1) Verletzt der Schuldner eine Pflicht aus dem Schuldverhältnis, so kann der Gläubiger Ersatz des hierdurch entstehenden Schadens verlangen. Dies gilt nicht, wenn der Schuldner die Pflichtverletzung nicht zu vertreten hat.

(2) Schadensersatz wegen Verzögerung der Leistung kann der Gläubiger nur unter der zusätzlichen Voraussetzung des § 286 verlangen.

(3) Schadensersatz statt der Leistung kann der Gläubiger nur unter den zusätzlichen Voraussetzungen des § 281, des § 282 oder des § 283 verlangen.

Weitere Einzelheiten zu Ansprüchen aus dem Vertrag werden weiter unten in Abschnittt 11.4 erläutert.

Zentrale Normen für die vertragliche Haftung

Von besonderer Bedeutung sind die Regelungen der § 276 (Verantwortlichkeit des Schuldners/Legaldefinition Fahrlässigkeit) und § 280 (zentrale Haftungsnorm) BGB. ◄

11.4 Spezielles Vertragsrecht – der Behandlungsvertrag

Der Behandlungsvertrag ist vom Gesetzgeber als Unterform des Dienstvertrages in den § 630b des BGB definiert worden. Damit wurden wichtige Weichen im Hinblick auf das Haftungs- und Leistungsstörungsrecht gelegt. Etwas anderes gilt jedoch, wenn eine Behandlung auch technische Bestandteile enthält, zum Beispiel die Anfertigung von Zahnprothesen, In diesem Fall kann für diese Anteile das Gewährleistungsrecht des Werkvertrags gelten (BGH, Urteil vom 9.12.1974 – VII ZR 182/73; OLG München, Urteil vom 6.2.1997 – 1 U 4802/95).

Die vertragstypischen Hauptpflichten findet man in § 630a BGB. Nach diesem ist der Behandelnde zur Leistung verpflichtet und der zu Behandelnde zur Zahlung der Leistung. Weiterhin hat die Behandlung nach aktuellen Behandlungsstandards zu erfolgen.

§ 630a Vertragstypische Pflichten beim Behandlungsvertrag

(1) Durch den Behandlungsvertrag wird derjenige, welcher die medizinische Behandlung eines Patienten zusagt (Behandelnder), zur Leistung der versprochenen Behandlung, der andere Teil (Patient) zur Gewährung der vereinbarten Vergütung verpflichtet, soweit nicht ein Dritter zur Zahlung verpflichtet ist.

(2) Die Behandlung hat nach den zum Zeitpunkt der Behandlung bestehenden, allgemein anerkannten fachlichen Standards zu erfolgen, soweit nicht etwas anderes vereinbart ist.

§ 630b Anwendbare Vorschriften

Auf das Behandlungsverhältnis sind die Vorschriften über das Dienstverhältnis, das kein Arbeitsverhältnis im Sinne des § 622 ist, anzuwenden, soweit nicht in diesem Untertitel etwas anderes bestimmt ist.

Rechte und Pflichten aus dem Behandlungsvertrag

Der Behandlungsvertrag verpflichtet den Arzt zu einer Behandlung unter Berücksichtigung aktueller medizinischer Standards – mit dem Ziel, eine Verbesserung des Gesundheitszustandes des Patienten anzustreben. Dazu gehören Diagnostik, Indikation und Therapie. Der konkrete Heilerfolg ist jedoch nicht geschuldet. Vertragsärzte sind gegenüber Kassenpatienten gem. § 95 Abs. 3 Satz 1 SGB V zur Behandlung verpflichtet. Es gib aber auch Fälle, in denen ein Arzt trotz grundsätzlicher Verpflichtung eine Behandlung verweigern kann. Dies ist u. a. dann der Fall, wenn

- der Patient keine elektronische Gesundheitskarte (eGK) vorlegen kann (§ 15 SGB V),
- das Vertrauensverhältnis fehlt,
- der Arzt überlastet ist.

In Notfällen folgt die Behandlungspflicht aus den Berufsordnungen und gegebenenfalls aus dem § 323c StGB (Unterlassene Hilfeleistung).

Welche Pflichten gelten für den Patienten aus dem Behandlungsvertrag?

Das Patientenhaftungsrecht sieht jedoch nicht nur Pflichten für den Arzt, sondern auch für den Patienten vor. So ist es beispielsweise vorgeschrieben, dass der Patient die vereinbarte Vergütung, die in der Regel von der Krankenkasse übernommen wird, zeitnah zahlt. Lediglich bei individuellen Gesundheits- oder Zusatzleistungen ist der Patient gesondert zur privaten Zahlung verpflichtet – über die zusätzlich anfallenden Kosten muss er jedoch zuvor vom Arzt informiert worden sein. Privatversicherte zahlen die Vergütung in der Regel zunächst selbst, um den Betrag anschließend von der Kasse erstattet zu bekommen.

Ebenfalls müssen Patienten vor dem Start von medizinischen Maßnahmen und Therapien eine grundsätzliche Einwilligung erklären. Dazu bedarf es im Vorfeld einer umfassenden, rechtzeitigen und verständlichen Aufklärung in mündlicher Form. Die Aufklärung soll dabei auch die Option bieten, dass sich der mündige Patient eventuell noch gegen eine bestimmte Behandlung entscheiden kann – daher ist das Aufklärungsgespräch grundsätzlich objektiv zu halten.

Es beinhaltet mindestens eine Information über:

- Art und Umfang der medizinischen Maßnahme
- eventuelle entscheidungserhebliche Behandlungsalternativen
- Risiken
- eventuelle Nebeneffekte
- Erfolgschancen

Der Behandlungsvertrag ist die Grundlage für die Tätigkeit jedes medizinischen Personals. Auch dieser Vertrag wird – außer bei z. B. großen chirurgischen Eingriffen in einer Klinik – rein mündlich geschlossen. Dies erfolgt durch konkludentes Verhalten des Patienten, nämlich das Aufsuchen der Praxis oder die Terminvergabe.

Ein solcher konkludenter Abschluss des Behandlungsvertrages kann aber auch auf andere Art zustande kommen. Beispiele hierfür sind:

- die explizite Aufforderung an den Arzt, mit der Behandlung zu beginnen
- der tatsächliche unwidersprochene Behandlungsbeginn
- die telefonische oder mündliche Beratung durch den Arzt
- die Abgabe der Krankenversicherungskarte bei der Sprechstundenhilfe

Es kommt grundsätzlich für den Abschluss darauf an, dass der Patient und Arzt mit der Absicht, eine Behandlung vorzunehmen, miteinander kommunizieren und sich schließlich auf eine Behandlung einigen. Allerdings kann auch ein Vertrag zwischen einem bewusstlosen Unfallopfer und einem Arzt abgeschlossen werden. In diesem Fall kann man davon ausgehen, dass das Opfer – auch wenn es nicht ausdrücklich seinem Wunsch Ausdruck verleihen konnte – dennoch den Wunsch nach Behandlung hatte – gerade, weil es hilflos und nicht in der Lage war, selbst ausdrücklich einen Behandlungswunsch zu äußern.

Ein Behandlungsvertrag wird aber nicht nur zwischen Patienten und Ärzten abgeschlossen. Auch andere Dienstleister aus dem Gesundheitswesen können andere medizinische Dienstleister Vertragspartner werden. Hierzu zählen:

- Physiotherapeuten
- Psychotherapeuten
- Heilpraktiker
- Hebammen
- Geburtshelfer

Etwas anders ist die Situation bei der Behandlung im Krankenhaus. Hier wird der Vertrag nicht mit dem behandelnden Arzt, sondern dem Krankenhaus geschlossen. Benötigt der Patient eine stationäre Behandlung, ist in der Regel eine Überweisung des Arztes notwendig. Eine Ausnahme hiervon sind Notfälle, bei denen durch eine zeitliche Verzögerung Gesundheitsschäden entstehen können.

Behandlungsvertrag bei Minderjährigen

Bei Kindern, die jünger als 7 Jahre alt sind, wird der Behandlungsvertrag zwischen dem Arzt und den Erziehungsberechtigten geschlossen.

Ist das Kind älter als 7 Jahre, aber jünger als 15 Jahre, kommt der Vertrag zwischen dem Kind und dem Arzt zustande. Voraussetzung ist jedoch, dass die Erziehungsberechtigten vorher einwilligen oder den Vertrag innerhalb von 14 Tagen nachträglich genehmigen (vgl. oben die Ausführungen zur beschränkten Geschäftsfähigkeit).

Minderjährige, die über 15 Jahre alt und gesetzlich krankenversichert sind, schließen den Behandlungsvertrag allein mit dem behandelnden Arzt ab. Das ergibt sich explizit aus § 36 Abs. 1 Satz 1 SGB I. Der Gesetzgeber hat im Rahmen der Inanspruchnahmen ärztlicher Hilfe die Geschäftsfähigkeit von 18 auf 15 Jahre herabgesetzt.

Weiterführende Literatur- und Rechtsprechungsliste

Literatur

Keine

Rechtsprechung

BGH, Urteil vom 9.12.1974 – VII ZR 182/73
OLG München, Urteil vom 6.2.1997 – 1 U 4802/95

Weitere Quellen

Das Bürgerliche Gesetzbuch
https://www.gesetze-im-internet.de/bgb/
Das Bürgerliche Gesetzbuch – immer auf dem neuesten Stand und online verfügbar.

Haftungsrecht

12

Inhaltsverzeichnis

12.1 Überblick Haftungsrecht

Das Haftungsrecht wird oft mit dem Strafrecht verwechselt. „Haftung" meint aber in diesem Fall nicht „Haft" – also „Gitterstäbe". Beim „Haftungsrecht" des BGB geht es darum, wer von wem Schadensersatz verlangen kann. Es geht also um den schnöden Mammon. Wer ggf. hinter Gitter muss, ist eine Sache des Strafgesetzbuchs und wird in einem der nächsten Kapitel behandelt.

Nach deutschem Recht muss grundsätzlich jeder, der einem anderen einen (wirtschaftlichen) Schaden zugefügt hat, diesen ersetzen. Ein Schaden kann auf zwei Arten entstehen:

- durch **Nichteinhalten einer (vertraglichen) Verpflichtung** – § 280 BGB – sogenannte vertragliche Haftung

- durch eine **unerlaubte Handlung** (z. B. eine Straftat) – § 823 BGB – sogenannte deliktische Haftung

Abgesehen von der sogenannten Staatshaftung – die in diesem Zusammenhang aber irrelevant ist – gibt es keine andere Haftung im deutschen Recht. Die in manchen Lehrbüchern für die Ausbildung beschriebene „arbeitsrechtliche Haftung" oder „strafrechtliche Haftung" gibt es nicht! Die Autoren scheinen hierunter arbeitsrechtliche Konsequenz und strafrechtliche Verantwortlichkeit zu subsumieren. Dies ist jedoch komplett falsch und hat mit Haftung absolut nichts zu tun.

Durch diese Ungenauigkeiten und falschen Assoziationen wird das Haftungssystem des deutschen Rechts nur unnötig kompliziert und vernebelt. Tatsächlich ist die Haftung sehr präzise, übersichtlich und konsequent geregelt.

Das Haftungsrecht geht von folgenden Grundsätzen aus:

1. Wer einen Schaden verursacht, muss ihn wieder beheben.
2. Der Schädiger hat nach einem Schaden den ursprünglichen Zustand wieder herzustellen.
3. Kann er den Urzustand nicht herstellen, hat er eine Entschädigung in Geld zu zahlen.
4. Ein Mitverschulden des Geschädigten wird beim Umfang der Wiederherstellung und der Höhe einer Kompensation immer berücksichtigt.

12.2   Vertragliche Haftung

Ein Vertrag ist für beide Parteien verbindlich. Dabei ist es zunächst einmal egal, ob er mündlich, schriftlich oder sogar vor einem Notar geschlossen wurde. Entscheidend ist, dass sich die Parteien gegenseitig ein Versprechen gegeben haben und so eine schuldrechtliche Verpflichtung eingegangen sind.

§ 241 Pflichten aus dem Schuldverhältnis
(1) Kraft des Schuldverhältnisses ist der Gläubiger berechtigt, von dem Schuldner eine Leistung zu fordern. Die Leistung kann auch in einem Unterlassen bestehen.

(2) Das Schuldverhältnis kann nach seinem Inhalt jeden Teil zur Rücksicht auf die Rechte, Rechtsgüter und Interessen des anderen Teils verpflichten.

Für die Pflegeberufe sind der Arbeitsvertrag (Dienstvertrag) und der Heil- und Pflegevertrag, den die Einrichtung mit dem Patienten schließt, von besonderer Bedeutung.

Da Verträge eine so überragende Bedeutung für unser Alltagsleben haben, hat der Gesetzgeber die Grundzüge der wichtigsten Vertragstypen im Bürgerlichen Gesetzbuch geregelt. So gibt es z. B. ausführliche Regelungen zum Kauf-, Miet-, Dienstleistungs- und Werkvertrag etc. Neben diesen Vertragstypen hat der Gesetzgeber auch den Fall geregelt, dass eine oder beide Parteien ihren

Versprechungen nicht nachkommen. Diese sogenannten „Leistungsstörungen" sind in den §§ 249 ff BGB geregelt.

Pflichtverletzungen, d. h. der Bruch des im Vertrag getätigten Leistungsversprechens, ist in § 280 BGB geregelt. § 280 ist die zentrale Norm und sogenannten Anspruchsgrundlage. Nach dieser Norm hat jeder einen Anspruch aus einer Vertragsverletzung, wenn:

- eine vertraglich vereinbarte Pflicht (d. h. ein gegenseitiges Versprechen) nicht eingehalten wurde,
- der Schuldner die Pflichtverletzung zu vertreten hat (d. h., wenn es seine „Schuld" ist).

§ 280 Schadensersatz wegen Pflichtverletzung
(1) Verletzt der Schuldner eine Pflicht aus dem Schuldverhältnis, so kann der Gläubiger Ersatz des hierdurch entstehenden Schadens verlangen. Dies gilt nicht, wenn der Schuldner die Pflichtverletzung nicht zu vertreten hat.

(…)

(3) Schadensersatz statt der Leistung kann der Gläubiger nur unter den zusätzlichen Voraussetzungen des § 28, des § 282 oder des § 283 verlangen.

§ 281 Schadensersatz statt der Leistung wegen nicht oder nicht wie geschuldet erbrachter Leistung
(1) Soweit der Schuldner die fällige Leistung nicht oder nicht wie geschuldet erbringt, kann der Gläubiger unter den Voraussetzungen des § 280 Abs. 1 Schadensersatz statt der Leistung verlangen, wenn er dem Schuldner erfolglos eine angemessene Frist zur Leistung oder Nacherfüllung bestimmt hat. Hat der Schuldner eine Teilleistung bewirkt, so kann der Gläubiger Schadensersatz statt der ganzen Leistung nur verlangen, wenn er an der Teilleistung kein Interesse hat. Hat der Schuldner die Leistung nicht wie geschuldet bewirkt, so kann der Gläubiger Schadensersatz

statt der ganzen Leistung nicht verlangen, wenn die Pflichtverletzung unerheblich ist.

(2) Die Fristsetzung ist entbehrlich, wenn der Schuldner die Leistung ernsthaft und endgültig verweigert oder wenn besondere Umstände vorliegen, die unter Abwägung der beiderseitigen Interessen die sofortige Geltendmachung des Schadensersatzanspruchs rechtfertigen.

(3) Kommt nach der Art der Pflichtverletzung eine Fristsetzung nicht in Betracht, so tritt an deren Stelle eine Abmahnung.

(4) Der Anspruch auf die Leistung ist ausgeschlossen, sobald der Gläubiger statt der Leistung Schadensersatz verlangt hat.

(5) Verlangt der Gläubiger Schadensersatz statt der ganzen Leistung, so ist der Schuldner zur Rückforderung des Geleisteten nach den §§ 346 bis 348 berechtigt.

Verzögert sich die Leistung und entsteht dem Gläuber dadurch ein Schaden, muss sich der Schuldner in Verzug befunden haben (§ 286 BGB). Dies könnte zum Beispiel dadurch passieren, dass als Ersatz für die zugesicherte Ware ein alternatives Produkt gekauft werden musste. Hierdurch entstehen Kosten für die Beschaffung und ggf. für Fahrten oder Personalaufwand.

§ 281

(2) Schadensersatz wegen Verzögerung der Leistung kann der Gläubiger nur unter der zusätzlichen Voraussetzung des § 286 verlangen.

Hierfür muss der Schuldner aber in Verzug gesetzt worden sein. Das Gesetz gibt verschiedene Möglichkeiten, den Schuldner in Verzug zu setzen. Die einfachste Möglichkeit ist:

• einen Termin für die Leistung bestimmen (genaues Datum und, wenn möglich, auch die Uhrzeit)

Die Fristsetzung ist nicht notwendig, wenn sich das Datum aus den Umständen ergibt.

Außerdem kann auch auf eine Fristsetzung verzichtet werden, wenn z. B. der Schuldner ausdrücklich die Erfüllung verweigert. Hier zeigt sich das Gesetz von seiner pragmatischen Seite.

§ 286 Verzug des Schuldners

(1) Leistet der Schuldner auf eine Mahnung des Gläubigers nicht, die nach dem Eintritt der Fälligkeit erfolgt, so kommt er durch die Mahnung in Verzug. Der Mahnung stehen die Erhebung der Klage auf die Leistung sowie die Zustellung eines Mahnbescheids im Mahnverfahren gleich.

(2) Der Mahnung bedarf es nicht, wenn

1. für die Leistung eine Zeit nach dem Kalender bestimmt ist,

2. der Leistung ein Ereignis vorauszugehen hat und eine angemessene Zeit für die Leistung in der Weise bestimmt ist, dass sie sich von dem Ereignis an nach dem Kalender berechnen lässt,

3. der Schuldner die Leistung ernsthaft und endgültig verweigert,

4. aus besonderen Gründen unter Abwägung der beiderseitigen Interessen der sofortige Eintritt des Verzugs gerechtfertigt ist.

(3) Der Schuldner einer Entgeltforderung kommt spätestens in Verzug, wenn er nicht innerhalb von 30 Tagen nach Fälligkeit und Zugang einer Rechnung oder gleichwertigen Zahlungsaufstellung leistet; dies gilt gegenüber einem Schuldner, der Verbraucher ist, nur, wenn auf diese Folgen in der Rechnung oder Zahlungsaufstellung besonders hingewiesen worden ist. Wenn der Zeitpunkt des Zugangs der Rechnung oder Zahlungsaufstellung unsicher ist, kommt der Schuldner, der nicht Verbraucher ist, spätestens 30 Tage nach Fälligkeit und Empfang der Gegenleistung in Verzug.

(4) Der Schuldner kommt nicht in Verzug, solange die Leistung infolge eines Umstands unterbleibt, den er nicht zu vertreten hat.

(…)

Darüber hinaus kann der Gläubiger selbstverständlich auch Schadensersatz verlangen, wenn die Leistung nicht mehr möglich oder dem Schuldner nicht mehr zuzumuten ist.

12.3   Deliktische Haftung

Die deliktische Haftung ist in den §§ 823 ff. BGB geregelt. Während bei der vertraglichen Haftung die Grundlage der Schadensersatzforderung das gebrochene Versprechen der schuldrechtlichen Verpflichtung ist, ist der Grund der deliktischen Haftung, dass der Schädiger etwas Verbotenes tut und daraus ein Schaden entsteht. Dies ist immer der Fall, wenn eine sogenannte „Schutznorm" gemäß § 823 Abs. 2 BGB verletzt wurde, z. B. durch die Verletzung einer Strafrechtsnorm (Körperverletzung § 223 StGB oder Sachbeschädigung § 303 StGB).

Die zentrale Norm der deliktischen Haftung ist der § 823 BGB.

§ 823 BGB Schadensersatzpflicht

(1) Wer vorsätzlich oder fahrlässig das Leben, den Körper, die Gesundheit, die Freiheit, das

Eigentum oder ein sonstiges Recht eines anderen widerrechtlich verletzt, ist dem anderen zum

Ersatz des daraus entstehenden Schadens verpflichtet.

(2) Die gleiche Verpflichtung trifft denjenigen, welcher gegen den Schutz eines anderen bezweckenden Gesetzes verstößt. Ist nach dem Inhalt des Gesetzes ein Verstoß gegen dieses auch ohne Verschulden möglich, so tritt die Ersatzpflicht nur im Falle des Verschuldens ein. Eine Haftung ist allerdings ausgeschlossen, wenn die Tat nicht im Zustand der freien Willensausübung bzw. im Zustand geistiger Verwirrung verübt wurde.

§ 827 Ausschluss und Minderung der Verantwortlichkeit

Wer im Zustand der Bewusstlosigkeit oder einem die freie Willensbestimmung

ausschließenden Zustand krankhafter Störung der Geistestätigkeit einem anderen Schaden zufügt, ist für den Schaden nicht verantwortlich. Hat er sich durch geistige Getränke oder ähnliche Mittel in einen vorübergehenden Zustand dieser Art versetzt, so ist er für einen Schaden, den er in diesem Zustand widerrechtlich verursacht, in gleicher Weise verantwortlich, wie wenn ihm Fahrlässigkeit zur Last fiele; die Verantwortlichkeit tritt nicht ein, wenn er ohne Verschulden in den Zustand geraten ist.

Haben mehrere durch eine gemeinschaftlich begangene unerlaubte Handlung den Schaden verursacht, so ist jeder für den Schaden verantwortlich. Das Gleiche gilt, wenn sich nicht ermitteln lässt, wer von mehreren Beteiligten den Schaden durch sein Handeln verursacht hat (§ 830 BGB).

Zwar haftet die Einrichtung grundsätzlich für ihre Angestellten, die „Verrichtungsgehilfen" im Sinne des § 831 BGB sind. Allerdings greift der Paragraf in der Praxis nicht, da der Arbeitgeber immer die Haftung umgehen kann, wenn er eine sorgfältige Auswahl des Personals nachweisen kann. Dies ist in der Regel kein Problem.

§ 831 BGB Haftung für den Verrichtungsgehilfen

(1) Wer einen anderen zu einer Verrichtung bestellt, ist zum Ersatz des Schadens verpflichtet, den der andere in Ausführung der Verrichtung einem Dritten widerrechtlich zufügt. Die Ersatzpflicht

tritt nicht ein, wenn der Geschäftsherr bei der Auswahl der bestellten Person und sofern er Vorrichtungen oder Gerätschaften zu beschaffen oder die Ausführung der Verrichtung zu leiten

hat, bei der Beschaffung oder der Leitung die im Verkehr übliche Sorgfalt beobachtet oder wenn

der Schaden auch bei Anwendung dieser Sorgfalt entstanden sein würde.

(2) Die gleiche Verantwortlichkeit trifft denjenigen, welcher für den Geschäftsherrn die Besorgung

eines der im Absatz 1 Satz 2 bezeichneten Geschäfte durch Vertrag übernimmt.

12.4 Haftungsdreieck in der Pflege

In der Pflege ist das Haftungsdreieck Patient–Einrichtung–Pfleger*in von herausragender Relevanz. Dieses Dreieck verdeutlicht die haftungsrelevanten Beziehungen, die sich aus dem Arbeitsverhältnis ergeben.

Beispiel

Der Pfleger A hebt den Patienten B aus dem Bett. Dabei gleitet er ihm aus den Händen und stürzt so unglücklich, dass er sich einen Oberschenkelhalsbruch zuzieht. Der Sohn des B ist Anwalt und fordert nun Schadenersatz sowohl vom Krankenhaus als auch vom Pfleger B. Zu Recht?

Tatsächlich kann B Schadensersatz vom Krankenhaus und vom Pfleger verlangen.

Das Krankenhaus hat den Heil- und Pflegevertrag verletzt. Der B hat also einen Anspruch aus § 280 BGB.

Der B hat gegen den A einen Anspruch aus § 823 II BGB, da er ihn hat fallen lassen und zumindest eine fahrlässige Körperverletzung begangen hat.

Zwar kann B das Krankenhaus und den Pfleger als Gesamtschuldner verklären, allerdings kann B den Schadensersatz insgesamt nur einmal fordern.

Ein kluger Anwalt würde allerdings nicht den Pfleger verklagen, weil davon auszugehen ist, dass dieser keine größeren Geldsummen ohne Weiteres an den B überweisen kann. Das Krankenhaus ist da wesentlich solventer.

Allerdings kann nun das Krankenhaus von dem A Regress fordern, da der A seine Sorgfaltspflichten aus dem Arbeitsvertrag verletzt hat. In diesem Fall hat nun das Krankenhaus einen Anspruch aus dem Vertrag, also § 280 BGB, gegen den Pfleger. Allerdings ist die Regressforderung in bestimmten Fällen in Abhängigkeit vom Grad der Fahrlässigkeit oder ggf. dem Vorsatz. Während der durch leichte Fahrlässigkeit entstandene Schaden vollständig vom Arbeitgeber zu tragen ist, muss der vorsätzlich verursachte Schaden vollständig vom Arbeitnehmer getragen werden. ◄

Damit ergibt sich aus dem oben gesagten folgendes Haftungsdreieck in der Pflege (s. Abb. 12.1).

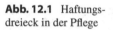

Abb. 12.1 Haftungsdreieck in der Pflege

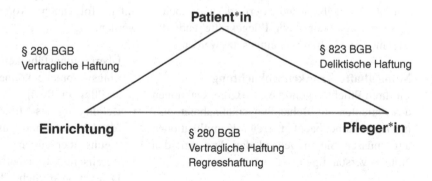

Patient*in

§ 280 BGB
Vertragliche Haftung

§ 823 BGB
Deliktische Haftung

Einrichtung

§ 280 BGB
Vertragliche Haftung
Regresshaftung

Pfleger*in

12.5   Typische Haftungsfallen in der Pflege

Es gibt einige typische Situationen für die Pflege, in denen die Gefahr einer zivilrechtlichen Haftung besteht. Im Weiteren sind einige dieser „Best-of-Haftungsfälle" aufgeführt und erläutert:

Mangelhafte oder fehlende Prophylaxen
Durch mangelhafte pflegerische Versorgung kann es zu Folgeerkrankungen kommen, wie etwa:

- Versteifung der Gelenke (Kontrakturen)
- Wundliegen (Dekubitus)
- Lungenentzündung (Pneumonie)
- Pilzbelag auf der Zunge und Mundschleimhaut (Soor)
- Entzündung der Mundspeicheldrüse (Parotitis)

Das Auftreten dieser, durch ein zumindest fahrlässiges Unterlassen verursachten Krankheiten, stellt eine Körperverletzung dar, die sowohl Schadensersatzansprüche als auch strafrechtliche Konsequenzen nach sich zieht.

▶ **Wichtig** Das LG Bonn hat Dekubitus für immer vermeidbar erklärt (LG Bonn, Urteil vom 23.12.2011 – Az. 9 O 364/08).

Sturz des Patienten/Bewohners
Grundsätzlich müssen Transfermaßnahmen so durchgeführt werden, dass ein Sturz ausgeschlossen ist. Das heißt, wenn es erforderlich scheint, müssen zwei oder mehr Pflegekräfte und/oder angemessene Hilfsmittel eingesetzt werden.

Mangelhafte Krankenbeobachtung
Zu Ihren Pflichten gehört es, z. B. die Reaktionen des Patienten auf Behandlungsmaßnahmen aufmerksam zu beobachten. Treten Komplikationen auf, müssen Sie umgehend den Arzt ggf. den Notarzt verständigen.

Fehlerhafte Behandlungspflege
Hierzu zählen alle Maßnahmen, die Sie aufgrund ärztlicher Anordnung durchführen. Typische Haftungsquellen sind hier:

- Dekubiti und Spritzenabzesse
- Missachtung der notwendigen Hygienemaßnahmen
- die falsche Ausführung der ärztlichen Anordnungen

Risiko Medikamentengabe
Während der Arzt für die gewählte Arzneimitteltherapie die sogenannte „Anordnungsverantwortung" trägt, ist die Durchführung der Anordnung dem Verantwortungsbereich der Pflege zuzuordnen. Dabei können unbeabsichtigte Fehler bei der der Zubereitung, Abgabe oder Verabreichung eines Arzneimittels führen (Medikationsfehler).

Mangelhafte Hygiene
Wenn Sie die vorgeschriebenen Hygienemaßnahmen nicht ausreichend beachten, kann dies z. B. zu Infektionskrankheiten führen. Dies erfüllt den Tatbestand der Körperverletzung (§ 223 StGB).

Übernahme ärztlicher Aufgaben
Es kann durchaus vorkommen, dass in bestimmten Situationen – insbesondere bei Notfällen – ärztliche Aufgaben von Pflegepersonal übernommen werden müssen. Die Übernahme solcher Aufgaben birgt zum einen immer das Risiko der Haftung, da das Ergebnis oft nicht wie bei einer Behandlung durch einen Arzt ausfällt.

Ärztliche oder pflegerische Aufgaben dürfen unter folgenden Voraussetzungen delegiert werden:

- Übertragungsfähigkeit der Aufgabe (Aufklärungsgespräche können beispielsweise nicht an Pflegekräfte übertragen werden)
- Befähigung des Mitarbeiters zur Ausführung (der Übertragende muss sich von dieser Befähigung überzeugen)
- Bereitschaft des Übernehmenden, z. B. bei der Delegation ärztlicher Tätigkeiten an Pflegende
- Der Patient muss zustimmen
- Bestimmte ärztliche Tätigkeiten, z. B. die Diagnostik, dürfen auf keinen Fall übertragen werden.

Der Arzt muss kontrollieren.

- Wer eine Aufgabe übernimmt, trägt die volle Verantwortung für die Richtigkeit der Durchführung.
- Schuldhaft verursachte Fehler können zu Schadenersatzpflicht oder zur Bestrafung wegen fahrlässiger Körperverletzung oder Tötung führen.
- Injektionen (intravenös) können als ärztliche Tätigkeiten auf Pflegepersonen übertragen werden.
- Infusionen (bei liegendem Venenkatheter) können delegiert werden. Die Befähigung dazu muss von einem Arzt festgestellt und schriftlich bestätigt werden (bei Intensiv- und Anästhesiepersonal ersetzt die erfolgreiche Weiterbildung diese Bestätigung).

Wichtig ist, dass der Pfleger/die Pflegerin in solchen Fällen immer das letzte Wort hat, ob sie oder er die Aufgabe wirklich übernehmen will. Er oder sie muss sich selbst fachlich, physisch und psychisch in der Lage sehen, die Aufgabe übernehmen zu können. Jede Pflegekraft muss dann eine ihr übertragene Aufgabe ablehnen, wenn sie sich im besonderen Fall überfordert fühlt (z. B. Kenntnismangel, unübersichtliche Wundverhältnisse, fehlende Handlungssicherheit). Die Tatsache, dass ein Arzt eine Person für fähig erachtet, entbindet diese nicht davon, insoweit selbst Verantwortung zu übernehmen.

▶ **Merke**
- Vor der Übernahme ärztlicher Tätigkeiten stets die eigenen Fähigkeiten kritisch überprüfen!
- Im Zweifel die Übernahme der Aufgabe ablehnen.
- Die ärztliche Anordnung im Zusammenhang mit einer Delegationsentscheidung muss immer schriftlich festgehalten und den Akten beigefügt werden! Zur schriftlichen Fixierung ist in erster Linie der delegierende Arzt verantwortlich.

Telefonische Anordnungen durch den Arzt

Nicht selten erfolgt seitens des Arztes die Anordnung bezüglich der Behandlungsmaßnahme telefonisch.

Mit Rücksicht auf das Gebot der Schriftlichkeit der Übertragung von ärztlichen Aufgaben, müssen telefonische Delegationsentscheidungen aber die Ausnahme bleiben. In solchen Ausnahmesituationen sind vom Pflegepersonal **Aufzeichnungen** über die angeordneten Maßnahmen zu fertigen. Diese Aufzeichnungen müssen dann schnellstmöglich dem Anordnenden zur **Gegenzeichnung** vorgelegt werden.

Aus der Sicht der Pflegepersonen ist die Forderung nach einer schriftlichen Fixierung der Delegationsentscheidung des Anordnenden auch deshalb wichtig, weil sie damit (bei Bedarf) den Nachweis führen können, dass sie berechtigt ärztliche Aufgaben durchgeführt haben.

Checkliste:
- Die Symptome des Patienten/Bewohners sind so genau wie möglich zu dokumentieren und dem Arzt zu beschreiben.
- Die Anordnungen des Arztes sind schriftlich festzuhalten; immer mit Datum und Uhrzeit und dem vollen Namen des Arztes.
- Die Anweisung muss umgehend – nicht erst am nächsten Tag! – vom Arzt bestätigt, d. h. unterschrieben werden.
- Sollten Bedenken oder Einwände gegen die Anordnung bestehen, müssen diese unbedingt dem Arzt mitgeteilt und anschließend schriftlich fixiert werden.
- Unter den Vermerk gehört folgender Satz: „Die Anordnung wurde wie dokumentiert dem Arzt vorgelesen und von diesem bestätigt."
- Wenn es ganz schnell gehen soll, sollte unbedingt eine Kollegin oder ein Kollege hinzugezogen werden, der als Zeuge die Anordnung bestätigen kann. Er sollte auch die spätere schriftliche Aufzeichnung mitunterschreiben.

Mangelhafte Dokumentation

Im Hinblick auf mögliche Haftungsfragen ist die Dokumentation des eigenen Handelns von höchster Wichtigkeit. All das, was nicht dokumentiert wurde, ist (für die Gerichte) nicht geschehen bzw. nicht oder nur unter extrem schweren Bedingungen beweisbar. Eine Pflegekraft sollte alle risikobehafteten Ereignisse wie etwa Sturz oder Hin- und Weglauftendenzen eines Bewohners/ Patienten nachvollziehbar (z. B. im Sturz- und Pflegebericht sowie Lagerung und Wunddokumentation) umfassend dokumentieren. (Weiteres zur Dokumentation in Kap. 19.)

Berufshaftpflichtversicherung

Als Mitarbeiter*in in der Pflege macht es Sinn, sich bei seinem Arbeitgeber zu erkundigen, ob eine entsprechende Berufshaftpflicht besteht, um das bestehende Risiko bestmöglich abzusichern. Die Privathaftpflicht übernimmt zwar grundsätzlich Schäden, die durch fahrlässiges Handeln entstanden sind, allerdings gilt dies nicht für Schäden, die in Ausübung des Berufes entstanden sind.

12.6   Expertenstandards

Die Expertenstandards sind aus vielerlei Hinsicht von herausragender Bedeutung für die Pflege. Zum einen stellen sie immer wieder den neuesten Stand der Wissenschaft in Bezug auf eine bestimmte Problematik dar und definieren damit auch die einzuhaltenden Qualitätsstandards. Zum anderen stellen sie die relevanten Parameter bei der fachlichen, rechtlichen und letztlich auch ethischen Bewertung des Handelns von Pflegekräften dar, sind also im Ergebnis den Expertenstandards gemäß § 113a SGB XI gleichzustellen (Theuerkauf, 2017), obwohl ihnen keine rechtliche Verbindlichkeit zukommt.

Der Grund, warum die Expertenstandards im Rahmen der Haftung vorgestellt werden, ist, dass sie entscheidend bei der Beurteilung eines fahr-

lässigen Verhaltens sind. „Fahrlässig" ist als das Außerachtlassen der verkehrsüblichen Sorgfalt definiert (s.o. § 276 Abs. 2 BGB). Wie die verkehrsübliche Sorgfalt auszusehen hat, wird durch die Expertenstandards genau dargelegt. Der Medizinische Dienst der Krankenkassen (MDK) und die Gerichte ziehen sie als „vorweggenommenes Sachverständigengutachten" im Falle juristischer Auseinandersetzungen heran.

Die verkehrsübliche Sorgfalt, d. h. das von den Fachkräften erwartete Verhalten, richtet sich nach den Expertenstandards. Jedes abweichende Verhalten, das zu einer Verletzung der körperlichen Integrität, des Eigentums oder eines anderen Rechts führt, stellt zumindest ein fahrlässiges Handeln im Sinne des § 276 Abs. 2 BGB dar.

Was sind Expertenstandards und wer setzt sie fest?

Expertenstandards sind evidenzbasierte Instrumente, die vom Deutschen Netzwerk für Qualitätsentwicklung in der Pflege (DNQP) in Kooperation mit dem Deutschen Pflegerat (DPR) auf nationaler Ebene festgelegt werden. Sie stellen den jeweiligen Stand der Wissenschaft dar und dienen als Grundlage für eine kontinuierliche Verbesserung der Pflegequalität, geben Zielsetzungen komplexer pflegerischer Aufgabe und zeigen Handlungsspielräume und -alternativen auf.

Was beinhalten Expertenstandards und wie sind sie aufgebaut?

Expertenstandards sind immer gleich aufgebaut. Sie starten mit einer Präambel, in der die spezifischen Bedingungen für die Umsetzung des Expertenstandards dargestellt und die Ziel- und Anwendergruppen definiert sind. Danach folgen eine übergreifende Gesamtzielsetzung und eine Begründung. Die Kriterien des Standards beschreiben die notwendigen strukturellen Voraussetzungen und Prozesse zu seiner Umsetzung sowie die angestrebten Ergebnisse. Die einzelnen Kriterienebenen werden mit erklärenden Kommentierungen versehen.

Die Standardkriterien müssen folgende Kriterien erfüllen:

- den aktuellen Stand des Wissens abbilden
- trennscharf und messbar sein
- verbindliche Maßnahmen, professionelle Gestaltungsspielräume und die verantwortlichen Akteure benennen
- Kooperationsebenen mit anderen Berufsgruppen und Institutionen aufzeigen
- Interdependenzen zwischen Struktur-, Prozess- und Ergebnisqualität sichtbar machen
- konsequent an den Bedürfnissen der jeweiligen Zielgruppe orientiert sein
- praxistauglich sein

Auf der Website des DNQP können die Expertenstandards kostenlos abgerufen werden. Die Buchveröffentlichungen sind kostenpflichtig, sie enthalten zusätzlich die Kommentierungen zu jeder Kriterienebene des Standards, Ausführungen zur Entwicklung und Konsentierung, die Ergebnisse der modellhaften Implementierung und die Literaturstudie zum Thema.

Verfügbare Expertenstandards des DNQP
- Dekubitusprophylaxe in der Pflege
- Entlassungsmanagement in der Pflege
- Schmerzmanagement in der Pflege
- Sturzprophylaxe in der Pflege

- Förderung der Harnkontinenz in der Pflege
- Pflege von Menschen mit chronischen Wunden
- Ernährungsmanagement zur Sicherung und Förderung der oralen Ernährung in der Pflege
- Förderung der physiologischen Geburt
- Beziehungsgestaltung in der Pflege von Menschen mit Demenz
- Erhaltung und Förderung der Mobilität

Weiterführende Literatur- und Rechtsprechungsverzeichnis

Literatur

Theuerkauf, Klaus: Rechtliche Verbindlichkeit von Expertenstandards. In: Doris Schiemann, Martin Moers, Andreas Büscher (Hrsg.): Qualitätsentwicklung in der Pflege – Konzepte, Methoden, Instrumente. 2., aktualisierte Auflage. Kohlhammer, Stuttgart 2017, ISBN 978-3-17-032637-8, S. 130–147.

Rechtsprechung

LG Bonn, Urteil vom 23.12.2011 – Az. 9 O 364/08

Weitere Quellen

Das Bürgerliche Gesetzbuch
https://www.gesetze-im-internet.de/bgb/
Das Bürgerliche Gesetzbuch – immer auf dem neuesten Stand und online verfügbar.

Betreuungsrecht

13

Inhaltsverzeichnis

13.1 Was ist Betreuung und was ist der Unterschied zur Vormundschaft

Vor allem in der Altenpflege gehört der Umgang mit Betreuer*innen zur täglichen Routine. Umso wichtiger ist es, mit den Aufgaben, Rechten und Pflichten eines Betreuers vertraut zu sein. Es ist wichtig, dass Mitarbeiter*innen in der Pflege wissen, was ein(e) Betreuer*in tun muss, tun darf und was er auf keinen Fall tun darf.

Die Betreuung ist in den §§ 1896 ff BGB geregelt und stellt in Bezug auf die Vormundschaft einen Paradigmenwechsel dar. In der Vormundschaft wurde das Mündel als unmündig, d. h. nicht geschäftsfähig erklärt. Die rechtliche Stellung war die eines 0- bis 7-Jährigen. Der Vormund traf alle Entscheidungen unabhängig von dem Willen des Mündels. Was das Mündel wollte, war völlig ohne Belang.

Das Betreuungsrecht hat diese Machtstellung des Vormunds beseitigt. Als Betreuer steht man unter gerichtlicher Aufsicht und erhält (lediglich) eine Vertretungsmacht, die stets in Relation zum Willen der zu betreuenden Person steht. Entscheidend ist also nicht, was der Betreuer/die Betreuerin will. Er ist dazu da, den geäußerten oder hypothetischen Willen des Betreuten/der Betreuten zur Umsetzung zu verhelfen. Damit ist er quasi der „Geschäftsführer" des Betreuten/der Betreuten.

13.2 Was sind die Aufgaben eines Betreuers/einer Betreuerin?

Der Betreuer, die Betreuerin ist verpflichtet, die ihm per Gerichtsbeschluss übertragenen Angelegenheiten der zu betreuenden Person „rechtlich zu besorgen" (§ 1897 Abs. 1 BGB). Das Gericht

© Der/die Autor(en), exklusiv lizenziert an Springer-Verlag GmbH, DE, ein Teil von Springer Nature 2023
J. Smolibowski, *Recht in der Pflege verstehen*, https://doi.org/10.1007/978-3-662-66341-7_13

hat hierbei entweder eines, mehrere oder alle der folgenden Betreuungsfelder in dem Beschluss aufzuführen:

- Finanzen
- Wohnen
- Ämter und Behörden
- Gesundheit

Außerdem muss der Beschluss eine Klausel zur Einschränkung des Post- und Fernmeldegeheimnisses beinhalten, d. h., der Betreuer muss ausdrücklich für die ihm zugewiesenen Betreuungsfelder ermächtigt worden sein, Briefe, Schriftstücke, Telefonate, E-Mails etc. anzunehmen und einzusehen.

▶ **Prüfung der Unterlagen des Betreuers** Bevor eine Pflegekraft Unterlagen an den Betreuer/die Betreuerin herausgibt, ist unbedingt zu überprüfen, ob
- der Betreuer/die Betreuerin für den Lebensbereich überhaupt eine Bestallung hat und
- ob der Beschluss die Post- und Fernmeldeklausel enthält.

Eine Kopie der Bestallungsurkunde ist unbedingt zu den Akten zu nehmen. Darüber hinaus ist auch Start und Ende der Betreuung zu vermerken.

Ausdrücklich nicht zu den Aufgaben eines Betreuers/einer Betreuerin gehört es, die betroffene Person zu pflegen oder soziale Defizite auszugleichen. Er ist nicht Haushälter, Einkäufer, Vorleser, Reinigungsdienst, Pfleger oder Arzt der betroffenen Person (Schwab, in: Münchener Kommentar zum BGB, 7. Aufl. München 2017, § 1901 Rn. 6). Genau gesagt: Angelegenheiten, für die einem Betreuer keine Rechtsmacht zustehen kann, sind von der Betreuung ausgenommen (Jürgens, Der Betreuer zwischen rechtlicher Vertretung und persönlicher Betreuung, BtPrax 1998, 129; Schwab, Betreuung und private Fürsorge, in: Lange (Hrsg.), FS Gernhuber, 1993, S. 815–826). Etwas anderes gilt nur, wenn dies in dem gerichtlichen Beschluss besonders angeordnet wurde.

Die Betreuung umfasst alle Tätigkeiten, die erforderlich sind, um die Angelegenheiten des betreuten Menschen nach Maßgabe der folgenden Vorschriften rechtlich zu besorgen (§ 1901 Abs. 1 Satz 1 BGB).

Der Betreuer/die Betreuerin hat dabei ausdrücklich die Angelegenheiten des betreuten Menschen so zu besorgen, wie es dessen Wohl entspricht. Der Gesetzgeber stellt ausdrücklich klar, dass zum Wohl des Betreuten auch die Möglichkeit gehört, im Rahmen seiner Fähigkeiten sein Leben nach seinen eigenen Wünschen und Vorstellungen zu gestalten. Der Betreuer/die Betreuerin hat ausdrücklich den Wünschen des Betreuten zu entsprechen, soweit dies dessen Wohl nicht zuwiderläuft und dem Betreuer/der Betreuerin zuzumuten ist. Dies gilt auch für Wünsche, die der betreute Mensch vor der Bestellung des Betreuers/der Betreuerin geäußert hat, es sei denn, dass er an diesen Wünschen erkennbar nicht festhalten will. Ehe der Betreuer/die Betreuerin wichtige Angelegenheiten erledigt, hat er diese mit dem Betreuten/der Betreuten zu besprechen, sofern dies dessen Wohl nicht zuwiderläuft (§ 1901 Abs. 2 bis 3 BGB).

Innerhalb seines Aufgabenkreises hat der Betreuer/die Betreuerin dazu beizutragen, dass Möglichkeiten genutzt werden, die Krankheit oder Behinderung des Betreuten zu beseitigen, zu bessern, ihre Verschlimmerung zu verhüten oder ihre Folgen zu mildern. Wird die Betreuung berufsmäßig geführt, hat der Betreuer in geeigneten Fällen auf Anordnung des Gerichts zu Beginn der Betreuung einen Betreuungsplan zu erstellen.

Der Betreuer/die Betreuerin muss in einem Betreuungsplan die Ziele der Betreuung und die zu ihrer Erreichung zu ergreifenden Maßnahmen darstellen.

▶ Grundsätzlich kann eine Betreuung längstens für sieben Jahre beschlossen werden. Danach muss das komplette Verfahren erneut durchlaufen werden. Eine Betreuung kann jederzeit auf Antrag – auch des Betreuten – wieder durch Beschluss des Gerichts beendet werden. Ein Betreuer hat darüber hinaus, wenn ihm Umstände bekannt werden, die eine Aufhebung der Betreuung ermöglichen, diese dem Betreuungsgericht mitzuteilen. Gleiches gilt für Umstände, die eine Einschränkung des Aufgabenkreises ermöglichen oder dessen Erweiterung, die Bestellung eines weiteren Betreuers oder die Anordnung eines Einwilligungsvorbehalts (§ 1903) erfordern.

13.3 Voraussetzungen für eine Betreuung

Wenn ein (volljähriger) Mensch wegen einer psychischen Krankheit oder einer körperlichen, geistigen oder seelischen Behinderung seine Angelegenheiten ganz oder teilweise nicht besorgen, so bestellt das Betreuungsgericht auf seinen Antrag oder von Amts wegen für ihn einen Betreuer/eine Betreuerin (§ 1896 Abs. 1 Satz 1 BGB). Den Antrag kann jeder – auch ein Geschäftsunfähiger oder eine Pflegefachkraft – stellen, wenn der Betroffene nicht mehr in der Lage ist, die Auswirkungen seines Handelns zu überblicken.

Ein Antrag darf bei einer körperlichen Behinderung nicht durch einen Dritten, sondern ausschließlich durch die betroffene Person selbst gestellt werden. Etwas anderes gilt nur, wenn es der körperlich behinderten Person nicht mehr möglich ist, ihren Willen kundzutun. Gegen den freien Willen des Volljährigen darf ein Betreuer nicht bestellt werden.

Ein Betreuer/eine Betreuerin darf nur für Aufgabenkreise bestellt werden, in denen die Betreuung erforderlich ist. Die Betreuung ist nicht erforderlich, soweit die Angelegenheiten des Volljährigen durch einen Bevollmächtigten oder durch andere Hilfen, bei denen kein gesetzlicher Vertreter bestellt wird, ebenso gut wie durch einen Betreuer besorgt werden können (§ 1896 Abs. 2 BGB). Wer zu einer Anstalt, einem Heim oder einer sonstigen Einrichtung, in welcher der Volljährige untergebracht ist oder wohnt, und in einem Abhängigkeitsverhältnis oder in einer anderen engen Beziehung steht, darf nicht zum Betreuer bestellt werden (§ 1897 Abs. 3 BGB).

Die Entscheidung über den Fernmeldeverkehr des Betreuten und über die Entgegennahme, das Öffnen und das Anhalten seiner Post werden vom Aufgabenkreis des Betreuers/der Betreuerin nur dann erfasst, wenn das Gericht dies ausdrücklich angeordnet hat (§ 1896 Abs. 4 BGB).

13.4 Vertretungs- und Bestimmungsbefugnisse des Betreuers und Ausnahmen

Die gesetzlichen Regelungen sollen dafür sorgen, dass der Betreute so viel Freiheiten wie möglich im Rechtsverkehr genießt und gleichzeitig verhindern, dass sie sich infolge ihres Defizits nicht persönlich (also gesundheitlich und/oder mit ihrem Vermögen) gefährden.

Um eine solche Gefahr vom Betreuten abzuwenden, die aufgrund der eingeschränkten Möglichkeiten, die Tragweite des eigenen Handelns zu erfassen, ist es dem Betreuer erlaubt, unter bestimmten Voraussetzungen den Willen des Betreuten zu überstimmen. Voraussetzung hierfür ist, dass sich der Wille mit dem mutmaßlichen Willen des Betreuten deckt, den dieser in einem mental gesunden Zustand hätte.

Verweigert der in Betreuung befindliche Patient P die lebensnotwendige Insulinspritze aufgrund geistiger Verwirrtheit, so kann der Betreuer die Gabe des Insulins anordnen, wenn klar ist, dass der P in gesundem Zustand die Insulingabe gewollt hätte. War vor der Verwirrtheit des P bekannt, dass dieser jede Gabe von Insulin ablehnt, so darf der Betreuer/die Betreuerin nicht seinen eigenen Willen über den des Betreuten stellen und nun das Insulin spritzen lassen. Allerdings ist in diesem Fall noch zu berücksichtigen, dass in bestimmten Fällen die Entscheidung des Betreuers noch durch das Betreuungsgericht bestätigt werden muss.

Eine solche Bestätigung ist immer in folgenden Fällen notwendig:

- Auflösung eines Mietvertrags oder Verkauf einer Immobilie
- Auflösung von Konten
- operativer Eingriff oder Amputation von Gliedmaßen
- Unterbringung oder sonstige freiheitsberaubende Maßnahmen

Anders, als das Minderjährigenrecht es vorsieht, wirkt sich die Betreuung nicht auf die Geschäftsfähigkeit einer betreuten Person aus (BT-Drucksache 11/4528, 208, 227). Nach dieser sogenannten „Entkoppelungsidee" ist, wenn nicht die Voraussetzungen des § 104 Nr. 2 BGB vorliegen, der Betreute nach wie vor geschäftsfähig. Niemand wird dadurch, dass ihm ein Betreuer bestellt wird, geschäftsunfähig oder beschränkt geschäftsfähig.

Wird eine volljährige, geschäftsfähige Person rechtlich betreut, ist neben ihr auch ihr Betreuer in der Lage, Rechtsgeschäfte im Namen der betreuten Person zu schließen, wenn ihm diese Aufgabe übertragen ist.

Diese Doppelkompetenz ist nicht nur schwer zu erklären; sie kann auch real Konflikte erzeugen.

Im Normalfall ist der betreute Mensch also auch in der Betreuung voll geschäftsfähig!

Das Gericht kann aber nach § 1903 BGB einen Einwilligungsvorbehalt anordnen. Das passiert aber eher selten und muss explizit im Gerichtsbeschluss stehen. Ein solcher Vorbehalt wird nur dann vom Gericht angeordnet, „soweit dies zur Abwendung einer erheblichen Gefahr für die Person oder das Vermögen des Betreuten erforderlich ist".

Nur in diesem Fall ist der Betreute so ähnlich gestellt wie ein beschränkt Geschäftsfähiger. Das heißt: Zur Wirksamkeit der von ihm abgeschlossenen Geschäfte bedarf es der Einwilligung des Betreuers.

Obwohl viele betroffene Personen und auch Pflegefachkräfte die Betreuung nach wie vor mit Entmündigung gleichsetzen, ist dem nicht so!

13.5 Der Betreuer/die Betreuerin in der täglichen Praxis

Wichtig für die tägliche Praxis ist das Verständnis der Rechtstellung und der Aufgaben und Pflichten des Betreuers/der Betreuerin. Dies kommt insbesondere in Notsituationen zum Tragen, in denen in kürzester Zeit über Leben und Tod oder Gesundheit des Patienten entschieden werden muss.

Kommt es zu der Situation, in der ein Mensch aufgrund kognitiver Störungen eine Therapie oder einen Eingriff verweigert, dürfen notwendige medizinische Maßnahmen nicht einfach aufgrund der Tatsache, dass diese im Sinne einer Gesundung oder Lebensrettung notwendig sind, durchgeführt werden. Grundsätzlich gilt jeder Volljährige als Herr über seine Gesundheit und sein Leben. Es gibt keinen Zwang zur Gesundheit, sondern im Gegenteil sogar ein Recht auf Krankheit und Tod. Jedes Zuwiderhandeln gegen den Willen des Patienten/der Patientin könnte sogar eine Straftat darstellen.

Etwas anderes gilt nur, wenn die Verweigerung seitens des Patienten/der Patientin auf die kognitive Störung zurückzuführen ist und der Patient sich in gesundem Zustand für eine Behandlung entschieden hätte. Trotzdem darf sich auch in einem solchen Fall das medizinische Personal nicht einfach über den (gestörten) Willen des Patienten/der Patientin hinwegsetzen, sondern muss (wenn nötig, in einem Eilverfahren) einen Betreuer/eine Betreuerin durch das Betreuungsgericht einsetzen lassen. Eine Ausnahme kann nur für einen Notfall angenommen werden, in dem es um Sekunden oder Minuten geht und der Patient ansonsten sterben oder irreparable Schäden davontragen würde.

Es ist für solche Fälle (insbesondere in Altenheimen, psychiatrischen und neurologischen Stationen) angeraten, immer ein vorgefertigtes Fax (s. Abb. 13.1) an das Amtsgericht vorzuhalten, in dem nur noch der Name und eine Begründung für die Einrichtung der Betreuung eingefügt werden muss.

Dieses Fax sollte im Notfall umgehend mit dem Hinweis „Dringend/Notfall" versehen, an das Gericht geschickt und telefonisch noch einmal auf den Eingang und die besondere Dringlichkeit hingewiesen werden. In einem solchen

An das
Betreuungsgericht xxx
Gerichtsstraße 1

11111 Musterstadt

Per Fax!

Absender:

Name der Einrichtung]

[Straße und Hausnummer]

[Postleitzahl und Ort]

Behandelnder Arzt:
Tel:
Telefax:
Funktelefon:
E-Mail:
Datum:

Anregung einer Betreuung

Notfall / Dringend / Eilig
Bitte sofort zur Entscheidung vorlegen!

Ich rege / Wir regen an, für

Name, Vorname:	
Geboren am:	
Anschrift:	
derzeitiger Aufenthalt:	
Telefon	

einen rechtlichen Betreuer / eine rechtliche Betreuerin für folgende Aufgabenkreise zu bestellen:

☐ Aufenthaltsbestimmung

☐ Entscheidung über die geschlossene Unterbringung und deren Kontrolle

☐ Entscheidung über unterbringungsähnliche Maßnahmen (FeM) und deren Kontrolle

☐ Sorge für die ärztliche Behandlung

☐ Sorge für die psychiatrische Behandlung

☐ Entscheidung über Untersuchungen und Operationen

☐ Organisation ambulanter Hilfen zur häuslichen Versorgung

☐ Vertretung gegenüber Versicherungs- und Sozialleistungsträgern

☐ Vertretung gegenüber der Einrichtungsleitung

☐ Entgegennahme, Öffnen und Anhalten der Post

☐ _____ **Error! Bookmark not defined.**

☐ _____

Der Betroffene / die Betroffene hat aus folgenden Gründen die Fähigkeit verloren, seine / ihre

Abb. 13.1 Vorlage für einen Antrag auf Notfallbetreuung

Angelegenheiten eigenverantwortlich, vollständig und fristwahrend zu erledigen:

_____

_____

_____

_____

Dem Betroffenen / der Betroffenen ist seine Erkrankung / kognitive Einschränkung bewusst:

☐ ja   ☐ nein

Dem Betroffenen / der Betroffenen wurden bereits Medikamente zur Behandlung verordnet:

☐ ja   ☐ nein

Folgende Medikamente wurden verabreicht:

_____

_____

_____

_____

Behandelnde(r) Arzt / Ärztin / Fachrichtung:

Name, Fachrichtung:_____

_____

Anschrift, Telefon:_____

_____

Derzeitige Situation des Betroffenen / der Betroffenen:

☐ Versorgung in der häuslichen Umgebung durch Angehörige

☐ Versorgung durch ambulante Dienste

☐ Versorgung durch eine stationäre Einrichtung

☐ _____

Der /die Betroffene leidet an:_____

_____

_____

_____

Es ist Eile geboten, weil:

☐ Es besteht **akute Selbstgefährdung**

☐ Es müssen **dringende medizinische Maßnahmen** durchgeführt werden, um

Abb. 13.1 (Fortsetzung)

die Gefahr des Todes oder schwerer, irreversibler Schäden zu verhindern

☐ _____

Der / die Betroffene ist örtlich orientiert. Er sie weiß, wo er/sie wohnt: ☐ ja   ☐ nein

Eine Verständigung ist möglich: ☐ ja   ☐ nein

Als Betreuer(in) schlage ich vor (Name, Vorname, Anschrift, Telefon)

_____

_____

_____

_____

Dieser Vorschlag entspricht dem Wunsch des Betroffenen: ☐ ja ☐ nein

Bei der Anhörung können folgende Schwierigkeiten auftreten:

☐ Schwerhörigkeit

☐ Sehbehinderung

☐ Erfordernis eines Dolmetschers

☐ _____

☐ _____

☐ _____

_____   _____

Name   Einrichtung, Stempel

Abb. 13.1 (Fortsetzung)

Fall kann das Gericht in kürzester Zeit einen Betreuer einsetzen, der dann die entsprechenden Erklärungen gegenüber dem medizinischen Personal abgeben kann.

Liegt eine Patientenverfügung vor, prüft der Betreuer/die Betreuerin, ob diese Festlegungen auf die aktuelle Lebens- und Behandlungssituation zutreffen. Ist dies der Fall, hat der Betreuer/die Betreuerin dem Willen des Betreuten Ausdruck und Geltung zu verschaffen (§ 1901a Abs. 1 BGB).

Liegt keine Patientenverfügung vor oder treffen die Festlegungen einer Patientenverfügung nicht auf die aktuelle Lebens- und Behandlungssituation zu, hat der Betreuer die Behandlungswünsche oder den mutmaßlichen Willen des Betreuten festzustellen und auf dieser Grundlage zu entscheiden, ob er in eine ärztliche Maßnahme einwilligt oder sie untersagt. Der mutmaßliche Wille ist aufgrund konkreter Anhaltspunkte zu ermitteln. Zu berücksichtigen sind insbesondere frühere mündliche oder schriftliche Äußerungen, ethische oder religiöse Überzeugungen und sonstige persönliche Wertvorstellungen des Betreuten (§ 1901a Abs. 2 BGB).

Weiterführende Literatur- und Rechtsprechungsverzeichnis

Literatur

Deutscher Bundestag Drucksache 11/4528, 208, 227, 11. Wahlperiode, 11.05.89
Münchener Kommentar zum BGB, 7. Aufl. München 2017
Jürgens, Der Betreuer zwischen rechtlicher Vertretung und persönlicher Betreuung, BtPrax 1998, 129
Schwab, Betreuung und private Fürsorge, in: Lange (Hrsg.), FS Gernhuber, 1993, S. 815–826

Rechtsprechung

Keine

Weitere Quellen

Das Bürgerliche Gesetzbuch
https://www.gesetze-im-internet.de/bgb/
Das Bürgerliche Gesetzbuch – immer auf dem neuesten Stand und online verfügbar.
Wie werde ich Berufsbetreuer?
https://www.bvfbev.de/service/wirtschaftsberatung/wie-werde-ich-berufsbetreuer
Hintergrundwissen zum Berufsbild und den Aufgaben eines Berufsbetreuers

Patientenverfügung und Vollmachten

14

Inhaltsverzeichnis

14.1 Relevanz von Vollmachten und Patientenverfügungen für die Praxis

Patientenverfügungen und Vollmachten können helfen, dass für den Fall, dass sich ein Patient nicht mehr äußern kann, die Dinge so laufen, wie er es sich vorher gewünscht hat. Beides entlastet Angehörige und medizinisches Personal bei schwierigen Entscheidungen (z. B. das Abstellen lebenserhaltender Maßnahmen) und schafft Rechtssicherheit und Klarheit. Allerdings gibt es bezüglich dieser extrem wichtigen Dokumente einiges, was es zu beachten gilt. Das bloße Ausfüllen von, zum Teil schlecht gemachten Vorlagen, ist nicht immer zielführend.

14.2 Patientenverfügung

Bei der Patientenverfügung geht es im wahrsten Sinne des Wortes um „Leben und Tod". Mit diesem Schriftstück kann der Patient im Vorfeld bestimmten, ob er bestimmte medizinische Maßnahmen ablehnt.

Seit dem 01.09.2009 ist die Patientenverfügung im Betreuungsrecht des BGB kodifiziert. Das Gesetz hat die wesentlichen Grundsätze der bis dahin entwickelten Rechtsprechung aufgenommen.

Die für das Recht der Patientenverfügung zentrale Vorschrift ist § 1901 a BGB. Das Gesetz unterscheidet grundsätzlich zwischen

J. Smolibowski, *Recht in der Pflege verstehen*, https://doi.org/10.1007/978-3-662-66341-7_14

- der Patientenverfügung nach Abs. 1 und
- den Behandlungswünschen des Patienten in Abs. 2.

Der Gesetzgeber hat die Patientenverfügung relativ eng, nämlich als vorweggenommene Festlegung über die Einwilligung oder Nichteinwilligung in eine bestimmte medizinische Maßnahme, definiert.

Der Behandlungswunsch wird stattdessen als eine mehr oder weniger konkrete Äußerung des Patienten über die Einwilligung oder Verweigerung einer künftigen ärztlichen Maßnahme verstanden, die sowohl dem konkret geäußerten Willen als auch ggf. nur dem mutmaßlichen Willen des Patienten zu entsprechen hat.

Da eine sichere Prognose der Zukunft schwierig ist, ist auch die möglichst genaue Beschreibung gewünschter oder eben nicht gewünschter Behandlungen und Eingriffe problematisch. Aus diesem Grund besteht nicht selten die Notwendigkeit der Auslegung des vom Patienten niedergelegten Willens.

Das Gesetz erlegt dem Vertreter in diesen Fällen die Pflicht auf, eine doppelte Prüfung vorzunehmen: Er hat zunächst zu klären, ob es sich bei der ihm vorliegenden Verfügung überhaupt um eine genügend bestimmte vorweggenommene Einwilligung oder Nichteinwilligung in die anstehende ärztliche (oder pflegerische) Maßnahme handelt.

In einem zweiten Schritt entscheidet er, ob die Patientenverfügung auf die aktuelle Lebens- und Behandlungssituation zutrifft und damit noch dem Willen des Patienten entspricht.

Diese Prüfung umfasst alle Gesichtspunkte, die sich aus der damaligen und der aktuellen Lebens- und Behandlungssituation des Betroffenen ergeben (Albrecht, Albrecht: Die Patientenverfügung – jetzt gesetzlich geregelt [MittBayNovt 2009, 426]).

Die erforderliche Konkretisierung einer Patientenverfügung kann sich im Einzelfall bei einer weniger detaillierten Benennung bestimmter ärztlicher Maßnahmen durch die Bezugnahme auf ausreichend spezifizierte Krankheiten oder Behandlungssituationen ergeben. Ob in solchen Fällen eine hinreichend konkrete Patientenverfü-

gung vorliegt, ist dann durch Auslegung der in der Verfügung enthaltenen Erklärungen zu ermitteln (BGH, Urteil vom 08.02.2017 – XII ZB 604/15, BGHZ 214, 62, FamRZ 2017, 748, ZEV 2017, 335 m. Anm. G. Müller).

Eine Patientenverfügung stellt eine Urkunde dar. Urkunden sind – so die Rechtsprechung – nach allgemeinen Grundsätzen auszulegen. Außerhalb der Urkunde liegende Umstände dürfen dabei nur berücksichtigt werden, wenn der einschlägige rechtsgeschäftliche Wille des Erklärenden in der formgerechten Urkunde einen – wenn auch nur unvollkommenen oder andeutungsweisen – Ausdruck gefunden hat. Die Auslegung einer Patientenverfügung kann von den Gerichten nur darauf überprüft werden, ob der Auslegungsstoff vollständig berücksichtigt worden ist, ob gesetzliche oder allgemein anerkannte Auslegungsregeln, sonstige Erfahrungssätze oder die Denkgesetze verletzt sind oder ob die Auslegung auf Verfahrensfehlern beruht (BGH, Beschl. v. 14.11.2018 – XII ZB 107/18).

Da gerade im Endstadium einer schweren Krankheit häufig nicht erwartete Entwicklungen eintreten, wird sich hier regelmäßig die Frage stellen, welche Abweichung des erwarteten Krankheitsverlaufs von dem tatsächlich eingetretenen noch akzeptiert werden kann.

Der BGH hat in zwei viel beachteten Entscheidungen die Voraussetzungen einer bindenden Patientenverfügung konkretisiert (BGH, Urteil vom 6.7.2016 – XII ZB 61/16, ZEV 2016, 649 und BGH, Urteil vom 8.2.2017 – XII ZB 604/15, ZEV 2017, 335 m. Anm. G. Müller). In beiden Fällen ging es um den Abbruch der künstlichen Ernährung (und Flüssigkeitszufuhr) bei der Patientin. Auslöser des Streits war beide Male eine im Vorfeld schriftlich verfasste, aber nicht eindeutige Erklärung: Beide Patientinnen hatten keine dem heutigen Standard entsprechende Patientenverfügung errichtet, sondern eine an der „Christlichen Patientenverfügung" orientierte, eher allgemein gehaltene Patientenverfügung „der ersten Stunde", in der der Behandlungsabbruch leider nicht klar und unzweideutig geregelt war.

Im Beschluss vom 6.7.2016 legte der BGH noch eine „hohe Latte" für die Bestimmtheit einer Behandlungsverweigerung an. Diese Entscheidung wurde wenige Monate später weiter konkretisiert und „entschärft".

Im Beschluss vom 8.2.2017 stellte er klar, dass sich die erforderliche Konkretisierung im Einzelfall auch bei einer weniger detaillierten Benennung bestimmter ärztlicher Maßnahmen durch die Bezugnahme auf ausreichend spezifizierte Krankheiten oder Behandlungssituationen ergeben könne, und ließ damit zumindest auf der „Maßnahmenebene" der Patientenverfügung die Ermittlung des maßgeblichen Patientenwillens auch im Wege der Auslegung zu.

Welche Anforderungen an die Bestimmtheit einer Patientenverfügung zu stellen sind, hat der BGH (BGH, Urteil vom 14.05.2019 – X ZR 94/18, ZEV 2019, 94) wie folgt festgelegt:

Anforderuingen an die Bestimmtheit einer Patientenverfügung

„Die Entscheidung über den Abbruch der Behandlung bedarf dann nicht der betreuungsgerichtlichen Genehmigung nach § 1904 Abs. 2 BGB, wenn der Betroffene einen entsprechenden eigenen Willen bereits in einer wirksamen Patientenverfügung (§ 1901a Abs. 1 BGB) niedergelegt hat und diese auf die konkret eingetretene Lebens- und Behandlungssituation zutrifft. In diesem Fall ist eine Einwilligung des Betreuers, die dem betreuungsgerichtlichen Genehmigungserfordernis unterfällt, in die Maßnahme nicht erforderlich, da der Betroffene diese Entscheidung selbst in einer alle Beteiligten bindenden Weise getroffen hat. Dem Betreuer obliegt es in diesem Fall nach § 1901a Abs. 1 S. 2 BGB nur noch, dem in der Patientenverfügung niedergelegten Willen des Betroffenen Ausdruck und Geltung zu verschaffen (BGH, Urteil vom 17.9.2014 – XII ZB 202/13, BGH ZEV 2017, 335; BGHZ 202, 226, NJW 2014, 3572 Rn. 13 f.).

Unmittelbare Bindungswirkung entfaltet eine Patientenverfügung i. S. d. § 1901a Abs. 1 BGB allerdings nur dann, wenn ihr konkrete Entscheidungen des Betroffenen über die Einwilligung oder Nichteinwilligung in bestimmte, noch nicht unmittelbar bevorstehende ärztliche Maßnahmen entnommen werden können (BGH, Urteil vom 17.09.2014 – XII ZB 202, 13, BGHZ 202, 226, NJW 2014, 3572 Rn. 13 f.). Neben Erklärungen des Erstellers der Patientenverfügung zu den ärztlichen Maßnahmen, in die er einwilligt oder die er untersagt, verlangt der Bestimmtheitsgrundsatz aber auch, dass die Patientenverfügung erkennen lässt, ob sie in der konkreten Behandlungssituation Geltung beanspruchen soll. Eine Patientenverfügung ist nur dann ausreichend bestimmt, wenn sich feststellen lässt, in welcher Behandlungssituation welche ärztlichen Maßnahmen durchgeführt werden bzw. unterbleiben sollen (BGH ZEV 2017, 335 Rn. 17).

Danach genügt eine Patientenverfügung, die einerseits konkret die Behandlungssituationen beschreibt, in der die Verfügung gelten soll, und andererseits die ärztlichen Maßnahmen genau bezeichnet, in die der Ersteller einwilligt oder die er untersagt, etwa durch Angaben zur Schmerz- und Symptombehandlung, künstlichen Ernährung und Flüssigkeitszufuhr, Wiederbelebung, künstlichen Beatmung, Antibiotikagabe oder Dialyse, dem Bestimmtheitsgrundsatz. Die Anforderungen an die Bestimmtheit einer Patientenverfügung dürfen dabei jedoch nicht überspannt werden. Vorausgesetzt werden kann nur, dass der Betroffene umschreibend festlegt, was er in einer bestimmten Lebens- und Behandlungssituation will und was nicht (BGH, Urteil vom 17.09.2014 – XII ZB 202, 13, BGHZ 202, 226, NJW 2014, 3572 Rn. 13 f.). Maßgeblich ist nicht, dass der Betroffene seine eigene Biografie als Patient vorausahnt und die zukünftigen Fortschritte in der Medizin vorwegnehmend berücksichtigt. Insbesondere kann nicht ein gleiches Maß an Präzision verlangt werden, wie es bei der Willenserklärung eines einwilligungsfähigen Kranken in die Vornahme einer ihm angebotenen Behandlungsmaßnahme erreicht werden kann (BGH, Urteil vom 08.02.2017 – XII ZB 604/15, BGH ZEV 2017, 335 Rn. 18; NJW 2014, 3572 Rn. 29; BGH, Urteil vom 6.7.2016 – XII ZB 61/16, ZEV 2016, 649 Rn. 46).

Nicht ausreichend sind jedoch allgemeine Anweisungen, wie die Aufforderung, ein würdevolles Sterben zu ermöglichen oder zuzulassen, wenn ein Therapieerfolg nicht mehr zu erwarten ist (BGH, Urteil vom 08.02.2017 – XII ZB 604/15, Senat ZEV 2017, 335 Rn. 19; NJW 2014, 3572 Rn. 29 m. w. N.). Auch die Äußerung, „keine lebenserhaltenden Maßnahmen" zu wünschen, enthält jedenfalls für sich genommen keine hinreichend konkrete Behandlungsentscheidung (BGH, Urteil vom 6.7.2016 – XII ZB 61/16, ZEV 2016, 649, ZEV 2016, 649 Rn. 46 f.; BT-Drucksache 16/8442, 15). Die erforderliche Konkretisierung kann sich im Einzelfall aber auch bei einer weniger detaillierten Benennung bestimmter ärztlicher Maßnahmen durch die Bezugnahme auf ausreichend spezifizierte Krankheiten oder Behandlungssituationen ergeben. Ob in solchen Fällen eine hinreichend konkrete Patientenverfügung vorliegt, ist dann durch Auslegung der in der Verfügung enthaltenen Erklärungen zu ermitteln (BGH, Urteil vom 08.02.2017 – XII ZB 604/15, BGH ZEV 2017, 335 Rn. 18; NJW 2014, 3572 Rn. 29)."

Die Auslegung von Willenserklärungen ist grundsächlich Sache des Richters. Dessen Auslegung ist für das Rechtsbeschwerdegericht bindend, wenn sie rechtsfehlerfrei vorgenommen worden ist und zu einem vertretbaren Auslegungsergebnis führt. Dies ist auch dann der Fall, wenn ein anderes Auslegungsergebnis möglich erscheint. Die Auslegung durch den Tatrichter kann deshalb vom Rechtsbeschwerdegericht grundsätzlich nur darauf überprüft werden, ob der Auslegungsstoff vollständig berücksichtigt worden ist, ob gesetzliche oder allgemein anerkannte Auslegungsregeln, sonstige Erfahrungssätze oder die Denkgesetze verletzt sind oder ob die Auslegung auf Verfahrensfehlern beruht (BGH, Urteil vom 18.4.2018 – XII ZR 76/17, NJW-RR 2018, 906 Rn. 31 m. w. N.; BGH, Urteil vom 6.11.2013 – XII ZB 434/12, NJW 2014, 294 Rn. 19 m. w. N.). Diese Beschränkung des Prüfungsmaßstabs im Rechtsbeschwerdeverfahren gilt auch für die Auslegung einer Patientenverfü-

gung, unabhängig davon, ob diese rechtlich als eine einseitige, nicht empfangsbedürftige Willenserklärung (Schwab in MüKoBGB, 7. Aufl., § 1901a Rn. 8) oder nur als vorweggenommene Einwilligung oder deren Verweigerung in eine ärztliche Maßnahme zu verstehen ist (BGH, Beschluss vom 14.11.2018, XII ZB 107/18).

Die bisher gerichtlich entschiedenen Fälle zeigen, wie mühsam die Durchsetzung des Patientenwillens im Einzelfall sein kann. Nur eine möglichst eindeutige und konkret abgefasste Patientenverfügung kann ein unter Umständen jahrelanges Tauziehen um den gemutmaßten Willen des Patienten vermeiden.

Hinsichtlich des erforderlichen Grades der Konkretisierung kann im Anschluss an die oben zitierte Rechtsprechung des BGH davon ausgegangen werden, dass Formulierungsmuster dann genügen, wenn sie

- einerseits konkret die Behandlungssituationen beschreiben, in der die Verfügung gelten soll und
- andererseits die ärztlichen Maßnahmen genau bezeichnen, in die der Ersteller einwilligt oder die er untersagt (etwa durch Angaben zur künstlichen Ernährung und Flüssigkeitszufuhr, Wiederbelebung, künstlichen Beatmung usw.).

Außerdem sollte die Patientenverfügung immer wieder geprüft und ggf. auch angepasst oder ergänzt werden. Dies gilt insbesondere dann, wenn sich der Gesundheitszustand, die Wertvorstellungen, die religiösen Überzeugungen des Patienten oder die medizinischen Behandlungsmöglichkeiten verändert und/oder weiterentwickelt haben.

14.3 Praxistipps Patientenverfügung

14.3.1 Wann ist der richtige Zeitpunkt?

Für die Anfertigung einer Patientenverfügung gibt es keinen optimalen Zeitpunkt. Allerdings ist es anzuraten, spätestens dann eine solche Verfügung zu verfassen, wenn man von einer schweren Erkrankung erfährt. Grundsätzlich macht ein solches Dokument immer und zu jeder Zeit Sinn, da man auch unvorhergesehen in eine Situation geraten kann, in der man nicht mehr seinen Willen äußern kann und darauf angewiesen ist, dass andere für einen entscheiden.

14.3.2 Abfassen einer Patientenverfügung

Das Abfassen einer Patientenverfügung ist eine große Überwindung, da man sich mit den schlimmsten Dingen beschäftigen muss, die man sich für einen selbst vorstellen kann – bis hin zum Tod. Je gesünder man ist, desto schwerer fällt es einem, sich in die Situation eines Schwerkranken oder Sterbenden zu versetzen.

Sehr hilfreich sind in diesem Fall die im Handel oder auf der Seite des Justizministeriums erhältlichen Vordrucke. Sie geben einen guten Leitfaden und lassen einen keine wichtigen Punkte vergessen.

Im Falle einer akuten Erkrankung macht es durchaus Sinn, seine Verfügung mit dem Hausarzt/der Hausärztin oder dem behandelnden Arzt/der behandelnden Ärztin abzustimmen. Mit diesen Personen kann der zu erwartende Krankheitsverlauf und eine mögliche Komplikation besprochen und die Patientenwünsche sehr konkret und fachlich korrekt definiert und bestimmt werden.

Es wird darüber hinaus noch angeraten, eine oder zwei Personen zu benennen, die in Zweifelsfällen über das weitere Vorgehen entscheiden sollen. Diese Personen sollten mental sehr stabil und mit den eigenen Wünschen sehr gut vertraut sein.

14.3.3 Aufbewahrung

Eine Patientenverfügung nutzt nur dann, wenn sie im entscheidenden Moment den Ärzten vor-liegt. Aus diesem Grund sollte man diese an einem gut zugänglichen Ort verwahren und z. B. in seinem Portemonnaie einen Hinweis mit dem Aufenthaltsort und/oder der aufbewahrenden Person bei sich tragen.

14.4 Die verschiedenen Arten von Vollmachten – Vorteile und Gefahren

Oft wird die Patientenverfügung mit einer Einzel- oder Generalvollmacht verwechselt. Eine Vollmacht ist jedoch etwas vollständig anderes. Während man mit einer Verfügung seinen Willen im Hinblick auf die Durchführung bestimmter medizinischer Maßnahmen kundtut, legt man die Entscheidung über sein Wohl und Wehe mit einer Vollmacht vollständig in die Hände einer anderen Person. Die gesetzlichen Grundlagen für die Vollmacht (Erteilung und Erlöschen) sind in den §§ 167 und 168 BGB geregelt.

§ 167 Erteilung der Vollmacht
(1) Die Erteilung der Vollmacht erfolgt durch Erklärung gegenüber dem zu Bevollmächtigenden oder dem Dritten, dem gegenüber die Vertretung stattfinden soll.

(2) Die Erklärung bedarf nicht der Form, welche für das Rechtsgeschäft bestimmt ist, auf das sich die Vollmacht bezieht.

§ 168 Erlöschen der Vollmacht
Das Erlöschen der Vollmacht bestimmt sich nach dem ihrer Erteilung zugrunde liegenden Rechtsverhältnis. Die Vollmacht kann grundsätzlich jederzeit widerrufen werden. Praxistipp: Es macht durchaus Sinn, z.B. bei der Bank oder gegenüber Ämtern, den Widerruf selbst und unmittelbar anzuzeigen. Auf die Erklärung des Widerrufs findet die Vorschrift des § 167 Abs. 1 BGB entsprechende Anwendung (es schadet nicht, die im Text benannten Paragraphen tatsächlich einmal nachzulesen. Man wird dadurch nicht dümmer).

14.4.1 Begrenzte Vollmacht

Eine Vollmacht räumt einer anderen Person das Recht ein, an Stelle des Bevollmächtigten im Rechtsverkehr aufzutreten. Eine Vollmacht ist eine sehr gefährliche Urkunde. In den falschen Händen kann mit ihr viel Unheil angerichtet werden. Vollmachten werden z. B. zum Abholen von Poststücken oder der Erledigung einzelner Geschäfte des Alltags benötigt. Ist eine Vollmacht auf eine bestimmte Handlung oder einen bestimmten Zeitraum beschränkt, so spricht man von einer begrenzten Vollmacht. Solche Vollmachten können z. B. für die Zeit einer Erkrankung oder im Fall der Handlungsunfähigkeit, z. B. durch Bewusstlosigkeit, aufgesetzt und hinterlegt werden.

14.4.2 Generalvollmacht

Mit einer Generalvollmacht, die oft auch noch unbegrenzt ausgestellt wird, gibt der Bevollmächtigende sein Leben faktisch aus der Hand. Der Bevollmächtigte kann nun vollständig und jederzeit über alle Bereiche des fremden Lebens bestimmen. Wenn überhaupt, sollte eine solche Vollmacht nur nach Rücksprache mit einem Rechtskundigen ausgestellt werden. Grundsätzlich ist immer zu überlegen, ob der gewünschte Erfolg nicht auch mit einer befristeten oder auf bestimmte Rechtsgeschäfte beschränkten Vollmacht zu erreichen ist. Eine unbefristete Vollmacht ist allerdings dann sinnvoll, wenn sich – z. B. bei einem Koma – der Zeitpunkt des Erwachens nicht genau bestimmen lässt.

Weiterführende Literatur- und Rechtsprechung

Literatur

Albrecht, Albrecht: Die Patientenverfügung – jetzt gesetzlich geregelt, (MittBayNot 2009, 426)

Deutscher Bundestag, Drucksache 16/8442, 16. Wahlperiode, 06.03.2008

Rechtsprechung

BGH, Urteil vom 8.2.2017 – XII ZB 604/15
BGH, Urteil vom 08.02.2017 – XII ZB 604/15, BGHZ 214, 62, FamRZ 2017, 748, ZEV 2017, 335 m. Anm. G. Müller
BGH, Beschluss vom 14.11.2018 – XII ZB 107/18
BGH, Urteil vom 6.7.2016 – XII ZB 61/16, ZEV 2016, 649
BGH, Urteil vom 14.05.2019 – X ZR 94/18, ZEV 2019, 94
BGH, Urteil vom 17.9.2014 – XII ZB 202/13, ZEV 2017, 335 Rn. 14
BGH, Urteil vom 17.09.2014 – XII ZB 202, 13, BGHZ 202, 226, NJW 2014, 3572 Rn. 13 f.
BGH, Urteil vom. 6.7.2016 – XII ZB 61/16, ZEV 2016, 649 Rn. 46
BGH, Urteil vom 18.4.2018 – XII ZR 76/17, NJW-RR 2018, 906 Rn. 31 m. w. N.
BGH, Urteil vom 6.11.2013 – XII ZB 434/12, NJW 2014, 294 Rn. 19 m. w. N.
BGH, Beschluss vom 14.11.2018, XII ZB 107/18 m. w. N.

Weitere Quellen

Vorlage Patientenverfügung
https://www.bmj.de/DE/Service/Formulare/Formulare_node.html
Online-Muster für eine Patientenverfügung zum Ausfüllen und Ausdrucken
Die Textbausteine für eine schriftliche Patientenverfügung als Textdatei
https://www.bmj.de/SharedDocs/Downloads/DE/Service/Formulare/Patientenverfuegung_Textbausteine_word.html
In diesem Dokument stehen Ihnen die Textbausteine aus der Broschüre „Patientenverfügung" Seite 21 bis 31 als Textdatei zur Verfügung. Die Textbausteine verstehen sich lediglich als Anregungen und Formulierungshilfen. Auf die Erläuterungen in der Broschüre wird verwiesen.
Vordrucke und Muster für Vollmachten
https://www.bmj.de/DE/Service/Formulare/Formulare_node.html
Hier finden Sie Formulare und Vordrucke des Bundesministeriums der Justiz, die Sie hier direkt herunterladen können, u. a. auch für Vollmachten.

Erbrecht

Inhaltsverzeichnis

15.1 Überblick und Relevanz für die Pflege

Das Erbrecht hat für die medizinischen Berufe zwar nur eine untergeordnete Relevanz. Dennoch werden medizinisches Personal, Patienten und zu Pflegende ständig mit dem Tod und damit auch den daraus resultierenden rechtlichen Konsequenzen konfrontiert. Es wird von einem Angehörigen der medizinischen Berufe nicht erwartet, ausführlich zu beraten, dennoch sollten die Grundzüge der rechtlichen Folgen des Ablebens eines Menschen sowie die Voraussetzungen für ein Nottestament bekannt sein. Diese Grundlagen sind wichtig, da im Zeitpunkt des Todes alle Rechte und Pflichten grundsätzlich auf den Erben übergehen. Zudem könnte es notwendig sein, noch kurz vor dem Ableben den letzten Willen des Patienten rechtssicher dokumentieren zu können.

Das deutsche Erbrecht ist im Wesentlichen im fünften und letzten Buch (Erbrecht) des Bürgerlichen Gesetzbuches (§§ 1922–2385 BGB) geregelt.

15.2 Die gesetzliche Erbfolge

Im Gesetz ist zunächst einmal die sogenannte gesetzliche Erbfolge geregelt. Diese greift immer dann, wenn kein Erbvertrag oder ein Testament vorhanden ist (die Juristen sprechen in diesem Fall von einer gewillkürten Erbfolge – also einer Erbfolge, die nicht durch das Gesetz festgesetzt ist).

Der Gesetzgeber geht zunächst einmal von dem Grundsatz der Universalsukzession (Gesamtrechtsnachfolge) aus. Diese ist in § 1922 BGB geregelt.

§ 1922 Gesamtrechtsnachfolge

(1) Mit dem Tode einer Person (Erbfall) geht deren Vermögen (Erbschaft) als Ganzes auf eine oder mehrere andere Personen (Erben) über.

(2) Auf den Anteil eines Miterben (Erbteil) finden die sich auf die Erbschaft beziehenden Vorschriften Anwendung.

Der Grundsatz der Universalsukzession besagt, dass im Moment des Todes das Vermögen des Verstorbenen automatisch auf den oder die durch Testament oder die gesetzliche Erbfolge bestimmten Erben übergeht.

▶ Sollte dem oder den Erben schon klar sein, dass die Schulden des Erblassers seine Verbindlichkeiten übersteigen, macht es Sinn, das Erbe auszuschlagen. Keiner kann gezwungen werden, sein Erbe wirklich anzutreten. Allerdings kann das Erbe nur innerhalb einer kurzen Frist ausgeschlagen werden. Hier muss schnell gehandelt werden. Es kann sonst vorkommen, dass man ohne seine eigene Schuld wegen fremder Schulden in den Ruin getrieben wird. Ein Erbe ist leider nicht immer Anlass zur Freude.

Die gesetzliche Erbfolge ist in Deutschland auf natürliche Personen beschränkt. Zunächst einmal können nur Menschen nach dem Gesetz erben. Erst wenn kein Erbe vorhanden oder alle Erben das Erbe ausgeschlagen haben, wird der Fiskus Erbe. Dieser kann das Erbe nicht ausschlagen (§ 1942). Der Fiskus muss jedoch mögliche Schulden nur bis zur Höhe des Vermögens des Erblassers – nicht mit den Steuergeldern der Allgemeinheit – begleichen (§ 2011 BGB).

Die gesetzliche Erbfolge „erster Ordnung sowie bei Ehegatten"

Der Gesetzgeber hat die Reihenfolge der Erbberechtigten in verschiedene Ordnungen eingeteilt. Um den Rahmen nicht zu weit zu spannen, sollen hier nur die Erben der sogenannten „ersten Ordnung" (§ 1924) sowie die Ehegatten (§ 1931) vorgestellt und anhand der einschlägigen Gesetze die dahinterliegende Systematik vorgestellt werden.

§ 1924 Gesetzliche Erben erster Ordnung

(1) Gesetzliche Erben der ersten Ordnung sind die Abkömmlinge des Erblassers.

(2) Ein zur Zeit des Erbfalls lebender Abkömmling schließt die durch ihn mit dem Erblasser verwandten Abkömmlinge von der Erbfolge aus.

(3) An die Stelle eines zur Zeit des Erbfalls nicht mehr lebenden Abkömmlings treten die durch ihn mit dem Erblasser verwandten Abkömmlinge (Erbfolge nach Stämmen).

(4) Kinder erben zu gleichen Teilen.

§ 1931 Gesetzliches Erbrecht des Ehegatten

(1) Der überlebende Ehegatte des Erblassers ist neben Verwandten der ersten Ordnung zu einem Viertel, neben Verwandten der zweiten Ordnung oder neben Großeltern zur Hälfte der Erbschaft als gesetzlicher Erbe berufen. Treffen mit Großeltern Abkömmlinge von Großeltern zusammen, so erhält der Ehegatte auch von der anderen Hälfte den Anteil, der nach § 1926 den Abkömmlingen zufallen würde.

(2) Sind weder Verwandte der ersten oder der zweiten Ordnung noch Großeltern vorhanden, so erhält der überlebende Ehegatte die ganze Erbschaft.

(3) Die Vorschrift des § 1371 bleibt unberührt.

(4) Bestand beim Erbfall Gütertrennung und sind als gesetzliche Erben neben dem überlebenden Ehegatten ein oder zwei Kinder des Erblassers berufen, so erben der überlebende Ehegatte und jedes Kind zu

gleichen Teilen; § 1924 Abs. 3 gilt auch in diesem Falle.

Das Gesetz sieht zunächst die Kinder des Erblassers (des Verstorbenen) als Erben vor. Sie erben zu gleichen Teilen, d. h., ein Einzelkind erbt alles; wenn es fünf Geschwister gibt, erben sie zu je einem Fünftel.

Gibt es neben den Kindern noch einen überlebenden Ehegatten, erbt er neben den Kindern zu einem Viertel, d. h., 25 % des Erbes gehen an den Ehegatten, der Rest wird unter den Kindern zu gleichen Teilen aufgeteilt. Ein eingetragener Lebenspartner hat ebenfalls ein solches Erbrecht (§ 10 LPartG).

15.3 Kosten der Bestattung und Grabpflege

Die Kosten der Bestattung sind vom Erben zu tragen (§ 1968 BGB). Haben alle Erben ausgeschlagen, haftet der nächste unterhaltspflichtige Angehörige (§ 1615 BGB). Dies gilt auch, wenn von dem nächsten unterhaltspflichtigen Angehörigen das Erbe ausgeschlagen wurde.

Das Bestattungsgesetz des jeweiligen Landes bestimmte darüber hinaus, dass nahe Angehörige die Bestattung durchzuführen haben (Bestattungspflicht). Die früher von den gesetzlichen Krankenkassen gezahlten Sterbegelder gibt es seit dem 1. Januar 2004 nicht mehr.

Nach der Bestattung endet die Pflicht der Angehörigen zur Fürsorge. Sie haben zwar ein gesetzliches Recht, den Ort des Grabes sowie die Gestaltung der letzten Ruhestätte vorzunehmen, eine Pflicht zur Grabpflege besteht indes nicht. Allerdings kann der Erblasser eine solche Pflicht testamentarisch festlegen. Wird das Erbe nicht ausgeschlagen, besteht insoweit eine Verpflichtung, dem Willen des Verstorbenen nachzukommen.

▶ Wichtig für medizinisches Personal: Nie selbst den Bestatter zu beauftragen! Wenn der Bestatter z. B. von dem Altenheim beauftragt wird, können die Kosten dafür nicht nachträglich auf die Erben abgewälzt werden.

15.4 Die gewillkürte Erbfolge – die verschiedenen Arten von Testamenten

15.4.1 Testament und Nottestament

Oft wird die Erbfolge jedoch durch den Verstorbenen durch ein Testament oder Erbvertrag abweichend von den gesetzlichen Regeln bestimmt. Jeder darf grundsätzlich zum Erben einsetzen, wen er will. Allerdings gibt es bei der Abfassung des Testaments wichtige Details zu beachten, denn es kursieren einige falsche Vorstellungen, die sich hartnäckig halten und dringend der Richtigstellung bedürfen:

1. Fake: Kinder oder Ehepartner können vollständig enterbt werden.
2. Wahrheit: Das Gesetz sieht immer einen bestimmten Pflichtteil vor. Dieser Teil steht dem gesetzlichen Erben immer zu, egal, was das Testament besagt. Pflichtteilsberechtigte (also die Abkömmlinge, der Ehegatte oder eingetragene Lebenspartner und im Falle der Kinderlosigkeit die Eltern) können immer den gesetzlichen Pflichtteil vom Erben verlangen. Der Pflichtteil beträgt 50 % des gesetzlichen Erbteils. Das Pflichtteilsrecht stellt zwar eine nicht unerhebliche Einschränkung der Testierfreiheit dar, sie ist aber in ständiger Rechtsprechung im Hinblick auf Übereinstimmung mit dem Grundrecht überprüft und für rechtmäßig befunden worden.
3. Fake: Ein Tier kann Erbe werden.
4. Wahrheit: Tiere sind keine Rechtssubjekte. Ihnen kommt keine Rechtsfähigkeit zu. Deshalb sind sie auch nicht erbfähig und können nicht als Erben eingesetzt werden. Ein solches Testament wäre daher rechtlich unwirksam. Es tritt die gesetzliche Erbfolge in Kraft.
5. Fake: Weil die Handschrift so schlecht ist, wird das Testament per Schreibmaschine abgefasst und unterschrieben.
6. Wahrheit: Ein Testament muss immer handschriftlich verfasst und unterschrieben werden. Wird das Testament mit der Schreibmaschine oder per Computer verfasst, muss es ausgedruckt unterschrieben und notariell be-

glaubigt werden. Ansonsten ist das Testament nicht gültig.

Der Erblasser kann die Erbfolge durch Testament oder Erbvertrag auch abweichend von der gesetzlichen Erbfolge regeln.

15.4.2 Vermächtnis

Ebenso wie bei der gesetzlichen Erbfolge wird auch in der sogenannten gewillkürten Erbfolge durch Testament *ein* Erbe eingesetzt. Dieser ist der tatsächliche Rechtsnachfolger des Erblassers. Werden verschiedene Personen mit einzelnen Stücken aus dem Erbe bedacht, spricht man von einem Vermächtnis (§ 1939 BGB).

§ 1939 Vermächtnis
Der Erblasser kann durch Testament einem anderen, ohne ihn als Erben einzusetzen, einen Vermögensvorteil zuwenden (Vermächtnis).

Das Vermächtnis ist allerdings (lediglich) ein schuldrechtlicher Anspruch des Berechtigten (Anspruchsgrundlage § 2174 BGB) gegenüber dem/der Erben/Erbin oder den Erben. Diese Person/diese Personen ist/sind dann dem Vermächtnisnehmer/der Vermächtnisnehmerin zur Erfüllung des Vermächtnisanspruches verpflichtet.

15.4.3 Auflage

Wie bereits oben erwähnt, kann ein Testament einen Erben oder Vermächtnisnehmer zu einer Leistung verpflichten (§ 1940 BGB).

§ 1940 Auflage
Der Erblasser kann durch Testament den Erben oder einen Vermächtnisnehmer zu einer Leistung verpflichten, ohne einem anderen ein Recht auf die Leistung zuzuwenden (Auflage).

Auflagen werden vom Erblasser oft im Zusammenhang mit Grabpflege oder der Versorgung von Haustieren gemacht. Auch ist es möglich, dass der verstorbene Hundeliebhaber ein Tierheim seiner Wahl mit einem Vermächtnis bedacht und dieses unter die Auflage stellt, nach dem Versterben des Erblassers für das Haustier zu sorgen.

Durch die Auflage können auch Verbote im Umgang mit dem Erbe auferlegt werden. Diese bestehen zum Beispiel darin, dass Gegenstände oder Immobilien nicht veräußert werden sollen.

15.4.4 Berliner Testament

Wie bereits gezeigt, können sich Ehegatten nicht auf die gesetzliche Regelung verlassen, durch das Erbe oder den Erbteil finanziell abgesichert zu sein. Schon das Vorhandensein von Kindern weist dem Ehepartner im Falle der gesetzlichen Erbfolge nur 25 % der Erbmasse zu.

Wenn die Ehepartner sicherstellen wollen, dass im Falle eines Todes der andere möglichst den gewohnten Standard aufrechterhalten kann, ist das sogenannte Berliner Testament ein probates Mittel.

Als Berliner Testament bezeichnet man ein gemeinschaftliches Testament von Ehepartnern oder Lebenspartnern (siehe Lebenspartnerschaftsgesetz), in dem diese sich gegenseitig zu Alleinerben einsetzen und bestimmen, dass mit dem Tod des zuletzt Verstorbenen der Nachlass an einen Dritten fallen soll.

Sinn und Zweck des Berliner Testaments ist es, sicherzustellen, dass dem überlebenden Ehepartner der Nachlass des verstorbenen Ehepartners zunächst alleine zufällt. Da der gesetzliche Pflichtteil nicht ausgeschlossen werden kann, werden die Pflichtteilserben vor die Wahl gestellt, entweder mit der Geltendmachung von Erbansprüchen bis zum Tode des überlebenden Ehegatten zu warten oder nur jeweils zweimal den Pflichtteil zu bekommen. Diese Klausel wird die „Jastrowsche Formel" genannt.

Wichtig ist, dass nach § 2271 Abs. 2 BGB der Widerruf einer wechselbezüglichen Verfügung (§ 2269 BGB) nach dem Tode des anderen Ehegatten nicht mehr möglich ist. Damit ist der überlebende Ehegatte nach dem Tod des Partners an das Testament gebunden und kann – z. B. im Falle einer Wiederheirat – keine andere Person begünstigen. Etwas anderes gilt nur, wenn das Testament eine sogenannte Wiederverheiratungsklausel beinhaltet.

Die Verfügungsbeschränkungen des Berliner Testaments können auch nicht durch ausgiebige Schenkungen umgangen werden. Nach § 2287 BGB können analog böswillige Übereignungen dann von dem Beschenkten oder der Beschenkten zurückgefordert werden, welche der überlebende Ehegatte zu Lebzeiten in der Absicht vorgenommen hat, den oder die Schlusserben zu beeinträchtigen.

15.4.5 Nottestamente

In den Fällen eines plötzlich einsetzenden tödlichen Verlaufs einer Krankheit oder dem unmittelbar bevorstehenden Tod kann es notwendig sein, ein sogenanntes Nottestament aufzusetzen, dass den letzten Willen des Patienten/Bewohners angemessen berücksichtigt. Hierfür sollte das geschulte medizinische Personal über die notwendigen Kenntnisse verfügen, um dem Hilfebedürftigen professionell beiseitestehen zu können. Dies ist immer dann der Fall, wenn der Patient nicht mehr in der Lage ist, selbst ein Schriftstück aufzusetzen, sein Testament also jemand anderem diktieren muss. Grundsätzlich müsste ein solches Testament von einem Notar beglaubigt werden, um gültig zu sein.

Das Gesetz kennt drei Formen des Nottestaments:

- das sogenannte Bürgermeistertestament (§ 2249 BGB),
- das Drei-Zeugen-Testament (§ 2250 BGB) und
- das Seetestament (§ 2251 BGB).

Bei dem Bürgermeistertestament gem. § 2249 BGB müssen der Bürgermeister und zwei weitere Zeugen beim Verfassen des Testaments anwesend sein.

§ 2249 Nottestament vor dem Bürgermeister
(1) Ist zu besorgen, dass der Erblasser früher sterben werde, als die Errichtung eines Testaments vor einem Notar möglich ist, so kann er das Testament zur Niederschrift des Bürgermeisters der Gemeinde, in der er sich aufhält, errichten. Der Bürgermeister muss zu der Beurkundung zwei Zeugen zuziehen. Als Zeuge kann nicht zugezogen werden, wer in dem zu beurkundenden Testament bedacht oder zum Testamentsvollstrecker ernannt wird; die Vorschriften der §§ 7 und 27 des Beurkundungsgesetzes gelten entsprechend. Für die Errichtung gelten die Vorschriften der §§ 2232, 2233 sowie die Vorschriften der §§ 2, 4, 5 Abs. 1, §§ 6 bis 10, 11 Abs. 1 Satz 2, Abs. 2, § 13 Abs. 1, 3, §§ 16, 17, 23, 24, 26 Abs. 1 Nr. 3, 4, Abs. 2, §§ 27, 28, 30, 32, 34, 35 des Beurkundungsgesetzes; der Bürgermeister tritt an die Stelle des Notars. Die Niederschrift muss auch von den Zeugen unterschrieben werden. Vermag der Erblasser nach seinen Angaben oder nach der Überzeugung des Bürgermeisters seinen Namen nicht zu schreiben, so wird die Unterschrift des Erblassers durch die Feststellung dieser Angabe oder Überzeugung in der Niederschrift ersetzt.

(2) Die Besorgnis, dass die Errichtung eines Testaments vor einem Notar nicht mehr möglich sein werde, soll in der Niederschrift festgestellt werden. Der Gültigkeit des Testaments steht nicht entgegen, dass die Besorgnis nicht begründet war.

(3) Der Bürgermeister soll den Erblasser darauf hinweisen, dass das Testament seine Gültigkeit verliert, wenn der Erblasser den Ablauf der in § 2252 Abs. 1, 2 vorgesehenen Frist überlebt. Er soll in der Niederschrift feststellen, dass dieser Hinweis gegeben ist.

(4) (weggefallen)

(5) Das Testament kann auch vor demjenigen errichtet werden, der nach den gesetzlichen Vorschriften zur Vertretung des Bürgermeisters befugt ist. Der Vertreter soll in der Niederschrift angeben, worauf sich seine Vertretungsbefugnis stützt.

(6) Sind bei Abfassung der Niederschrift über die Errichtung des in den vorstehenden Absätzen vorgesehenen Testaments Formfehler unterlaufen, ist aber dennoch mit Sicherheit anzunehmen, dass das Testament eine zuverlässige Wiedergabe der Erklärung des Erblassers enthält, so steht der Formverstoß der Wirksamkeit der Beurkundung nicht entgegen.

Der Bürgermeister und die Zeugen müssen das Testament unterschreiben. Weiterhin muss der Bürgermeister vermerken, dass er den Erblasser darauf hingewiesen hat, dass das Testament nach drei Monaten seine Gültigkeit verliert, sollte er bis dahin noch leben und zwischenzeitlich imstande war, ein ordentliches Testament zu verfassen (§ 2252 BGB).

15.4.6 Drei-Zeugen-Testament (§ 2250 BGB)

Da ein Bürgermeister im Alltag nicht immer greifbar ist, dürfte das sogenannte „Drei-Zeugen-Testament" für die pflegerische Praxis die größte Relevanz haben. Bei diesem Nottestament ist es möglich, dass der Erblasser das Testament einem Anwesenden diktiert und dieser zusammen mit zwei weiteren Zeugen und dem Erblasser das Testament unterschreibt. Diese Form des Nottestaments ist in § 2250 BGB geregelt.

§ 2250 Nottestament vor drei Zeugen
(1) Wer sich an einem Ort aufhält, der infolge außerordentlicher Umstände dergestalt abgesperrt ist, dass die Errichtung eines Testaments vor einem Notar nicht möglich oder erheblich erschwert ist, kann das Testament in der durch § 2249 bestimmten Form oder durch mündliche Erklärung vor drei Zeugen errichten.

(2) Wer sich in so naher Todesgefahr befindet, dass voraussichtlich auch die Errichtung eines Testaments nach § 2249 nicht mehr möglich

ist, kann das Testament durch mündliche Erklärung vor drei Zeugen errichten.

(3) Wird das Testament durch mündliche Erklärung vor drei Zeugen errichtet, so muss hierüber eine Niederschrift aufgenommen werden. Auf die Zeugen sind die Vorschriften des § 6 Abs. 1 Nr. 1 bis 3, der §§ 7, 26 Abs. 2 Nr. 2 bis 5 und des § 27 des Beurkundungsgesetzes; auf die Niederschrift sind die Vorschriften der §§ 8 bis 10, 11 Abs. 1 Satz 2, Abs. 2, § 13 Abs. 1, 3 Satz 1, §§ 23, 28 des Beurkundungsgesetzes sowie die Vorschriften des § 2249 Abs. 1 Satz 5, 6, Abs. 2, 6 entsprechend anzuwenden. Die Niederschrift kann außer in der deutschen auch in einer anderen Sprache aufgenommen werden. Der Erblasser und die Zeugen müssen der Sprache der Niederschrift hinreichend kundig sein; dies soll in der Niederschrift festgestellt werden, wenn sie in einer anderen als der deutschen Sprache aufgenommen wird.

15.4.7 Fälle der Nichtigkeit oder Unwirksamkeit eines Testaments

- **Sittenwidrigkeit** – Testamente sind wie jedes andere Rechtsgeschäft nichtig, soweit sie gegen ein gesetzliches Verbot (§ 134 BGB) oder gegen die guten Sitten (§ 138 BGB) verstoßen.

- **Verstoß gegen das Heimgesetz** – Testamentarische Verfügungen können wegen eines Verstoßes gegen ein gesetzliches Verbot nichtig sein; deshalb gilt das Zuwendungsverbot an Heime (§ 14 Heimgesetz) auch für letztwillige Verfügungen. Dabei zieht ein Verstoß gegen die genannte Bestimmung gemäß § 134 BGB die Nichtigkeit nach sich, obwohl sich das Verbot nur gegen den Heimträger richtet. Die Einsetzung des Einrichtungsträgers als Nacherbe stellt dann keinen Verstoß gegen

§ 14 Abs. 1 des Heimgesetzes dar, wenn die Mitarbeiter des Heimträgers erst nach dem Tod des Heimbewohners vom Testament erfahren.

- Auflösung der Ehe
- Anfechtung des Testaments
- Widerruf des Testaments

15.4.8 Sichere Aufbewahrung des Testaments

Die Aufbewahrung und Auffindbarkeit des letzten Willens stellen nicht selten ein großes Problem dar. Die einfachste Lösung ist die amtliche Verwahrung. Dadurch ist immer sichergestellt, dass das Testament auffindbar ist und die Erben benachrichtigt werden. Die Verwahrung findet in der Regel durch das Nachlassgericht statt (§ 2248 BGB).

Grundsätzlich hat jeder, der ein Testament auffindet oder für ein Testator verwahrt, es im Original nach dem Tod des Nachlassgebers beim Nachlassgericht abzuliefern (§ 2259 BGB), damit es dort eröffnet werden kann. Wer das Testament versteckt oder gar vernichtet, macht sich wegen Urkundenunterdrückung und/oder -ver-

nichtung sowie möglicherweise noch anderer Delikte strafbar.

15.4.9 Was ist ein Erbschein?

Der Erbschein legitimiert den Erben im Rechtsverkehr und begründet die Vermutung der Richtigkeit und Vollständigkeit seines Inhalts (§ 2365 BGB). Er wird nur auf Antrag durch das Amtsgericht ausgestellt. Ein Erbschein ist z. B. notwendig, um schnellstmöglich die Ansprüche aus Lebensversicherungen geltend machen zu können.

Weiterführende Literatur- und Rechtsprechungsverzeichnis

Keine

Weitere Quellen

Publikation „Erben und vererben"
https://www.bmj.de/SharedDocs/Publikationen/DE/
    Erben_Vererben.html
Eine Publikation mit vielen rechtlichen Tipps und Hinweisen des Bundesjustizministeriums

Heimrecht

Inhaltsverzeichnis

16.1 Überblick und Einführung

Das Heimrecht regelt die Rechtsbeziehungen zwischen Heimträgern und -bewohnern und die Überwachung der Heime durch den Staat.

Ein wichtiger Punkt, den die Heimgesetze regeln, ist die Mitbestimmung der Heimbewohner. Der Schutz sowie das Mitbestimmungsrecht von hilfsbedürftigen Menschen, die in einer Pflegeeinrichtung leben, sind in Deutschland durch verschiedene Gesetze sichergestellt. Auf Bundesebene regelt zunächst das Wohn- und Betreuungsvertragsgesetz (WBVG) bestimmte Informationspflichten.

Gemäß § 2 WBVH hat die Einrichtung der pflegebedürftigen Person rechtzeitig vor Abgabe von dessen Vertragserklärung in Textform und in leicht verständlicher Sprache über sein allgemeines Leistungsangebot und über den wesentlichen Inhalt seiner Leistungen zu informieren. Dies dient dem Zweck, dass Menschen sich vor der Entscheidung für eine Einrichtung auf der Basis gleicher Mindestinformationen ein möglichst klares Bild von dem Umfang und der Qualität der Leistungen machen können.

Zur Informationspflicht gehört die Darstellung

- der Ausstattung und Lage des Gebäudes, in dem sich der Wohnraum befindet, sowie der dem gemeinschaftlichen Gebrauch dienenden Anlagen und Einrichtungen, zu denen der Verbraucher Zugang hat, und gegebenenfalls ihrer Nutzungsbedingungen,
- der darin enthaltenen Leistungen nach Art, Inhalt und Umfang,
- der Ergebnisse der Qualitätsprüfungen.

Zur Information über die für die pflegebedürftige Person in Betracht kommenden Leistungen gehört die Darstellung

- des Wohnraums, der Pflege- oder Betreuungsleistungen, gegebenenfalls der Verpflegung als

Teil der Betreuungsleistungen sowie der einzelnen weiteren Leistungen nach Art, Inhalt und Umfang,

- des den Pflege- oder Betreuungsleistungen zugrunde liegenden Leistungskonzepts,
- der für die benannten Leistungen jeweils zu zahlenden Entgelte,
- der nach § 82 Absatz 3 und 4 des Elften Buches Sozialgesetzbuch gesondert berechenbaren Investitionskosten sowie
- des Gesamtentgelts,
- der Voraussetzungen für mögliche Leistungs- und Entgeltveränderungen,
- des Umfangs und der Folgen eines Ausschlusses der Angebotspflicht, wenn ein solcher Ausschluss vereinbart werden soll.

Das WBVG gilt sowohl für Pflegeheime als auch je nach Einzelfall für betreutes Wohnen, ambulant betreute Wohngemeinschaften und Einrichtungen der Behinderten- oder Eingliederungshilfe. Voraussetzung ist, dass ein Unternehmen älteren, pflegebedürftigen oder volljährigen behinderten Personen Wohnraum überlässt und zusätzlich Pflege- oder Betreuungsleistungen erbringt. Wurden mehrere Verträge mit einem oder mehreren Einrichtungen geschlossen, ist das WBVG auch dann anwendbar, wenn die Leistungen eng miteinander verknüpft sind und zudem die Einrichtungen eng zusammenhängen.

Dieses Gesetz ist ausdrücklich nicht anzuwenden auf Verträge über

- Leistungen der Krankenhäuser, Vorsorge- oder Rehabilitationseinrichtungen,
- Leistungen der Internate der Berufsbildungs- und Berufsförderungswerke,
- Leistungen für junge Volljährige (im Sinne des § 41 des Achten Buches Sozialgesetzbuch),
- Leistungen, die im Rahmen von Kur- oder Erholungsaufenthalten erbracht werden.

Bei der Vielfalt der Wohnformen und Verträge sind viele Konstellationen denkbar. Deshalb ist es für einen juristisch nicht Geschulten nicht immer leicht zu beurteilen, ob das WBVG anwendbar ist oder nicht. Aus diesem Grund macht es Sinn, im Zweifel einen rechtskundigen Rat einzuholen.

Unabhängig von der rechtlichen Regelung steht und fällt die Möglichkeit der Einschätzung der Qualität von Einrichtungen mit der Definition und der Bestimmung von Kriterien für die Qualität in der Pflege. Inwieweit die jeweiligen Qualitätsprüfungen dem Informationssuchenden wirklich eine Hilfe sind, kann sehr kritisch gesehen werden. Die für die Bewertung maßgeblichen Prüfungen durch den Medizinischen Dienst der Krankenkassen (MDK) waren zumindest bis zur vollständigen Überarbeitung des Prüfungskataloges nicht geeignet, ein der Realität entsprechenden Bild zu zeichnen. Es bleibt abzuwarten, ob die neue Form der Prüfung eine strukturelle Verbesserung bringen wird.

16.2 Heimgesetze der Länder – Zielsetzung und Inhalte

In Deutschland haben seit dem Übergang der Gesetzgebungskompetenz vom Bund auf die Länder im Rahmen der Föderalismusreform bis 2014 alle Länder das Heimgesetz vom 5. November 2001 durch eigene Gesetze ersetzt. Als letztes Land hat Thüringen im Juni 2014 das Thüringer Gesetz über betreute Wohnformen und Teilhabe verabschiedet. Die Verordnungen zum Heimgesetz gelten allerdings (vorerst) in einigen Bundesländern fort.

Auch wenn sich die Heimgesetze im Einzelnen unterscheiden, so ist die Zielsetzung im Grunde gleich:

- die Würde sowie Interessen und Bedürfnisse der Bewohnerinnen und Bewohner zu schützen,
- den Bewohnerinnen und Bewohnern von Einrichtungen eine angemessene und individuelle Lebensgestaltung zu ermöglichen, insbesondere ihre Selbstständigkeit, Selbstbestimmung, Selbstverantwortung sowie Teilhabe am gemeinschaftlichen und kulturellen Leben innerhalb und außerhalb von Einrichtungen zu wahren und zu fördern,

- die Einhaltung der den Betreibern der Einrichtungen gegenüber den Bewohnerinnen und Bewohnern obliegenden Pflichten zu sichern,
- die Mitwirkung der Bewohnerinnen und Bewohner zu gewährleisten,
- eine dem allgemein anerkannten Stand der fachlichen Erkenntnisse entsprechende Qualität des Wohnens und der Betreuung zu sichern,
- die Beratung in Angelegenheiten der Einrichtungen zu fördern sowie
- die Zusammenarbeit der zuständigen Behörden mit den Betreibern von Einrichtungen deren Verbänden, den Pflegekassen und deren Verbänden, dem Medizinischen Dienst der Krankenversicherung sowie den Trägern der Sozialhilfe zu fördern.

Wer kann wählen und wer kann gewählt werden?

Gemäß § 3 der Heimmitwirkungsverordnung sind alle Personen, die am Wahltag im Heim wohnen, wahlberechtigt. Wählbar sind die Bewohnerinnen und Bewohner des Heims, deren Angehörige, sonstige Vertrauenspersonen der Bewohnerinnen und Bewohner, Mitglieder von örtlichen Seniorenvertretungen und von örtlichen Behindertenorganisationen sowie von der zuständigen Behörde vorgeschlagene Personen. Nicht wählbar ist, wer bei dem Heimträger, bei den Kostenträgern oder bei der zuständigen Behörde gegen Entgelt beschäftigt ist oder als Mitglied des Vorstandes, des Aufsichtsrates oder eines gleichartigen Organs des Trägers tätig ist. Nicht wählbar ist ebenfalls, wer bei einem anderen Heimträger oder einem Verband von Heimträgern eine Leitungsfunktion innehat.

Der Heimbeirat besteht in Heimen mit in der Regel

- bis 50 Bewohnerinnen und Bewohnern aus drei Mitgliedern,
- 51 bis 150 Bewohnerinnen und Bewohnern aus fünf Mitgliedern,
- 151 bis 250 Bewohnerinnen und Bewohnern aus sieben Mitgliedern,
- über 250 Bewohnerinnen und Bewohnern aus neun Mitgliedern.

Die Zahl der gewählten Personen, die nicht im Heim wohnen, darf in Heimen mit in der Regel

- bis 50 Bewohnerinnen und Bewohnern höchstens ein Mitglied,
- 51 bis 150 Bewohnerinnen und Bewohnern höchstens zwei Mitglieder,
- 151 bis 250 Bewohnerinnen und Bewohnern höchstens drei Mitglieder,
- über 250 Bewohnerinnen und Bewohnern höchstens vier Mitglieder

betragen.

16.3 Personelle Ausstattung und Qualitätssicherung

Mit dem Übergang der Zuständigkeit für das Heimordnungsrecht ist auch die Kompetenz zur Regelung der personellen Anforderungen an den Betrieb einer Pflegeeinrichtung auf die Länder übergegangen.

Dies hat das BVerfG mit Beschluss vom 11.08.2020 noch einmal klargestellt (Vgl. BVerwG, Beschl. v. 11.8.2020 – 3 BN 1/19) und bestätigt, dass die (…) Landesgesetzgebungskompetenz für das Heimrecht auch das Recht zum Erlass von Anforderungen an die Personalausstattung in stationären Pflegeeinrichtungen umfasst. Dies gilt auch, wenn die geforderte Personalstärke über eine Mindestsicherung und Gefahrenabwehr zum Schutz vor Beeinträchtigungen der Heimbewohner hinausgeht. Allerdings stellt das Gericht klar, dass auch die Heimgesetze der Länder nicht hinter einen gewissen Standard zurückfallen dürfen. Es begründet dies damit, dass der Bundesgesetzgeber die Pflegestandards nach dem Heimgesetz und dem Elften Buch Sozialgesetzbuch gleichgestellt hat (BT-Drucksache. 14/5399, S. 26). Danach ist nicht ersichtlich, dass die Mindestanforderungen i. S. d. § 3 I und II Nr. 2 HeimG hinter einer „guten" Pflegequalität zurückbleiben.

Das gilt auch für sein Regelungskonzept der Gewährleistung einer „guten" Pflegequalität. Bereits das Heimgesetz misst der Qualitätssicherung in der Pflege eine besondere Bedeutung bei und verlangt eine an den Grundsätzen der Menschenwürde ausgerichtete angemessene Qualität der Betreuung und Pflege, die dem allgemein anerkannten Stand der fachlichen Erkenntnisse entsprechen muss (vgl. §§ 3 II, 11 I Nrn. 1, 3 HeimG; Begründung zum Entwurf eines Dritten Gesetzes zur Änderung des Heimgesetzes, BT-Drucksache 14/5399, S. 15, 20 f.).

Regelungskompetenz des Landes für die Heimordnung und die Kompetenz des Bundes zur Regelung der sozialen Pflegeversicherung stehen zwar eigenständig nebeneinander (vgl. BSG, Urteil vom 22.04.2009 – B 3 P 14/07 R, NZS 2010, 334 Rn. 16), die Materien sind jedoch verzahnt und ergänzen einander (vgl. zum Heimgesetz des Bundes: BT-Drucksache. 14/5399, S. 15 f., 26, 32 f.; zur Heimaufsicht: BVerwG, Urteil vom 28.05.2014 – 8 B 71.13, NZS 2014, 667: zur Kündigung des Versorgungsvertrags, wenn dem Träger der Pflegeeinrichtung nach den heimrechtlichen Vorschriften die Betriebserlaubnis entzogen oder der Betrieb der Einrichtung untersagt wird; § 117 SGB XI zur Zusammenarbeit der Pflegekassen mit den nach heimrechtlichen Vorschriften zuständigen Aufsichtsbehörden).

Das gilt auch in Bezug auf die Sicherstellung der Qualität der Pflege und Betreuung in den stationären Pflegeeinrichtungen (vgl. BVerfG, Urteil vom 30.07.2003 – 2 BvR 508/01, NVwZ 2003, 1241, NJW 2003, 3468; BVerfG, Urteil vom 02.10.2003 – 1 BvR 1522/03, BVerfGE 108, 186 [224]). Da der Bundesgesetzgeber festgelegt hat, dass die Pflegestandards nach dem Heimgesetz und dem Elften Buch Sozialgesetzbuch

gleich sind (BT-Drs. 14/5399, S. 26), ist nicht ersichtlich, dass die Mindestanforderungen der Heimgesetze hinter einer „guten" Pflegequalität zurückbleiben.

Weiterführende Literatur- und Rechtsprechung

Literatur

Deutscher Bundestag, Drucksache 14/5399, 14. Wahlperiode 23.02.2001

Rechtsprechung

BVerfG, NVwZ 2016, 841 = NJW 2016, 1716 Rn. 4
BVerfG, Urteil vom 30.07.2003 – 2 BvR 508/01, NVwZ 2003, 1241, NJW 2003, 3468
BVerfG, Urteil vom 02.10.2003 – 1 BvR 1522/03, BVerfGE 108, 186 (224)
BVerwG, Beschl. v. 11.8.2020 – 3 BN 1/19
BVerwG, Urteil vom 28.05.2014 – 8 B 71.13, NZS 2014, 667
BSG, Urteil vom 22.04.2009 – B 3 P 14/07 R, NZS 2010, 334 Rn. 16

Weitere Quellen

Liste aller Heimgesetze der Länder der Bundesrepublik Deutschland: https://www.biva.de/service/gesetze/laender-heimgesetze/
Verordnung über die Mitwirkung der Bewohnerinnen und Bewohner in Angelegenheiten des Heimbetriebes (Heimmitwirkungsverordnung – HeimmwV), in der Fassung der Bekanntmachung vom 25. Juli 2002 (BGBl. I S. 2896): https://www.gesetze-im-internet.de/heimmitwirkungsv/BJNR018190976.html

Inhaltsverzeichnis

17.1 Übersicht und Relevanz des Strafrechts in der Pflege

Mitarbeiter in der Pflege werden in ihrem Berufsleben sehr oft in strafrechtlich relevante Situationen verwickelt. In der jüngsten Vergangenheit kam es insbesondere in der Altenpflege immer wieder zu spektakulären Ermittlungsverfahren in Tötungs- sowie Betrugsdelikten. Aber auch im Verborgenen kommt es in Einrichtungen immer wieder zu Straftaten und Ordnungswidrigkeiten, die vom Pflegepersonal gegenüber zu pflegenden und zu betreuenden Menschen oder aber auch von zu Pflegenden und Betreuenden gegenüber Pflegekräften und Erzieher*Innen oder anderen pädagogischen Kräften und Sozialarbeiter*Innen verübt werden.

Unabhängig davon müssen vermehrt auch strafbare Handlungen gegenüber Pflegepersonal oder zu pflegenden Personen untereinander festgestellt werden. Insbesondere in psychosozialen Einrichtungen kam es durch junge, zu pflegende Menschen zu massiven Körperverletzungshandlungen gegenüber den Pflegekräften, aber auch untereinander werden verstärkt Fälle von sexuellen Straftaten an die Öffentlichkeit getragen, insbesondere gegenüber weiblichem Pflegepersonal. Dasselbe gilt auch innerhalb von Gruppen betreuter Menschen in Behindertenwerkstätten oder in betreutem Wohnen.

Aus diesem Grund ist es wichtig, dass sich Pflegekräfte von Anfang an bezüglich ihres eigenen Handelns bewusst sind, aber auch strafrechtlich relevantes Verhalten von Patienten und Kollegen erkennen und darauf reagieren können.

17.2 Typische strafrechtsrelevante Situationen in der Pflege

Wenn man von Straftaten in der Pflege spricht, denkt man unvermittelt an spektakuläre und grausame Mordfälle mit 100 oder mehr Opfern, an aus Langeweile verübte Tötung oder Tötung in dem festen Glauben, das Recht zur Erlösung der zu pflegenden Menschen selbst in den Händen zu halten. Diese Medienspektakel erwecken den Anschein, dass vorsätzliche Tötungsdelikte die Statistik bei Straftaten innerhalb der Pflege anführen. Dies ist glücklicherweise nicht der Fall.

Bei der Mehrzahl der Straftaten handelt es sich um fahrlässige Körperverletzungen durch Unterlassung, Freiheitsberaubung durch Fixierung, insbesondere Festklemmen der Stühle und Feststellen der Bremsen am Rollstuhl. Daneben gibt es fahrlässige Verstöße aus dem Bereich Versorgung mit Medikamenten; Sexualdelikte zeigen sich vermehrt. Die Dunkelziffer bei Straftaten, vor allem im Altenpflegebereich, dürfte seit langem wesentlich höher sein als die Zahlen der offiziellen Statistiken (Goebels, 2010). Die unzumutbaren Zustände in manchen Heimen und fachlich sowie psychisch überfordertes Personal, das nicht in der Lage ist, auf bestimmte Situationen adäquat zu reagieren, tun ihr Übriges.

Hierzu zählen vor allem: mangelhafte Pflege, die sich in fehlerhafter Krankenbeobachtung, Vorenthaltung einer notwendigen Pflege oder medizinischen Hilfe sowie mangelhafter Körperpflege äußert (die Patienten werden z. B. nicht rechtzeitig zur Toilette gebrachte, dort sitzengelassen oder Vorlagen nur einmal am Tag gewechselt). Aber auch Körperverletzungsdelikte wie Spritzenabszesse und fehlerhafte Medikamentengabe sind keine Seltenheit.

Darüber hinaus trauen sich vor allem ältere Menschen nicht, das Fehlverhalten von Pflegern anzuzeigen und sich zu wehren – aus Angst, die Situation könne sich noch mehr für sie verschlimmern.

Laut einer Studie der Wirtschaftsprüfungsgesellschaft PwC wurden durch Vermögens- und Korruptionsdelikte – begangen von Ärzten, Krankenhäusern, Therapeuten, Pflegediensten und sonstigen Akteuren im Gesundheitswesen – bundesweit im Jahr 2018 Schäden durch Abrechnungsbetrug in Höhe von ca. 14 Mrd. Euro verursacht (vgl. PwC: Abrechnungsbetrug im Gesundheitswesen, Febr. 2021).

17.3 Wie funktioniert das Strafrecht?

Neben dem Wissen, welche Handlungen grundsätzlich strafbewährt sind (siehe hierzu das nächste Kapitel), ist für Pfleger das Wissen um die Systematik des Strafrechts von grundlegender Bedeutung. Wie also sind Normen zu lesen und welche Strukturen bestimmen das Strafrecht, d. h., wann ist ein Handeln oder Unterlassen tatsächlich strafbar?

Die Strafbarkeit wird immer anhand folgender vier Prüfungsschritte festgestellt:

I. Objektiver Tatbestand
II. Subjektiver Tatbestand
III. Rechtswidrigkeit
IV. Schuld

Dabei baut ein Prüfungsschritt auf dem vorherigen auf.

17.3.1 Objektiver Tatbestand

Zunächst wird unter dem Punkt „Objektiver Tatbestand" geprüft, ob der in Frage stehende Lebenssachverhalt mit dem Gesetzestext übereinstimmt.

Beispiel

Lebenssachverhalt: Der A hat den B mit einem Schuss aus einer Pistole getötet.

In Frage kommender *Straftatbestand*: § 212, Totschlag.

Gesetzeswortlaut: „Wer einen anderen Menschen tötet (…), wird (…) bestraft."

Nun wird abgeglichen, ob sich der Lebenssachverhalt mit dem objektiven Tatbestand, das heißt dem Wortlaut des Gesetzes deckt. Dann ist die Tat grundsätzlich strafbar.

Der Gesetzeswortlaut besteht aus drei Komponenten: 1. Ein Täter („Wer"), ein Opfer (der Getötete), eine Tötung (die strafrechtlich sanktionierte Tat).

In diesem Fall hat der A den B mit einem Schuss getötet. Damit ist der sogenannte objektive Tatbestand erfüllt.

Dadurch steht aber noch nicht fest, ob der A strafbar ist. Der objektive Tatbestand zeigt nur an, dass das Handeln grundsätzlich von der Rechtsordnung missbilligt wird. ◄

17.3.2 Subjektiver Tatbestand

Neben dem objektiven Tatbestand muss der Täter auch noch den sogenannten „subjektiven Tatbestand" erfüllen, d. h. mit Vorsatz oder zumindest fahrlässig (bei Fahrlässigkeitsdelikten) gehandelt haben.

Dabei wird zunächst geprüft, ob der Täter mit Vorsatz, d. h. „Wissen" und „Wollen" (Vorsatz), die Tat begangen hat. Voraussetzung für Vorsatz ist, dass er mit „Bewusstsein" gehandelt hat. Dies schließt u.a. Taten aus, in denen der Täter auf verschiedene Arten unfreiwilliges Werkzeug des Täters war, wie das nachfolgende Beispiel zeigt.

Beispiel

A veranlasst den B, dem C eine angebliche Beruhigungsspritze zu injizieren, die A in Wahrheit mit tödlichem Gift gefüllt hat. B hat keinen Tötungsvorsatz, ist also über die giftige Wirkung der Spritze getäuscht, womit der B ohne Wissen um die tödliche Wirkung der Spritze handelt. ◄

Neben dem Wissen, eine gesetzeswidrige Tat zu vollziehen, muss für die Bejahung eines Vorsatzes noch der Wille hinzutreten, dies tatsächlich so machen zu wollen. Der Täter muss also den von der Rechtsordnung verbotenen Eintritt des „Erfolges" – hier: den tödlichen Schuss (aus dem Eingangsbeispiel) – auch gewollt haben. Der Vorsatz besteht demnach aus zwei Komponenten: dem Wissen und dem Wollen. Sind beide vorhanden, spricht der Jurist vom *dolus directus*, also vom Vorsatz.

Der Täter kann aber auch noch darüber hinaus mit „Eventualvorsatz" gehandelt haben. Bei dieser Art von Vorsatz weiß der Täter um den möglichen Eintritt des Taterfolges (z. B. den Tod), und obwohl er ihn nicht will, nimmt er ihn zumindest billigend in Kauf (*dolus eventualis*). Diese Form des Vorsatzes, der von der Rechtsprechung wie ein *dolus directus* behandelt wird, findet z. B. bei Steinewerfern auf Autobahnbrücken oder Teilnehmern an Autorennen in der Innenstadt Anwendung.

Fahrlässig handelt hingegen, wer – wie bei der zivilrechtlichen Haftung – die im Verkehr übliche Sorgfalt außer Acht lässt. Die fahrlässige Begehung eines objektiven Sachverhalts ist aber nur dann strafbar, wenn das Gesetz dies ausdrücklich so bestimmt. Sonst ist nur die vorsätzliche Begehung immer strafbar, fahrlässiges Handeln nur bei bestimmten Strafrechtsnormen. Der geneigte Leser erinnert sich an § 276 Abs. 2 BGB. Dass die zivilrechtliche Norm auch im Strafrecht Anwendung findet, zeigt, dass das deutsche Rechtssystem ein in sich geschlossenes, aufeinander abgestimmtes System ist.

17.3.3 Rechtswidrigkeit

Der Prüfungspunkt „Rechtswidrigkeit" ist nicht wirklich korrekt. Tatsächlich wird geprüft, ob die Tat durch einen speziellen Grund trotzdem von der Rechtsordnung gebilligt wird. Eine solche Billigung erfolgt z.B. im Rahmen der Notwehr (§ 32 StGB) und der Nothilfe (§ 34 StGB).

§ 32 Notwehr

(1) Wer eine Tat begeht, die durch Notwehr geboten ist, handelt nicht rechtswidrig.

(2) Notwehr ist die Verteidigung, die erforderlich ist, um einen gegenwärtigen rechtswidrigen Angriff von sich oder einem anderen abzuwenden.

Der Täter muss also mit der Tat (in dem Beispiel die vollzogene Tötung), eine andere gegenwärtige (d. h. zum Zeitpunkt der Tat stattfindende) rechtswidrige (d. h. gegen die Rechtsordnung, insbesondere das StGB verstoßende) Tat (z. B. die Androhung einer Tötung) abgewendet haben. Stand also das Opfer im Zeitpunkt der Tötung vor dem Täter und hatte diesen seinerseits mit einer Pistole bedroht, sieht alles - verständlicherweise - wieder ganz anders aus.

Nicht vom Wortlaut umfasst ist der vom BGH entwickelte Prüfungspunkt der „Verhältnismäßigkeit". Damit ist gemeint, dass die Abwehr, d.h. die Selbstverteidigungshandlung, nicht in einem groben Missverhältnis zur abgewehrten Tat stehen darf. Der BGH verbietet also, „mit Kanonen auf Spatzen zu schießen".

Beispiel: Die 12-jährigen A und B stehlen im Herbst immer die Birnen aus dem Garten des R im Havelland. Um den Diebstahl (gegenwärtiger Angriff auf das Rechtsgut „Eigentum" des R) abzuwenden, nimmt dieser sein Gewehr und erschießt die Kinder.

Zwar hat der R den gegenwärtigen Angriff der A und B auf sein Eigentum abgewehrt, dennoch steht das geschützte Rechtsgut (Eigentum an Birnen) in einem unerträglichen Missverhältnis zur Abwehr (Tötung der Kinder). Die Tötung wäre in diesem Falle also nicht durch § 32 StGB im Rahmen der Notwehr legitimiert.

§ 34 Rechtfertigender Notstand

Wer in einer gegenwärtigen, nicht anders abwendbaren Gefahr für Leben, Leib, Freiheit, Ehre, Eigentum oder ein anderes Rechtsgut eine Tat begeht, um die Gefahr von sich oder einem anderen abzuwenden, handelt nicht rechtswidrig, wenn bei Abwägung der widerstreitenden Interessen, namentlich der betroffenen Rechtsgüter und des Grades der ihnen drohenden Gefahren, das geschützte Interesse das beeinträchtigte wesentlich überwiegt. Dies gilt jedoch nur, soweit die Tat ein angemessenes Mittel ist, die Gefahr abzuwenden.

Ähnlich wie bei § 32 StGB ist das Eintreten für eine andere Person oder ein anderes Rechtsgut in bestimmten Fällen ebenfalls von der Rechtsordnung gedeckt. Dies ist gemäß § 34 StGB der Fall, wenn das Interesse am geschützten Rechtsgut wesentlich überwiegt. Genau wie bei § 32 StGB ist hier eine Abwägung der Interessen anzustellen. Außerdem muss, anders als bei § 32 StGB, das angewandte Mittel das mildeste sein, um die Gefahr abzuwehren.

17.3.4 Schuld

Neben der Rechtswidrigkeit (d. h. das Fehlen von Notwehr oder Nothilfetatbeständen) muss noch die Schuld bzw. Schuldunfähigkeit des Täters festgestellt werden. Die Schuldfähigkeit wird bei erwachsenen Tätern grundsätzlich vermutet.

Ein Ausschluss der Schuld kann aber im Motiv der Tat liegen. So hält § 35 StGB (Entschuldigender Notstand) eine Möglichkeit bereit, warum der Täter zwar rechtswidrig, aber schuldlos handelte:

§ 35 Entschuldigender Notstand

(1) Wer in einer gegenwärtigen, nicht anders abwendbaren Gefahr für Leben, Leib oder Freiheit eine rechtswidrige Tat begeht, um die Gefahr von sich, einem Angehörigen oder einer anderen ihm nahestehenden Person abzuwenden, handelt ohne Schuld. Dies gilt nicht, soweit dem Täter nach den Umständen, namentlich, weil er die Gefahr selbst verursacht hat oder weil er in einem besonderen Rechtsverhältnis stand, zugemutet werden konnte, die Gefahr hinzunehmen; jedoch kann die Strafe nach § 49 Abs. 1 StGB gemildert werden, wenn der Täter nicht mit

Rücksicht auf ein besonderes Rechtsverhältnis die Gefahr hinzunehmen hatte.

(2) Nimmt der Täter bei Begehung der Tat irrig Umstände an, welche ihn nach Absatz 1 entschuldigen würden, so wird er nur dann bestraft, wenn er den Irrtum vermeiden konnte. Die Strafe ist nach § 49 Abs. 1 StGB zu mildern. Die Schuldunfähigkeit kann auch aufgrund medizinischer, psychiatrischer oder forensisch-psychologischer Gründe ausgeschlossen oder reduziert sein.

Nach § 20 StGB handelt ohne Schuld, „wer bei Begehung der Tat wegen einer krankhaften seelischen Störung, wegen einer tiefgreifenden Bewusstseinsstörung oder wegen einer Intelligenzminderung oder einer schweren anderen seelischen Störung unfähig ist, das Unrecht der Tat einzusehen oder nach dieser Einsicht zu handeln".

Der Gesetzgeber knüpft also die Schuldunfähigkeit an die Einsichtsfähigkeit des Täters im Moment der Tat an. Konnte er bei Begehung der Tat nicht das Schuldhafte seines Handelns erkennen oder war er nicht in der Lage, sich zu steuern, ist er nicht schuldfähig.

Die im Weiteren aufgeführten psychischen Ursachen (sogenannte „Eingangskriterien" oder „-merkmale") einer geminderten oder nicht vorhandenen Steuerungs- oder Einsichtsfähigkeit sind Kategorien, die allein in der Rechtswissenschaft gebraucht, in der Psychologie und Medizin jedoch ungebräuchlich sind.

Krankhafte seelische Störung
Hierunter werden in der Jurisprudenz hirnorganisch bedingte Zustände oder Psychosen verstanden, die durch psychotrope Substanzen wie Alkohol (Vollrausch) verursacht werden. Die Blutalkoholkonzentration zum Tatzeitpunkt ist ein wichtiger Anhaltspunkt für das Vorliegen einer tiefgreifenden Bewusstseinsstörung. Ab 2,0 Promille wird im Allgemeinen eine verminderte Schuldfähigkeit angenommen (bei Tötungsdelikten ab 2,2 Promille). Ab 3,0 Promille liegt normalerweise eine Schuldunfähigkeit vor, bei Tötungsdelikten aber wegen der höheren Hemmschwelle im Allgemeinen erst ab 3,3

Promille. Allerdings sind diese Werte nur ein Anhaltspunkt und werden immer anhand des Einzelfalls durch das Gericht bzw. vom Gericht hinzugezogene Sachverständige bestimmt.

Tiefgreifende Bewusstseinsstörung
Hierunter werden Erscheinungen, die Bewusstseinsveränderungen oder -einengungen darstellen, subsumiert, die keine Störung von psychopathologischer Relevanz konstituieren. Hierunter fallen u. a. Erschöpfungszustände, speziell Parasomnie und vor allem emotionale Zustände der Verwirrtheit.

Intelligenzminderung (bis 2020 als „Schwachsinn" bezeichnet)
Hierunter werden verschiedene Stufen angeborener Intelligenzschwäche ohne nachweisbare Ursache bezeichnet. Hierbei wird zwischen

* leichter geistiger Behinderung (IQ 50 bis 69),
* einer mäßigen geistigen Behinderung (IQ von 35 bis 49),
* einer schweren geistigen Behinderung (IQ 20 bis 34) und
* einer schwersten geistigen Behinderung (IQ unter 20)

unterschieden.

Schwere andere seelische Störungen (bis 2020 als „schwere andere seelische Abartigkeit (SASA)" bezeichnet)
Unter diesem Begriff werden eine ganze Reihe psychiatrischer Diagnosen wie Persönlichkeitsstörungen, Paraphilien, Störungen der Impulskontrolle, Alkoholismus und andere substanzgebundene Abhängigkeiten sowie nicht-substanzgebundene Abhängigkeiten zusammengefasst.

Wenn die Einsichts- oder Steuerungsfähigkeit nicht fehlt, aber erheblich vermindert ist, kann eine Strafmilderung nach § 21 StGB stattfinden.

Erst wenn all diese Punkte sorgfältig geprüft wurden, kann eine Strafbarkeit festgestellt werden. Sollten Zweifel in Bezug auf irgendeinen Punkt bestehen, gilt der Grundsatz „*in dubio pro reo*" – im Zweifel für den Angeklagten.

Weiterführende Literatur- und Rechtsprechungsverzeichnis

Goebels, Wilfried, Hohe Dunkelzifer bei Straftaten gegen Ältere, Westfalenpost, 09.04.2010, https://www.wp.de/wp-info/hohe-dunkelziffer-bei-straftaten-gegen-aeltere-id2838144.html

Lescher, Günther, Heintz, Linda, Abrechnungsbetrug im Gesunheitswesen, Herausgegeben von Pricewater-houseCoopers GmbH Wirtschaftsprüfungsgesell-schaft, Febr. 2020, keine Ortsangabe

Weitere Quellen

Das Strafgesetzbuch
https://www.gesetze-im-internet.de/stgb/
Das Strafgesetzbuch online und immer aktuell

Inhaltsverzeichnis

J. Smolibowski, *Recht in der Pflege verstehen*, https://doi.org/10.1007/978-3-662-66341-7_18

18.1   Von Spritzen und Pillen – Körperverletzungsdelikte

Eine der häufigsten Straftaten ist die falsche Gabe von Tabletten. Nicht selten werden – unbeabsichtigt – Tabletten in falscher Dosierung oder die falschen Medikamente verabreicht. In diesem Fall ist der Tatbestand der fahrlässigen Körperverletzung einschlägig.

§ 229 Fahrlässige Körperverletzung
Wer durch Fahrlässigkeit die Körperverletzung einer anderen Person verursacht, wird mit Freiheitsstrafe bis zu drei Jahren oder mit Geldstrafe bestraft.

Jede Untersuchung oder Heilbehandlung – auch die Gabe von Medikamenten – stellt einen Eingriff in die körperliche Integrität und damit eine Körperverletzung im Sinne des Strafgesetzbuches (§ 223 ff) dar. Sie bedarf stets der Einwilligung durch den Patienten (BGH, Urteil vom 23.10.2007 – 1 StR 238/07).

Eine Fahrlässigkeit ist immer dann gegeben, wenn die „im Verkehr übliche Sorgfalt" außer Acht gelassen wurde. Bei einer Pflegekraft stellt die Verwechslung oder falsche Dosierung von Medikamenten immer eine Außerachtlassung der geforderten Sorgfalt dar.

Wird das Medikament absichtlich falsch verabreicht, kommt sogar der Tatbestand der gefährlichen Körperverletzung in Betracht. Dabei ist zu beachten, dass das Verabreichen von Medikamenten immer als „Beibringen von Gift oder gesundheitsschädlichen Stoffen" im Sinne des § 224 Abs. 1 StGB (siehe unten) gesehen wird. Bei einer zu starken Dosierung kann auch das Merkmal einer „das Leben gefährdenden Behandlung" erfüllt sein.

Beispielfall

In einem Fall, den das Landgericht Frankfurt zu entscheiden hatte (LG Frankfurt, Urteil vom 29.02.2012 – Az.: 5/24 Ns-3530, Js 202270/09 (21/10), versetzte die Angeklagte in der Zeit vom 18.08. bis 28.10.2008 in den Räumlichkeiten der Station … der Städtischen Kliniken in Frankfurt am Main-Höchst im Fachbereich Augenklinik in der G … straße … die Getränke der N. und möglicherweise auch Nahrungsmittel der N. in mindestens sieben Fällen mit einem narkotisierenden Medikament aus der Gruppe der Benzodiazepine („Midazolam", Handelsname Dormicum).

Benzodiazepine gehören in die Wirkstoffklasse der Hypnotika und Sedativa und sind deshalb verschreibungspflichtig und unterfallen dem BtMG (Anlage III). Eingesetzt werden sie in ihrer Wirkweise als Hypnotikum als Bestandteil der Narkose. In der Intensivmedizin werden sie zudem zur Sedierung benutzt. Bei regelmäßiger Einnahme besteht die Gefahr der Gewöhnung und Abhängigkeit. Benzodiazepinpräparate sind dosisabhängig und je nach Substanz unterschiedlich stark atemdepressiv, d. h., sie dämpfen das Atemzentrum. Sie versetzen einen Menschen in den Zustand der Gleichgültigkeit, wirken angstlösend, krampflösend, muskelentspannend, beruhigend und schlaffördernd, leicht stimmungsaufhellend und bewirken, dass die Erinnerung für die Dauer der Wirkung fehlt. Es kann schon nach kurzer Zeit zu einer psychischen und körperlichen Abhängigkeit kommen. Das Medikament ist als gesundheitsschädlich einzustufen.

Midazolam war in der Abteilung der Augenklinik frei zugänglich. Kontrollen über den Bestand wurden bis Mitte Oktober 2008 nicht durchgeführt.

Die Angeklagte tat dies, weil sie die wahnhafte Vorstellung entwickelt hatte, die N. wolle ihr schaden und verfolge sie mit schwarzer Magie.

Infolge dieses Wahns war die Steuerungsfähigkeit der Angeklagten erheblich vermindert.

In zwei Fällen nahm die Nebenklägerin jeweils eine größere Menge Midazolam zu sich. In vier weiteren Fällen nahm sie nur geringe Mengen zu sich, im letzten Fall trank sie nicht von dem präparierten Getränk. ◀

Der einschlägige Tatbestand ist die schwere Körperverletzung nach § 224 Abs. 1 Nr. 1 StGB.

Schwere Körperverletzung

(1) Wer die Körperverletzung

1. durch Beibringung von Gift oder anderen gesundheitsschädlichen Stoffen,
2. mittels einer Waffe oder eines anderen gefährlichen Werkzeugs,
3. mittels eines hinterlistigen Überfalls,
4. mit einem anderen Beteiligten gemeinschaftlich oder
5. mittels einer das Leben gefährdenden Behandlung
   begeht,

wird mit Freiheitsstrafe von sechs Monaten bis zu zehn Jahren, in minder schweren Fällen mit Freiheitsstrafe von drei Monaten bis zu fünf Jahren bestraft.

Eine gefährliche Körperverletzung ist kein Kavaliersdelikt. Sie kann mit bis zu zehn Jahren Haft bestraft werden.

Aufgabe Versuchen Sie anhand des Gesetzestextes und der Hinweise zur Schuldfähigkeit die Strafbarkeit der Angeklagten im Fall des Landgerichts Frankfurt zu bestimmen. Gehen Sie dabei das Prüfungsschema gemäß Punkt 3 dieses Kapitels Punkt für Punkt durch. Die Lösung finden Sie in den Lösungen zu den Verständnisfragen für dieses Kapitel.

Versteckte Medikamentengabe

Auf keinen Fall dürfen einem Patienten gegen seinen Willen Medikamente verabreicht werden. Auch wenn diese Medikamente für die Genesung wichtig, ja sogar lebenswichtig sind.

Es gelten folgende Regeln:

- Jeder hat ein Recht auf Krankheit oder sogar den Tod. Wenn der Verzicht auf ein Medikament bewusst und gewollt ist, muss er *immer* respektiert werden. Auf jeden Fall muss dieser Wunsch dokumentiert und von einem Arzt abgezeichnet werden.
- Kann der Patient aus irgendeinem Grund nicht mehr die Folgen seines Handelns überblicken, kommt die Hinzuziehung eines Betreuers in Betracht. Dieser kann im Notfall auch innerhalb kürzester Zeit von einem Gericht bestimmt werden und seine Einwilligung zu einer medikamentösen Behandlung geben. Noch einmal sei ausdrücklich darauf hingewiesen, dass das Gericht nicht erkennen kann, ob es sich bei der Anfrage um einen Notfall handelt. Es ist von größter Wichtigkeit, dies auf dem Fax zu vermerken und außerdem in der Geschäftsstelle telefonisch auf die Dringlichkeit hinzuweisen.
- Eine Einwilligung von Verwandten gegen den Willen des Patienten ist nichtig. Verwandte können bei volljährigen Patienten nicht über den Kopf des Patienten hinweg entscheiden. Dies führt ggf. zu einer Strafbarkeit des medizinischen Personals und der Angehörigen.

Spritzen, Operationen und die nicht wirksame Einwilligung

Auch das Injizieren von Spritzen sowie eine Operation stellen eine gefährliche Körperverletzung (bei einer Amputation darüber hinaus noch eine schwere Körperverletzung) dar, in die der Patient entweder ausdrücklich oder konkludent einwilligen muss. Eine Behandlung durch Ärzte sowie Operationen bedürfen grundsätzlich immer der Einwilligung der betroffenen Patienten oder ihres gesetzlichen Vertreters. Kann in einem Notfall der Patient keine Willensäußerung mehr abgeben (z. B. bei einem Verkehrsunfall), ist auf den mutmaßlichen Willen des Patienten abzustellen.

Was ist aber, wenn es bei einer Operation zu einem Fehler kam oder sich ein Spritzenabszess gebildet hat? Besteht trotz Einwilligung noch die Gefahr einer strafrechtlichen Verfolgung? Die Antwort ist ein klares: Ja!

Aus diesem Grund ist es wichtig, immer im Rahmen der Einwilligung den Patienten auch über alle möglichen Risiken und Folgen der ärztlichen Behandlung aufzuklären. Mit der Einwilligung in Verbindung mit der erfolgten (und schriftlich dokumentierten Aufklärung) erkennt der Patient bzw. der Unterzeichnende diese Risikolage und damit auch möglicherweise auftretende Komplikationen, die einen – vom ursprünglichen Verlauf abweichenden – Eingriff notwendig machen, an.

Von der Einwilligung ist auf keinen Fall ein ärztlicher Kunstfehler oder eine Falschbehand-

lung umfasst. Ob jedoch ein solcher Fehler vorliegt, ist immer anhand des Einzelfalls zu prüfen.

18.2 Tötungsdelikte – „Todesengel und Tollpatsche"

Todesfälle sind in Altenheimen und Krankenhäusern an der Tagesordnung. Die Mehrzahl ist natürlichen Ursprungs oder in der Krankheit begründet. Allerdings kam es in der Vergangenheit
in der Pflege immer wieder zu spektakulären Tö-
tungs- und Mordfällen.

Der Fall mit der größten Tragweite war der
des Niels H., der von 1999 bis Mitte 2005 als
Krankenpfleger in Krankenhäusern in Oldenburg
und Delmenhorst tätig war und dort zahlreiche
Morde an Patienten beging. Die Verbrechen stellen in ihrer Summe vermutlich die größte Mordserie in der bundesdeutschen Kriminalgeschichte
dar. Insgesamt leiteten die Behörden in 332 Fällen Ermittlungsverfahren wegen Mordverdachts
ein – die tatsächliche Zahl der Opfer wird allerdings noch höher geschätzt.

Als Konsequenz aus der Mordserie beschloss
der Niedersächsische Landtag, dass an allen Krankenhäusern bis zum 1. Januar 2022 Stationsapothe-
ker eingestellt sein müssen. Zudem sollen klinikin-
terne Arzneimittelkommissionen (AMK) sowie ein
anonymes Fehlermeldesystem (Critical Incident
Reporting System; CIRS) eingerichtet werden. Darüber hinaus sieht das Gesetz regelmäßig Mortali-
täts- und Morbiditäts-Konferenzen (MMK) vor.

Die Tötungsdelikte sind in Sechzehnten Absatz des StGB (Straftaten gegen das Leben,
§§ 211–222 StGB) geregelt. Sie umfassen

- § 211 Mord
- § 212 Totschlag
- § 213 Minder schwerer Fall des Totschlags
- §§ 214 und 215 (weggefallen)
- § 216 Tötung auf Verlangen
- § 217 Geschäftsmäßige Förderung der Selbsttötung
- § 218 Schwangerschaftsabbruch

- § 218a Straflosigkeit des Schwangerschafts-
abbruchs
- § 218b Schwangerschaftsabbruch ohne ärztliche Feststellung; unrichtige ärztliche Feststellung
- § 218c Ärztliche Pflichtverletzung bei einem
Schwangerschaftsabbruch
- § 219 Beratung der Schwangeren in einer Not-
und Konfliktlage
- § 219a Werbung für den Abbruch der Schwangerschaft
- § 219b Inverkehrbringen von Mitteln zum Abbruch der Schwangerschaft
- § 219c bis 220a (weggefallen)
- § 221 Aussetzung
- § 222 Fahrlässige Tötung

Für die Pflege sind die §§ 211, 212, 213, 216,
217, 221, 222 StGB von Relevanz.

Zunächst einmal sollen die §§ 211 (Mord),
212 (Totschlag) und 222 (fahrlässige Tötung) betrachtet werden.

§ 211 Mord
(1) Der Mörder wird mit lebenslanger
Freiheitsstrafe bestraft.

(2) Mörder ist, wer

- aus Mordlust, zur Befriedigung des
Geschlechtstriebs, aus Habgier oder sonst aus
niedrigen Beweggründen,

- heimtückisch oder grausam oder mit
gemeingefährlichen Mitteln oder

- um eine andere Straftat zu ermöglichen oder
zu verdecken,

einen Menschen tötet.

§ 212 Totschlag
(1) Wer einen Menschen tötet, ohne Mörder
zu sein, wird als Totschläger mit Freiheitsstrafe
nicht unter fünf Jahren bestraft.

(2) In besonders schweren Fällen ist auf
lebenslange Freiheitsstrafe zu erkennen.

§ 222 Fahrlässige Tötung

Wer durch Fahrlässigkeit den Tod eines Menschen verursacht, wird mit Freiheitsstrafe bis zu fünf Jahren oder mit Geldstrafe bestraft.

Alle diese Normen stellen die Tötung eines anderen Menschen unter Strafe. Dabei differenziert der Gesetzgeber in den verschiedenen Paragrafen nach unterschiedlichen Merkmalen, die u. a. im Täter selbst, seinen Beweggründen oder seinem Vorsatz liegen.

§ 211 (Mord) stellt auf die inneren Beweggründe des Täters ab und qualifiziert einen Totschlag unter den dort aufgeführten Voraussetzungen zum Mord. Erst wenn eines der in § 211 StGB Mordmerkmale verwirklicht wurde, z. B. Tötung aus Mordlust, wird aus einem Totschlag (§ 212) ein Mord (§ 211). Der Mord ist also nicht etwa, wie häufig angenommen, dadurch definiert, dass die Tötung vorsätzlich erfolgte (auch ein Totschlag erfolgt übrigens vorsätzlich). Vielmehr muss der Täter mit einem besonders verwerflichen Motiv gehandelt haben. In dem Fall des Niels H. hat dieser aus niederen Beweggründen gehandelt, weil er durch die selbst herbeigeführten Notlagen der Patienten und die dadurch notwendigen Wiederbelebungen Ruhm und Anerkennung ernten wollte. Dass er hierfür Menschenleben riskierte und opferte, ist als moralisch auf unterster Stufe anzusehen und erfüllt damit das entsprechende Mordmerkmal.

Der nächste Fall zeigt, wie schwer die Unterscheidung zwischen einem Totschlag und einer fahrlässigen Tötung ist.

Beispielfall

Der gerade examinierte Pfleger P. (1,60 groß und 55 kg schwer) hat seinen ersten Tag auf der Station. Eine seiner ersten Aufgaben ist es, den 1,90 m großen und stark adipösen, 195 kg schweren Bewohner B. aus dem 2. Stock zum wartenden Taxi zu begleiten. B. leidet an Schwindel und Kreislaufproblemen und soll deshalb in einem Krankenhaus untersucht werden. P. soll deshalb den B. aus dem dritten Stock des Gebäudes zum vor der Tür wartenden Taxi geleiten. Zunächst schiebt er den B.,

der in einem Rollstuhl sitzt, zum Fahrstuhl, der allerdings defekt zu sein scheint. Nach einiger Zeit bemerkt der P., dass auf der Station Hektik ausbricht, weil zwei Notfälle aufgetreten sind. Unten hupt das Taxi. Der B. entschließt sich kurzerhand aufgrund der angespannten Situation, den P. an die Hand zu nehmen und die Treppe herunterzugehen. Nach drei Stufen verliert der B. das Gleichgewicht und reißt den P. mit sich den Rest der Treppe hinunter. Als er auf dem Absatz aufschlägt, bricht sich B. das Genick und der P. sein Handgelenk, das der B. noch immer umklammert. ◄

Die Frage ist nun, ob der P. durch seine Handlung den Tod des B. fahrlässig oder vorsätzlich verursacht hat. Der Unterschied zwischen fahrlässiger und vorsätzlicher Begehung bedeuten für den Täter – insbesondere, wenn er Ersttäter ist – eine Geldstrafe oder mindestens fünf Jahre Haft.

Dass der P. zumindest fahrlässig (unter Außerachtlassung der im Verkehr üblichen Sorgfalt, § 276 Abs. 2 BGB) gehandelt hat, steht außer Frage. Ein *dolus directus* (siehe oben) scheidet auch aus. Dies wäre nur anzunehmen, wenn der Täter neben dem Wissen um den Erfolg auch den Willen hatte, dass der „Erfolg" eintreten soll. Das Wissen darum, dass der Weg über die Treppe in dem Zustand des B. zu einem Sturz hätte kommen können und dass er nicht in der Lage war, den B. aufzufangen, musste ihm aufgrund seiner Ausbildung klar gewesen sein. Man kann allerdings davon ausgehen, dass der P. auf keinen Fall wollte, dass der B. zu Tode kommen sollte.

Fraglich ist aber, ob er den Tod des B. billigend im Sinne des von der Rechtsprechung entwickelten *dolus eventualis* in Kauf genommen hatte (siehe oben). Das wäre dann der Fall, wenn der P. um die Möglichkeit eines Todessturzes wusste und trotzdem das Risiko eingegangen ist. Auch in diesem Fall ist aufgrund seiner Ausbildung davon auszugehen, dass der P. wusste oder zumindest hätte wissen müssen, dass sein Verhalten zum Tod des B. hätte führen können. Ein *dolus eventualis*, also ein Eventualvorsatz, wird in der Rechtsprechung behandelt wie ein normaler Vorsatz, sodass der P. in diesem Fall durchaus wegen vorsätzlichen Totschlages verurteilt werden könnte.

18.3 Freiheitsberaubung – mit dem Bettgitter hinter Gitter

Eines der häufigsten Delikte in der Pflege, insbesondere der Psychiatrie und Altenpflege, ist das der Freiheitsberaubung infolge von Freiheitsentziehenden Maßnahmen (FEM).

18.3.1 Freiheitsentziehende Maßnahmen (FEM) und Freiheitsberaubung

FEM werden definiert als „alle Maßnahmen, die an oder in der Nähe des Körpers angebracht werden und die eine Person daran hindern, sich an einen Ort ihrer Wahl zu bewegen oder ungehindert Zugang zum eigenen Körper zu haben" (Meyer, G.; Köpke, S.; Möhler R). Zu FEM zählen aus pflegerischer Sicht mechanische Fixierungen (Gurte, Stecktische etc.), bauliche (z. B. verborgene Ausgänge), medikamentöse (Psychopharmaka) und sog. körperferne Maßnahmen (z. B. Überwachungssender, Sensormatten), aber auch psychischer Druck und „Bestrafung" (z. B. Entzug des Nachtisches o. Ä.) können freiheitsbeschränkend wirken.

Oft sieht sich das medizinische Personal genötigt, z. B. Patienten, die in einer extremen psychischen Verfassung sind, zu fixieren oder zu sedieren. Pfleger*innen in Altenheimen fixieren aus verschiedenen Gründen die Räder von Rollstühlen, klappen die Bettgitter hoch oder schränken die Bewegung von Menschen mit Demenz ein. Alle diese Maßnahmen erfolgen in der Regel mit dem Ziel, den Patienten zu schützen. Dennoch stellen alle diese Handlungen auch zunächst einmal eine „freiheitsentziehende Maßnahme (FEM)" und damit eine Freiheitsberaubung im Sinne des § 239 Strafgesetzbuch dar.

§ 239 Freiheitsberaubung

(1) Wer einen Menschen einsperrt oder auf andere Weise der Freiheit beraubt, wird mit Freiheitsstrafe bis zu fünf Jahren oder mit Geldstrafe bestraft.

(2) Der Versuch ist strafbar.

(3) Auf Freiheitsstrafe von einem Jahr bis zu zehn Jahren ist zu erkennen, wenn der Täter

1. das Opfer länger als eine Woche der Freiheit beraubt oder

2. durch die Tat oder eine während der Tat begangene Handlung eine schwere Gesundheitsschädigung des Opfers verursacht.

(4) Verursacht der Täter durch die Tat oder eine während der Tat begangene Handlung den Tod des Opfers, so ist die Strafe Freiheitsstrafe nicht unter drei Jahren.

(5) In minder schweren Fällen des Absatzes 3 ist auf Freiheitsstrafe von sechs Monaten bis zu fünf Jahren, in minder schweren Fällen des Absatzes 4 auf Freiheitsstrafe von einem Jahr bis zu zehn Jahren zu erkennen.

Obwohl freiheitsentziehende Maßnahmen in den unterschiedlichsten Formen eine wichtige Rolle in der täglichen Praxis spielen, bestehen häufig gravierende Unklarheiten mit deren Anwendung.

In der Vorbemerkung der Fragestellung zur Antwort der Bundesregierung auf die Kleine Anfrage der Abgeordneten Elisabeth Scharfenberg, Maria Klein-Schmeink, Kordula Schulz-Asche, weiterer Abgeordneter und der Fraktion Bündnis 90/Die Grünen zu freiheitsentziehenden Maßnahmen in der Pflege (BT-Drucksache 18/13049) heißt es:

„Der Einsatz ‚freiheitsentziehender Maßnahmen' (FEM) in der stationären wie ambulanten Altenpflege ist ein noch immer viel zu wenig diskutiertes Thema. (…)"

Der Einsatz von FEM in der Altenpflege, so die Anfrage, würde häufig begründet als „Sturzprävention" und als Mittel bei sog. „herausforderndem Verhalten". Ursachen für Stürze seien aber meist jedoch eingeschränkte Sehfähigkeit, unzureichende Muskelkraft, mangelnde Beweglichkeit, Medikamente u. Ä. Tatsächlich werden FEM in der Fachwelt sogar als Risikofaktor für Stürze ausgewiesen (vgl. „Expertenstandard Sturzprophylaxe in der Pflege"). Bei dementen Menschen gibt es deutliche Indizien, dass aggressives Verhalten und Unruhe durch FEM nicht gemindert, sondern noch verstärkt werden (vgl. Doris Bredthauer). Aggressives und unruhiges Verhalten führe, so die Anfrage weiter, häufig zu einer verstärkten Gabe von beruhigenden Medikamenten und Psychopharmaka – dies sei der Beginn einer Abwärtsspirale.

In Deutschland, so die Verfasser der Anfrage, würden überdurchschnittlich viele Neuroleptika bei Pflegebedürftigen in stationären Pflegeeinrichtungen als Dauermedikation eingesetzt werden. Von Pflegeheimbewohnerinnen und Pflegeheimbewohnern mit Demenz würden 43 % mit Neuroleptika, jedoch nur 24 % mit Antidementiva versorgt. Neuroleptika haben eine sedierende und antipsychotische Wirkung und sind vorrangig zur Behandlung psychiatrischer Erkrankungen indiziert, etwa Schizophrenie. In der Altenpflege kommen sie aber verstärkt als Beruhigungsmittel zum Einsatz, etwa bei Unruhe oder Erregungszuständen, obwohl auch „nicht-medikamentöse Therapien bekannt und wirksam" sind.

Diese Fehlentwicklung wird durchaus sowohl von Patienten als auch von ihren Angehörigen immer stärker wahrgenommen und so nehmen Klagen wegen Freiheitsberaubungen in der Pflege deutlich zu.

18.3.2 Wichtige Fragen und Antworten für die Pflegepraxis

Wann erfüllen freiheitsentziehende Maßnahmen den Straftatbestand der Freiheitsberaubung?
Zunächst einmal erfüllt jede Einschränkung der potenziellen Fortbewegungsfreiheit eines Patienten den Straftatbestand der Freiheitsberaubung

gem. § 239 StGB. Hierunter fallen alle oben genannten freiheitsentziehenden Maßnahmen. Damit sind alle FEMs grundsätzlich verboten und erfüllen neben einer Strafbarkeit des Pflegers ggf. Schadensersatz- und Schmerzensgeldansprüche des Betroffenen.

Können schlafende oder gehbehinderte Personen der Freiheit beraubt werden?
Auch schlafende Personen können – z. B. durch das Hochklappen des Bettgitters oder durch Fixierung – der Freiheit beraubt werden, da jederzeit die Möglichkeit besteht, dass sie aufwachen.

Etwas anderes gilt für vollständig gelähmte Personen. Nur wenn ausgeschlossen ist, dass die Person aufgrund ihrer körperlichen Gebrechen (z. B. komatöser Patient) nicht in der Lage ist, sich selbstständig oder mit Hilfsmitteln fortzubewegen, ist eine Freiheitsberaubung ausgeschlossen.

So kann z. B. ein Querschnittgelähmter durch Fixierung des Rollstuhls trotz seiner Gehbehinderung der Freiheit beraubt werden.

Verhindert die gute Absicht, den Patienten zu schützen, eine Strafbarkeit?
Ganz eindeutig: Nein! Der Schutz des Patienten/ Bewohners ist definitiv kein tatbestandsausschließendes Merkmal.

Wer trägt die Verantwortung für freiheitsentziehende Maßnahmen?
Unter strafrechtlichen Gesichtspunkten tragen alle an der FEM beteiligten Menschen Verantwortung. Dies sind die ausführenden Pfleger*innen genauso wie die anordnenden Ärzte (siehe unten „Beteiligung). Eine Pflegekraft kann sich nicht hinter der Anordnung eines Arztes oder eines Vorgesetzten „verstecken". Sie oder er sind verpflichtet, wenn sie der Überzeugung sind, dass die FEM nicht gerechtfertigt ist, an dieser nicht mitzuwirken. Tun sie es doch, machen sie sich im Falle einer Freiheitsberaubung ebenfalls strafbar.

Wann sind freiheitsentziehende Maßnahmen straflos?
Für die Durchführung von freiheitsentziehenden Maßnahmen bedarf es eines der folgenden Rechtfertigungsgründe:

- Einwilligung
- Notwehr oder Notstand
- Gefahr im Verzug/Eilfälle
- Richterliche Anordnung
- (rechtmäßige) Ärztliche Anordnung

Wann liegt eine wirksame Einwilligung vor?
Eine wirksame Einwilligung kann nur vom Betroffenen selbst oder in bestimmten Fällen vom Betreuer/der Betreuerin kommen. Liegt keine entsprechende Bevollmächtigung vor, sind Angehörige (Eltern, Kinder, Geschwister oder Ehepartner) nicht berechtigt, in eine FEM einzuwilligen. Angehörige, die Betreuer*innen oder (Vorsorge-)Bevollmächtigte sind, müssen ihre Einwilligung in eine Fixierung oder Sedierung richterlich genehmigen lassen (§ 1906 Abs. 4, 5 in Verbindung mit Abs. 2 BGB). Entsprechendes gilt auch für den rechtlichen Betreuer/die Betreuerin. § 906 Abs. 2 BGB sieht ausdrücklich vor, dass die Entscheidung des Betreuers nur in Notsituationen für den Moment ausreicht. Eine entsprechende richterliche Genehmigung ist allerdings auch dann unverzüglich, d. h. ohne schuldhaftes Zögern, nachzuholen.

Zusammengefasst kann der Betreuer nur unter zwei Voraussetzungen wirksam in freiheitsentziehende Maßnahmen einwilligen:

- Die Maßnahmen müssen in einen in der Bestallung (es heißt tatsächlich „Bestallung" und nicht „Bestellung") zum Betreuer/zur Betreuerin aufgeführten Wirkungskreis fallen und müssen ausdrücklich die Möglichkeit der Einwilligung in FEMs enthalten.
- Außerdem muss auch der rechtliche Betreuer/die Betreuerin seine/ihre Einwilligung in freiheitsentziehende Maßnahmen richterlich genehmigen lassen (§ 1906 Abs. 4 in Verbindung mit Abs. 2 BGB. 27).

Im Rahmen einer öffentlich-rechtlichen Unterbringung bedarf es ebenfalls eines richterlichen Beschlusses.

Um wirksam tatbestandsausschließend in eine freiheitsentziehende Maßnahme einwilligen zu können, ist es erforderlich, dass der Heimbewohner überhaupt (noch) einwilligungsfähig ist. Ein-

willigungsfähigkeit ist dann zu bejahen, wenn ein Mensch die Bedeutung, Tragweite und Folgen einer Fixierung oder Sedierung noch verstehen kann. Die Anforderungen an die Einwilligungsfähigkeit liegen unter den Anforderungen, die an die Geschäftsfähigkeit gestellt werden.

Um wirksam einwilligen zu können, muss man über die Art und Weise sowie die Risiken einer FEM aufgeklärt sein. Der Betroffene muss verständlich erklärt bekommen,

- auf welche Art ihm seine Freiheit entzogen werden soll und
- warum dies geschehen soll.

Ferner muss erläutert werden,

- für welche Zeitdauer,
- bei welcher Gelegenheit die Maßnahme durchgeführt werden soll und
- welche Folgen Fixierung oder Sedierung haben können.

Wie muss der Patient einwilligen?
Grundsätzlich genügt eine mündliche Erklärung des Patienten. Allerdings ist diese im Streitfall schwer nachzuweisen. Es ist deshalb anzuraten, sich für jede FME z. B. Bettgitter, ein schriftliches Einverständnis des Patienten sowie eine Bestätigung der zuvor erfolgten Aufklärung einzuholen und dies in der Patientenakte zu hinterlegen.

Wann liegt eine Notwehr- oder Nothilfelage vor?
FEMs dürfen z. B. bei besonders aggressiven Patienten aus Notwehr bzw. zur Nothilfe eingesetzt werden, um sich selbst, Kollegen oder gar andere Patienten vor Verletzungen zu schützen. Zu den Voraussetzungen wird auf die entsprechenden Ausführungen zu § 32 und 34 StGB bei den Tötungsdelikten verwiesen.

Auch in diesem Fall sind die angewandten Mittel immer unter dem Gesichtspunkt der Verhältnismäßigkeit zu betrachten. Hierauf legt die Rechtsprechung großen Wert. Die Pflegekraft muss immer nach dem folgenden Drei-Stufen-Eskalationsmodell vorgehen:

- Als Erstes muss die Pflegekraft versuchen, der Situation zu entfliehen.
- Ist dies nicht möglich, darf man schützende Maßnahmen ergreifen.
- Nur als letztes Mittel (Ultima ratio) darf auch Gegenwehr eingesetzt werden.

Wie immer in Fällen des Strafrechts ist jeder Fall einzeln und individuell zu entscheiden, sodass eine pauschale Aussage, wann die einzelnen Stufen erreicht sind, nicht getroffen werden kann. Es obliegt den Fähigkeiten, der Erfahrung und dem Deeskalationsgeschick der Pflegekraft, Situationen zu entschärfen. Im Falle eines Falles sollte der Vorgang lückenlos und ausführlich dokumentiert und zu den Akten gegeben werden. Da die Dokumentation im Falle eines Rechtsstreits als Beweismittel dient, sollte sie wahrheitsgemäß und nachvollziehbar sein.

Wann spricht man von „Gefahr im Verzug" oder von „Notstand"?
Neben der Einwilligung kommt auch eine Rechtfertigung von freiheitsentziehenden Maßnahmen wegen sogenannter „Gefahr in Verzug" oder auch „Notstand" in Betracht. Dieser Grund wird in der Praxis sehr häufig als Begründung für FEMs genannt – allerdings oft zu Unrecht.

Beispielfall Alkoholisierung

Der stark alkoholisierte P. wird gegen 0:10 mit einer Schnittwunde an der Hand in die Notaufnahme gebracht. Nachdem die Schwester S. angefangen hatte, die Wunde zu säubern, entschließt sich der P., die Klinik wieder zu verlassen. S. ruft den Pfleger A., da sie zum einen befürchtet, die Wunde könne sich entzünden und dann septisch werden, zum anderen befürchtet sie, dass P. aufgrund seines Zustands weitere Verletzungen, z. B. durch einen Sturz, erleiden könne. Der A. baut sich vor dem P. auf und verbietet ihm, den Behandlungsraum zu verlassen. ◄

Nicht selten wird aufgrund einer starken Alkoholisierung des Patienten angenommen, dass eine Fixierung, Sedierung oder das Hindern am

Verlassen der Klinik gerechtfertigt sei, damit er ordentlich versorgt werden kann. Allerdings ist dies ein klarer Fall von Freiheitsberaubung im Sinne des § 239 StGB.

Wann liegt ein Notstand vor?
Ein Notstand, der eine FEM rechtfertigt, liegt nur vor, wenn eine konkrete Gefahr für das Leben oder die Gesundheit des Patienten vorliegt. Eine abstrakte Gefahr, die zwar wahrscheinlich, aber noch nicht wirklich konkret ist, reicht nicht aus. Nur wenn der Patient so gravierende Verletzungen aufweist, die einer Behandlung bedürfen, um schwerste Konsequenzen für die Gesundheit oder gar den Eintritt des Todes zu vermeiden, liegt eine Notstandssituation vor.

Wann muss eine richterliche Anordnung eingeholt werden?
Eine richterliche Anordnung muss immer dann eingeholt werden, wenn die FEM auf Dauer angelegt ist (Art. 104 Abs. 2 GG). Dies ist immer dann der Fall, sobald ersichtlich ist, dass es sich nicht nur um eine vorübergehende, auf einer Notstandslage basierende Maßnahme handelt. Bis zur Entscheidung des BVerfG (Urteil vom 24.07.2018 – 2 BvR 309/15, 2 BvR 502/16) ging man davon aus, dass eine richterliche Anordnung nach spätestens 24 Stunden einzuholen ist. Dies hat das Gericht zumindest für Fixierung in der Psychiatrie gekippt. Nun ist jedenfalls dort bereits bei einer FEM ab 30 Minuten immer ein richterlicher Beschluss einzuholen. Es spricht viel dafür, dass diese Entscheidung auch für FEM in anderen Bereichen der Pflege Geltung hat.

Wann muss die FEM beendet werden?
Eine FEM darf nur für einen sehr begrenzten Zeitraum durchgeführt werden. Sie ist im Falle einer Gefahr im Verzug bzw. bei Notstand umgehend zu beenden, wenn die Gefahr nicht mehr besteht.

18.3.3 Werdenfelser Weg

Außerdem wurde ein verfahrensrechtlicher Ansatz im Rahmen des Betreuungsrechts entwickelt, mit dem Ziel, die Anwendung FEM in Pflegeeinrichtungen zu reduzieren, der sogenannte Werdenfelser Weg. Kernpunkt des Werdenfelser Weges ist die Ausbildung von spezialisierten Verfahrenspflegern, welche auf dem Gebiet der freiheitsentziehenden Maßnahmen nicht nur über rechtliche, sondern auch über pflegerische Fachkenntnisse verfügen (http://werdenfelserweg-original.de/).

18.4 Urkunden- und Betrugsdelikte – darf's ein bisschen mehr sein?

Eine weitere „Strafrechtsfalle" für Pflegekräfte sind die Urkunden- und Betrugsdelikte. Oft ist den Pflegekräften bei der Begehung solcher Straftaten überhaupt nicht klar, dass man sich gerade in fürchterliche Schwierigkeiten bringt, die sogar die Zulassung und damit die Existenzgrundlage kosten können. Oft handeln die Pflegekräfte nicht aus eigenem Antrieb, sondern lassen sich zu Fälschungen der verschiedensten Art überreden und verleiten.

18.4.1 Urkundendelikte

Urkundendelikte sind in der Pflege keine Seltenheit. Immer wieder kommt es z. B. in Verbindung mit Abrechnungsbetrug zu entsprechenden Verurteilungen.

Was ist eigentlich eine Urkunde?
Eine Urkunde ist jede verkörperte menschliche Gedankenerklärung (= Perpetuierungsfunktion), die zum Beweis im Rechtsverkehr geeignet ist (Beweisfunktion) und den Aussteller erkennen lässt (Garantiefunktion).

Dabei müssen die einzelnen Funktionen der Urkunde nicht explizit zu erkennen sein. Sie können sich auch aus dem Zusammenhang ergeben.

Beispiel Bierdeckel: Ein Bierdeckel stellt z. B. auch eine Urkunde dar. Er verkörpert die Erklärung (anhand der Striche), dass eine bestimmte Anzahl von Getränken konsumiert wurde. Er lässt (wenn auch nur indirekt) den Aussteller erkennen (nämlich den Wirt). Und es gilt als Beweis im Rechtsverkehr (es ist die Grundlage der Schlussrechnung).

Eine Urkunde liegt also nicht erst dann vor, wenn ein schwer verständlicher Text von einem Notar mit Siegel bestätigt und verlesen wurde. Eine Urkunde ist oft sehr profan und unscheinbar.

Rechtliche Voraussetzungen einer Urkundenfälschung
§ 267 Urkundenfälschung

(1) Wer zur Täuschung im Rechtsverkehr eine unechte Urkunde herstellt, eine echte Urkunde verfälscht oder eine unechte oder verfälschte Urkunde gebraucht, wird mit Freiheitsstrafe bis zu fünf Jahren oder mit Geldstrafe bestraft.

(2) Der Versuch ist strafbar.

(3) In besonders schweren Fällen ist die Strafe Freiheitsstrafe von sechs Monaten bis zu zehn Jahren. Ein besonders schwerer Fall liegt in der Regel vor, wenn der Täter

1. gewerbsmäßig oder als Mitglied einer Bande handelt, die sich zur fortgesetzten Begehung von Betrug oder Urkundenfälschung verbunden hat,

2. einen Vermögensverlust großen Ausmaßes herbeiführt,

3. durch eine große Zahl von unechten oder verfälschten Urkunden die Sicherheit des Rechtsverkehrs erheblich gefährdet oder

4. (…)

(4) Mit Freiheitsstrafe von einem Jahr bis zu zehn Jahren, in minder schweren Fällen mit Freiheitsstrafe von sechs Monaten bis zu fünf Jahren wird bestraft, wer die Urkundenfälschung als Mitglied einer Bande, die sich zur fortgesetzten Begehung von Straftaten nach den §§ 263 bis 264 oder 267 bis 269 verbunden hat, gewerbsmäßig begeht.

Ähnliche Vorschriften bestehen bezüglich der Fälschung von technischen Aufzeichnungen (§ 268 StGB), also aller Daten, die auf z. B. auf Computern gespeichert sind, und deren Vernichtung (§ 274 StGB).

Wann liegt eine Urkundenfälschung vor?
Der Text des § 267 StGB ist mit seinen Begrifflichkeiten „echte und unechte Urkunde" ein wenig verwirrend. Tatsächlich wird bestraft, wer

- eine unechte Urkunde herstellt,
- eine Urkunde verfälscht,
- eine solche falsche oder verfälschte Urkunde gebraucht oder
- eine Urkunde unterdrückt bzw. vernichtet (§ 274 StGB).

Eine Urkunde ist unecht, wenn derjenige, der als ihr Aussteller erscheint, die Erklärung nicht abgegeben hat, man also über den Aussteller der Urkunde täuscht. Bei Handeln unter fremdem Namen ist die Urkunde unecht, wenn der Handelnde vom Namensträger nicht ermächtigt ist. Handelt der Aussteller in fremdem Namen und ist er dazu ermächtigt, dann stellt er keine unechte Urkunde her.

Eine Urkunde wird verfälscht, wenn sie inhaltlich verändert wird, sei es bezüglich des Inhalts oder des Ausstellers.

Eine Urkunde wird unterdrückt, wenn sie z. B. versteckt oder auf andere Weise unzugänglich gemacht wird.

> **Beispielfall Pflegedokumentation**
>
> Jede Pflegedokumentation stellt eine Urkunde dar. Sie dokumentiert eine bestimmte Erklärung (nämlich eine Maßnahme vorgenommen zu haben), sie lässt den Aussteller erkennen (die pflegende Person) und gilt im Rechtsverkehr als Beweis (nämlich die tatsächliche Erbringung der abrechenbaren Leistung). Jede Änderung oder Ergänzung stellt eine Veränderung des Inhalts und damit eine Urkundenfälschung dar. Deshalb ist es wichtig, um Irritationen und mögliche strafrechtliche Konsequenzen zu vermeiden, jede Änderung oder Ergänzung entsprechend kenntlich zu machen („…" ergänzt am …… von …… [Kürzel]). Fehlerhafte Passagen sollten durchgestrichen und nicht z. B. mit Korrekturband unkenntlich gemacht werden. So ist immer transparent, was vorher geschrieben wurde. Es muss immer ersichtlich sein, welcher Text wann von wem erstellt wurde und welche Änderungen wann von wem vorgenommen wurden. ◄

Dasselbe gilt für die digitale Dokumentation. In der Regel verhindern die Programme ein Löschen der einmal gespeicherten Texte. Sollte dies nicht der Fall sein, ist auch hier auf die absolute Transparenz bei Änderungen oder Ergänzungen zu achten.

In der Sendung „Kontraste" vom 14. August 2003 wurde über Fälschungen von Pflegedokumentationen berichtet. Ein Mitarbeiter eines Altenheims erklärte, dass die Pflegedokumentation regelmäßig gefälscht wurde. Die Mitarbeiter seien dazu auch angewiesen worden. Sie hätten mehrere Male darauf hingewiesen, dass sie Urkundenfälschung betreiben würden. Aber man hätte ihnen dann gesagt, das sei ihr Geld und sie würden nur kriegen und nur das bezahlt bekommen, was sie dann auch eintragen würden. „Und es hatte keine Rolle gespielt, ob wir darauf hingewiesen haben oder nicht. Wir haben Urkundenfälschung begangen, wir haben falsche Aussagen eingetragen. Alles mit Zustimmung der Stationsleitung bzw. der Geschäftsführung." (Kontraste, Sendung vom 14. August 2003)

18.4.2 Betrugsdelikte

Betrug – insbesondere der Abrechnungsbetrug – ist ein Straftatbestand, der in der Pflege Milliardenschäden verursacht.

§ 263 Betrug
(1) Wer in der Absicht, sich oder einem Dritten einen rechtswidrigen Vermögensvorteil zu verschaffen, das Vermögen eines anderen dadurch beschädigt, dass er durch Vorspiegelung falscher oder durch Entstellung oder Unterdrückung wahrer Tatsachen einen Irrtum erregt oder unterhält, wird mit Freiheitsstrafe bis zu fünf Jahren oder mit Geldstrafe bestraft.

(2) Der Versuch ist strafbar.

(3) In besonders schweren Fällen ist die Strafe Freiheitsstrafe von sechs Monaten bis zu zehn Jahren. Ein besonders schwerer Fall liegt in der Regel vor, wenn der Täter

1. gewerbsmäßig oder als Mitglied einer Bande handelt, die sich zur fortgesetzten Begehung von Urkundenfälschung oder Betrug verbunden hat,

2. einen Vermögensverlust großen Ausmaßes herbeiführt oder in der Absicht handelt, durch die fortgesetzte Begehung von Betrug eine große Zahl von Menschen in die Gefahr des Verlustes von Vermögenswerten zu bringen,

3. eine andere Person in wirtschaftliche Not bringt,

4. seine Befugnisse oder seine Stellung als Amtsträger oder europäischer Amtsträger missbraucht oder

5. einen Versicherungsfall vortäuscht, nachdem er oder ein anderer zu diesem Zweck eine Sache von bedeutendem Wert in Brand gesetzt oder durch eine Brandlegung ganz oder teilweise zerstört oder ein Schiff zum Sinken oder Stranden gebracht hat.

(4) § 243 Abs. 2 sowie die §§ 247 und 248a gelten entsprechend.

(5) Mit Freiheitsstrafe von einem Jahr bis zu zehn Jahren, in minder schweren Fällen mit Freiheitsstrafe von sechs Monaten bis zu fünf Jahren wird bestraft, wer den Betrug als Mitglied einer Bande, die sich zur fortgesetzten Begehung von Straftaten nach den §§ 263 bis 264 oder 267 bis 269 verbunden hat, gewerbsmäßig begeht.

(6) Das Gericht kann Führungsaufsicht anordnen (§ 68 Abs. 1).

Der Betrug ist ein komplizierter Tatbestand, der auch juristischen Examenskandidaten nicht selten Schwierigkeiten bereitet.
Die Kaufmännische Krankenkasse (KKH) (KKH, 2020) berichtet auf ihrer Homepage, dass die Prüfgruppe Abrechnungsmanipulation im Jahr 2020 so viele Hinweise auf betrügerisches Verhalten erhalten habe wie lange nicht mehr. Insgesamt seien alleine bei dieser Krankenkasse bundesweit 768 Verdachtsfälle gemeldet und damit 61 % mehr als im Vorjahr. Trauriger Spitzenreiter im Betrugs-Ranking sind die Pflegedienste, gefolgt von Pflegeheimen. Damit entfallen drei Viertel aller Hinweise im Jahr 2020 auf Pflegeleistungen. Der Pflegebereich sei besonders anfällig für Straftaten, so KKH-Chefermittlerin Dina Michels. Sie habe aufgrund der Fallgestaltungen den Eindruck, dass in diesem Leistungsbereich mehr Menschen mit hoher krimineller Energie unterwegs seien.

Beispiel

Ein Pflegedienst rechnet das An- und Ausziehen von Kompressionsstrümpfen ab, obwohl dies täglich von Angehörigen erledigt wird. Die Leistungsnachweise für die Abrechnung mit den Krankenkassen werden von den Pflegebedürftigen oder deren Angehörigen dennoch unterschrieben. Als Gegenleistung lässt der Pflegedienst die Wohnungen der Pflegebedürftigen von eigenem Personal reinigen. ◄

Oft werden Mitarbeiter*innen in der Pflege von ihren Vorgesetzten zu einem strafbaren Verhalten animiert oder angestiftet. Hier ist absolute Vorsicht geboten, da die Kassen sowie die Staatsanwaltschaft Pflegeeinrichtungen aufgrund der Milliardenbeträge, die durch Betrug verursacht werden, immer stärker im Visier haben. Auch wenn jeder Einzelfall auf den ersten Blick keinen großen Schaden verursacht, ist die Masse der Betrugsfälle mittlerweile atemberaubend. Betrug, das muss jeder Mitarbeiter in der Pflege wissen, stellt kein Kavaliersdelikt dar.

18.5 Betäubungsmitteldelikte und der richtige Umgang mit BTM

Der Umgang mit Betäubungsmitteln ist nicht nur in der Ausbildung, sondern auch für die tägliche Pflegepraxis in Krankenhäusern/Rehakliniken und Altenheimen von extremer Wichtigkeit und oft Gegenstand interner und externer Prüfungen. Aus diesem Grund wird im Weiteren vertieft auf das Thema eingegangen.

Die rechtlichen Grundlagen für die Beschaffung, Lagerung und den Umgang mit BTM finden sich im Betäubungsmittelgesetz (BtMG) und der Verordnung über das Verschreiben, die Abgabe und den Nachweis des Verbleibs von Betäubungsmitteln (Betäubungsmittel-Verschreibungsverordnung – BtMVV).

Das (BtMG) unterscheidet zwischen drei Klassifizierungen, die in Anlage I bis III des Gesetzes aufgelistet sind.

- **Nicht verschreibungsfähige und nicht verkehrsfähige** Betäubungsmittel, wie z. B. LSD, Heroin (Anlage I)
- **Nicht verschreibungsfähige, aber verkehrsfähige** Betäubungsmittel, wie z. B. Mohnstrohkonzentrat (Anlage II)
- **Verschreibungsfähige und verkehrsfähige** Betäubungsmittel (Anlage III)

Im Umgang mit den im Gesetz aufgeführten Betäubungsmitteln müssen unbedingt die folgenden Punkte beachtet werden:

Die in Anlage III (verschreibungsfähige und verkehrsfähige BTM) bezeichneten Betäubungsmittel dürfen gem. § 13 BTMG nur von Ärzten, Zahnärzten und Tierärzten und nur dann verschrieben oder im Rahmen einer Behandlung (einschließlich der ärztlichen Behandlung einer Betäubungsmittelabhängigkeit) verabreicht oder einem anderen zum unmittelbaren Verbrauch oder zur Deckung des nicht aufschiebbaren Betäubungsmittelbedarfs eines ambulant versorgten Palliativpatienten überlassen werden, wenn ihre Anwendung begründet ist.

Zur Deckung des nicht aufschiebbaren Betäubungsmittelbedarfs eines ambulant versorgten Palliativpatienten darf der Arzt diesem die hierfür erforderlichen, in Anlage III bezeichneten Betäubungsmittel in Form von Fertigarzneimitteln nur dann überlassen, soweit und solange der Bedarf des Patienten durch eine Verschreibung nicht rechtzeitig gedeckt werden kann; die Höch-

stüberlassungsmenge darf den Dreitagesbedarf nicht überschreiten.

Das korrekte Vorgehen des Arztes bei der Beschaffung eines nicht aufschiebbaren BTM, das auch die Pflegefachkraft im Auge behalten sollte, ist in § 13 Abs. 1a bis Abs. 5 BTMG ausführlich geregelt.

18.5.1 Beschaffung im Altenheim und Hospiz sowie der spezialisierten ambulanten Palliativversorgung gem. § 5 BtMVV

Der Arzt, der ein Betäubungsmittel für einen Patienten in einem Alten- oder Pflegeheim, einem Hospiz oder in der spezialisierten ambulanten Palliativversorgung verschreibt, kann bestimmen, dass die Verschreibung nicht dem Patienten ausgehändigt wird. In diesem Falle darf die Verschreibung nur von ihm selbst oder durch von ihm angewiesenes oder beauftragtes Personal seiner Praxis, des Alten- oder Pflegeheimes, des Hospizes oder der Einrichtung der spezialisierten ambulanten Palliativversorgung in der Apotheke vorgelegt werden.

Betäubungsmittel, die in dem Alten- oder Pflegeheim, dem Hospiz oder der Einrichtung der spezialisierten ambulanten Palliativversorgung gelagert wurden und nicht mehr benötigt werden, können von dem Arzt

- einem anderen Patienten dieses Alten- oder Pflegeheimes, dieses Hospizes oder dieser Einrichtung der spezialisierten ambulanten Palliativversorgung verschrieben werden,
- an eine versorgende Apotheke zur Weiterverwendung zurückgegeben oder
- in den Notfallvorrat überführt werden.

Der Arzt darf für einen Patienten innerhalb von 30 Tagen nur eine gesetzlich vorgeschriebene Höchstmenge verordnen. Diese ist in § 2 Abs. 1 a BtMVV genau aufgeführt. In begründeten Einzelfällen kann bei der Dauerbehandlung eines Patienten jedoch von den festgesetzten

Höchstmengen und der Zahl der verschriebenen Betäubungsmittel abgewichen werden. Diese Abweichung muss der Arzt mit dem Buchstaben „A" auf dem BtM-Rezept kennzeichnen.

18.5.2 Verschreiben für den Notfallbedarf in Hospizen und in der spezialisierten ambulanten Palliativversorgung (§ 5d BtMVV)

Hospize und Einrichtungen der spezialisierten ambulanten Palliativversorgung dürfen in ihren Räumlichkeiten einen Vorrat an Betäubungsmitteln für den unvorhersehbaren, dringenden und kurzfristigen Bedarf ihrer Patienten (Notfallvorrat) bereithalten. Sie sind verpflichtet,

- einen oder mehrere Ärzte damit zu beauftragen, die Betäubungsmittel, die für den Notfallvorrat benötigt werden, zu verschreiben,
- die lückenlose Nachweisführung über die Aufnahme in den Notfallvorrat und die Entnahme aus dem Notfallvorrat durch interne Regelungen mit den Ärzten und Pflegekräften, die an der Versorgung von Patienten mit Betäubungsmitteln beteiligt sind, sicherzustellen und
- mit einer Apotheke die Belieferung für den Notfallvorrat sowie eine mindestens halbjährliche Überprüfung der Notfallvorräte insbesondere auf deren einwandfreie Beschaffenheit sowie ordnungsgemäße und sichere Aufbewahrung schriftlich zu vereinbaren. Der unterzeichnende Apotheker zeigt die Vereinbarung der zuständigen Landesbehörde vor der ersten Belieferung schriftlich oder elektronisch an.

Die Ärzte dürfen die für den Notfallvorrat benötigten Betäubungsmittel bis zur Menge des durchschnittlichen Zweiwochenbedarfs, mindestens jedoch die kleinste Packungseinheit verschreiben. Die Vorratshaltung darf für jedes Be-

täubungsmittel den durchschnittlichen Monatsbedarf für Notfälle nicht überschreiten.

18.5.3 Beschaffung in Krankenhäusern, Rehakliniken etc.

Betäubungsmittel für den Stationsbedarf, den Notfallbedarf und den Rettungsdienstbedarf dürfen nur nach Vorlage eines ausgefertigten Betäubungsmittelanforderungsscheines (Verschreibung für den Stationsbedarf, den Notfallbedarf und den Rettungsdienstbedarf) abgegeben werden.

Der Verbleib und der Bestand der Betäubungsmittel sind lückenlos im BTM-Buch nachzuweisen.

Für den Stationsbedarf (z. B. in Krankenhäusern und Rehakliniken) darf gem. § 2 Abs. 4 BtMVV nur der Arzt verschreiben, der ein Krankenhaus oder eine Teileinheit eines Krankenhauses leitet oder in Abwesenheit des Leiters beaufsichtigt. Er darf die Betäubungsmittel unter Beachtung der festgelegten Beschränkungen über Bestimmungszweck, Gehalt und Darreichungsform verschreiben. Dies gilt auch für einen Belegarzt, wenn die ihm zugeteilten Betten räumlich und organisatorisch von anderen Teileinheiten abgegrenzt sind.

Weitere wichtige Punkte bei der Beschaffung
- Der Arzt muss das Betäubungsmittel auf einen speziellem Betäubungsmittelrezept in 3-facher Ausfertigung verschreiben.
- Das BTM-Rezept muss innerhalb von sieben Tagen nach der Ausstellung in der Apotheke eingelöst werden.
- In Notfallsituationen, etwa wenn der Arzt kein BTM-Rezept hat, die Verordnung aber keinen Aufschub duldet, darf der Arzt die benötigte Menge des BTM auch auf normalem Rezept verordnen. Das Rezept muss aber dann als „Notfallverschreibung" mit einem „N" gekennzeichnet werden. Das Notfallrezept ist nur 24 Stunden gültig.

18.5.4 Substitution, Verschreiben von Substitutionsmitteln

Im Rahmen der ärztlichen Therapie soll immer eine Opioidabstinenz des Patienten angestrebt werden. Aus diesem Grund werden bestimmte Ersatzstoffe, sogenannte Substitutionsmittel, eingesetzt. Substitutionsmittel sind ärztlich verschriebene Betäubungsmittel, die bei einem opioidabhängigen Patienten im Rahmen eines Therapiekonzeptes zur medizinischen Behandlung einer Abhängigkeit, die durch den Missbrauch von Opioiden verursacht wurde, angewendet werden.

Wesentliche Ziele der Substitution sind dabei insbesondere

- die Sicherstellung des Überlebens,
- die Besserung und Stabilisierung des Gesundheitszustandes,
- die Abstinenz von unerlaubt erworbenen oder erlangten Opioiden,
- die Unterstützung der Behandlung von Begleiterkrankungen oder
- die Verringerung der durch die Opioidabhängigkeit bedingten Risiken während einer Schwangerschaft sowie während und nach der Geburt.

Auch die Verschreibung und Beschaffung dieser Substitutionsmittel ist reglementiert. Die Vorschrift des § 5 BtMVV regelt die Voraussetzungen und den Ablauf der ärztlichen Verschreibung.

Substitutionsregister
Das Bundesinstitut für Arzneimittel und Medizinprodukte (Bundesinstitut) führt ein Register mit Daten über das Verschreiben von Substitutionsmitteln (Substitutionsregister). Die Daten des Substitutionsregisters dürfen nur verwendet werden, um

- das Verschreiben eines Substitutionsmittels durch mehrere Ärzte für denselben Patienten und denselben Zeitraum frühestmöglich zu unterbinden,
- zu überprüfen, ob die ein Substitutionsmittel verschreibenden Ärzte die Mindestanforderungen nach § 5 Absatz 3 Satz 1 oder die Anforderungen nach § 5 Absatz 4 Satz 1 erfüllen sowie
- das Verschreiben von Substitutionsmitteln entsprechend den Vorgaben des Betäubungsmittelgesetzes statistisch auszuwerten.

Die Regelungen zur Verschreibung von Substitutionsmitteln sind sehr strikt und umfänglich geregelt. Der Leser/die Leserin wird sich kaum jede Einzelheit merken können. Allerdings kann man sich einen soliden Überblick verschaffen. Kommt man nun wieder mit dem Thema in Berührung, fällt das neue Wissen auf ein bereits „bestelltes Feld".

Jeder Arzt, der ein Substitutionsmittel für einen Patienten verschreibt, hat dem Bundesinstitut unverzüglich schriftlich oder kryptiert auf elektronischem Wege folgende Angaben zu melden:

- den Patientencode,
- das Datum der ersten Anwendung eines Substitutionsmittels,
- das verschriebene Substitutionsmittel,
- das Datum der letzten Anwendung eines Substitutionsmittels,
- Name, Vorname, Geburtsdatum, dienstliche Anschrift und Telefonnummer des verschreibenden Arztes.

Im Falle, dass sich der Arzt zu Beginn der Behandlung mit einem suchtmedizinisch qualifizierten Arzt abstimmen muss, sind der Name, Vorname, dienstliche Anschrift und Telefonnummer des suchtmedizinisch qualifizierten Arztes, bei dem sich der jeweilige Patient vorzustellen hat, beizufügen.

Der Patientencode setzt sich wie folgt zusammen:

- Erste und zweite Stelle: erster und zweiter Buchstabe des ersten Vornamens,
- Dritte und vierte Stelle: erster und zweiter Buchstabe des Familiennamens,
- Fünfte Stelle: Geschlecht („F" für weiblich, „M" für männlich),
- Sechste bis achte Stelle: Jeweils letzte Ziffer von Geburtstag, -monat und -jahr.

▶ **Achtung!** Es ist unzulässig, dem Bundesinstitut Patientendaten uncodiert zu melden. Außerdem sind die Angaben zur Person durch Vergleich mit dem Personalausweis oder Reisepass des Patienten zu überprüfen!

Im Fall des Verschreibens von Codein oder Dihydrocodein kann dem Patienten nach der Überlassung jeweils einer Dosis zum unmittelbaren Verbrauch die für einen Tag zusätzlich benötigte Menge des Substitutionsmittels in abgeteilten Einzeldosen ausgehändigt und ihm die eigenverantwortliche Einnahme gestattet werden, sofern dem Arzt keine Anhaltspunkte für eine nicht bestimmungsgemäße Einnahme des Substitutionsmittels vorliegen.

Abweichend davon darf der Arzt dem Patienten das Substitutionsmittel zur eigenverantwortlichen Einnahme ausnahmsweise dann verschreiben, wenn

- die Kontinuität der Behandlung des Patienten nicht anderweitig gewährleistet werden kann,
- der Verlauf der Behandlung dies zulässt,
- Risiken der Selbst- oder Fremdgefährdung so weit wie möglich ausgeschlossen sind und
- die Sicherheit und Kontrolle des Betäubungsmittelverkehrs nicht beeinträchtigt werden.

In diesem Fall darf das Substitutionsmittel nur in folgenden Mengen verschrieben werden:

- in der für bis zu zwei aufeinander folgenden Tagen benötigten Menge oder
- in der Menge, die benötigt wird für die Wochenendtage Samstag und Sonntag und für die dem Wochenende vorangehenden oder folgenden Feiertage, auch einschließlich eines dazwischen liegenden Werktages, höchstens jedoch in der für fünf Tage benötigten Menge.

Der Arzt darf dem Patienten innerhalb einer Kalenderwoche nicht mehr als eine Verschreibung aushändigen. Er darf die Verschreibung nur im Rahmen einer persönlichen Konsultation aushändigen. Die Verschreibung ist nach dem Buchstaben „S" zusätzlich mit dem Buchstaben „Z" zu kennzeichnen.

Sobald und solange der Arzt zu dem Ergebnis kommt, dass eine Überlassung des Substitutionsmittels zum unmittelbaren Verbrauch nicht mehr erforderlich ist, darf er dem Patienten die Mittel zur eigenverantwortlichen Einnahme nur in folgenden Mengen verschreiben:

- grundsätzlich in der für bis zu sieben Tage benötigten Menge oder
- in begründeten Einzelfällen in der für bis zu 30 Tage benötigten Menge.

Ein solcher „Einzelfall" liegt vor, wenn der Patient aus wichtigen Gründen, die seine Teilhabe am gesellschaftlichen Leben oder seine Erwerbstätigkeit betreffen, darauf angewiesen ist, eine Verschreibung des Substitutionsmittels zur eigenverantwortlichen Einnahme zu erhalten. Dies ist für einen Zeitraum von bis zu 30 Tagen möglich. Der Patient hat dem Arzt diese Sachverhalte glaubhaft zu machen. Der Arzt darf die Verschreibung nur im Rahmen einer persönlichen Konsultation an den Patienten aushändigen. Die

Verschreibung ist nach dem Buchstaben „S" zusätzlich mit dem Buchstaben „T" zu kennzeichnen.

► **Achtung!** Der Arzt kann auch patientenindividuelle Zeitpunkte festlegen, an denen Teilmengen des verschriebenen Substitutionsmittels in der Apotheke an den Patienten oder an die Praxis des substituierenden Arztes abgegeben oder zum unmittelbaren Verbrauch überlassen werden sollen. So kann das Risiko eines Missbrauchs verringert werden.

Substitutionsmittel dürfen nur von folgenden Personen dem Patienten zum unmittelbaren Verbrauch überlassen, ihm verabreicht oder bei ihm gemäß dem in der arzneimittelrechtlichen Zulassung vorgesehenen Verfahren angewendet werden:

- dem substituierenden Arzt in der Einrichtung, in der er ärztlich tätig ist,
- dem vom substituierenden Arzt in der Einrichtung eingesetzten medizinischen Personal oder
- dem medizinischen, pharmazeutischen oder pflegerischen Personal in
  - einer stationären Einrichtung der medizinischen Rehabilitation,
  - einem Gesundheitsamt,
  - einem Alten- oder Pflegeheim,
  - einem Hospiz oder
  - einer anderen geeigneten Einrichtung, die zu diesem Zweck von der zuständigen Landesbehörde anerkannt sein muss,

sofern der Arzt nicht selbst in der jeweiligen Einrichtung tätig ist und er mit der jeweiligen Einrichtung eine Vereinbarung getroffen hat.

Darüber hinaus dürfen Substitutionsmittel dem Patienten zum unmittelbaren Verbrauch überlassen, ihm verabreicht oder bei ihm gemäß dem in der arzneimittelrechtlichen Zulassung vorgesehenen Verfahren angewendet werden, und zwar:

- bei einem Hausbesuch
  - vom substituierenden Arzt oder dem von ihm eingesetzten medizinischen Personal oder
  - vom medizinischen oder pflegerischen Personal, das von einem ambulanten Pflegedienst oder von einer Einrichtung der spezialisierten ambulanten Palliativversorgung eingesetzt wird, sofern der substituierende Arzt für diesen Pflegedienst oder diese Einrichtung nicht selbst tätig ist und er mit diesem Pflegedienst oder dieser Einrichtung eine Vereinbarung getroffen hat,
- in einer Apotheke von dem Apotheker oder von dem dort eingesetzten pharmazeutischen Personal, sofern der substituierende Arzt mit dem Apotheker eine Vereinbarung getroffen hat,
- in einem Krankenhaus von dem dort eingesetzten medizinischen oder pflegerischen Personal, sofern der Arzt für dieses Krankenhaus nicht selbst tätig ist und er mit dem Krankenhaus eine Vereinbarung getroffen hat, oder
- in einer staatlich anerkannten Einrichtung der Suchtkrankenhilfe von dem dort eingesetzten und dafür ausgebildeten Personal, sofern der substituierende Arzt für diese Einrichtung nicht selbst tätig ist und er mit der Einrichtung eine Vereinbarung getroffen hat.

Der Arzt hat sicherzustellen, dass das Personal fachgerecht

- in das Überlassen des Substitutionsmittels zum unmittelbaren Verbrauch und
- in dessen Verabreichung oder dessen Anwendung gemäß dem in der arzneimittelrechtlichen Zulassung vorgesehenen Verfahren

eingewiesen wird; eine invasive Verabreichung darf nur durch das in der arzneimittelrechtlichen Zulassung vorgesehene Personal erfolgen.

Die oben angesprochenen Vereinbarungen mit dem Pflegedienst oder der Einrichtung haben schriftlich oder elektronisch zu erfolgen. Sie müssen beinhalten, wie das eingesetzte Personal einer Einrichtung fachlich eingewiesen wird. Darüber hinaus müssen mindestens eine verantwortliche Person in der jeweiligen Einrichtung sowie Regelungen über die Kontrollmöglichkeiten durch den substituierenden Arzt benannt werden. Dieser darf die benötigten Substitutionsmittel in den oben genannten Einrichtungen unter seiner Verantwortung lagern.

▶ **Wichtige Hinweise zur Lagerung von BtM**
- Alle BTM müssen in einem sicher verschließbaren Schrank gelagert werden. Es ist jedoch möglich, geringe Mengen für einen durchschnittlichen Tagesbedarf außerhalb des BTM-Schrankes zu lagern. Dieser Lagerplatz ist durch Verschließen so zu sichern, dass eine schnelle Entwendung erschwert wird.
- Die Schlüssel sind von den Berechtigten grundsätzlich persönlich in Gewahrsam zu nehmen.

18.5.5 Nachweisführung – Dokumentation von Entnahmen und Verbrauch

Die Dokumentation der Bestandsänderung ist äußerst penibel und mit größter Sorgfalt anzufertigen. Die BTM-Bücher sind immer Gegenstand externer Prüfung.

Der Nachweis von Verbleib und Bestand der Betäubungsmittel in den Einrichtungen ist unverzüglich nach Bestandsänderung nach amtlichem Formblatt zu führen. Die Einzelheiten regeln § 13 und § 14 BtMVV.

Für den Nachweis können Karteikarten oder Betäubungsmittelbücher mit fortlaufend nummerierten Seiten verwendet werden. Die Aufzeichnung kann auch mittels elektronischer Datenverarbeitung erfolgen, sofern jederzeit der Ausdruck der gespeicherten Angaben in der Reihenfolge des amtlichen Formblattes gewährleistet ist. Im Falle des Überlassens eines Substitutionsmittels

zum unmittelbaren Verbrauch ist der Verbleib patientenbezogen nachzuweisen.

Die Eintragungen über Zugänge, Abgänge und Bestände der Betäubungsmittel sowie die Übereinstimmung der Bestände mit den geführten Nachweisen sind

- von dem verschreibungsberechtigten Arzt, Zahnarzt oder Tierarzt für den Praxis- oder Stationsbedarf und
- von einem beauftragten Arzt für Hospize und Einrichtungen der spezialisierten ambulanten Palliativversorgung sowie von einem Arzt für Einrichtungen des Rettungsdienstes

am Ende eines jeden Kalendermonats zu prüfen und, sofern sich der Bestand geändert hat, durch Namenszeichen und Prüfdatum zu bestätigen. Für den Fall, dass die Nachweisführung mittels elektronischer Datenverarbeitung erfolgt, ist die Prüfung auf der Grundlage zum Monatsende angefertigter Ausdrucke durchzuführen. Sobald und solange der Arzt die Nachweisführung und Prüfung nicht selbst vornimmt, hat er sicherzustellen, dass er am Ende eines jeden Kalendermonats über die erfolgte Prüfung und Nachweisführung schriftlich oder elektronisch unterrichtet wird.

Die Karteikarten, Betäubungsmittelbücher oder EDV-Ausdrucke sind in den Einrichtungen drei Jahre, von der letzten Eintragung an gerechnet, aufzubewahren.

▶ **Achtung!** Bei einem Wechsel in der Leitung einer Krankenhausapotheke, einer Einrichtung eines Krankenhauses, einer Tierklinik oder einem Wechsel des beauftragten Arztes sind das Datum der Übergabe sowie der übergebene Bestand zu vermerken und durch Unterschrift zu bestätigen. Die Karteikarten, die Betäubungsmittelbücher und die EDV-Ausdrucke sind auf Verlangen der zuständigen Landesbehörde einzusenden oder Beauftragten dieser Behörde vorzulegen. In der Zwischenzeit sind vorläufige Aufzeichnungen vorzunehmen, die nach Rückgabe der Karteikarten und Betäubungsmittelbücher nachzutragen sind.

Beim Nachweis von Verbleib und Bestand der Betäubungsmittel sind gem. § 14 BtMVV für jedes Betäubungsmittel dauerhaft anzugeben:

- Bezeichnung
- Datum des Zugangs oder des Abgangs
- zugegangene oder abgegangene Menge und der sich daraus ergebende Bestand; bei Stoffen und nicht abgeteilten Zubereitungen die Gewichtsmenge in Gramm oder Milligramm, bei abgeteilten Zubereitungen die Stückzahl; bei flüssigen Zubereitungen, die im Rahmen einer Behandlung angewendet werden, die Menge auch in Millilitern
- bei der Nachweisführung ist bei flüssigen Zubereitungen die Gewichtsmenge des Betäubungsmittels, die in der aus technischen Gründen erforderlichen Überfüllung des Abgabebehältnisses enthalten ist, nur zu berücksichtigen, wenn dadurch der Abgang höher ist als der Zugang; die Differenz ist als Zugang mit „Überfüllung" auszuweisen
- Name oder Firma und Anschrift des Lieferers oder des Empfängers oder die sonstige Herkunft oder der sonstige Verbleib
- in Apotheken im Falle der Abgabe auf Verschreibung für Patienten sowie für den Praxisbedarf der Name und die Anschrift des verschreibenden Arztes, Zahnarztes oder Tierarztes und die Nummer des Betäubungsmittelrezeptes, im Falle der Verschreibung für den Stationsbedarf, den Notfallbedarf sowie den Rettungsdienstbedarf der Name des verschreibenden Arztes, Zahnarztes oder Tierarztes und die Nummer des Betäubungsmittelanforderungsscheines
- in Krankenhäusern, Tierkliniken, Hospizen sowie in Einrichtungen der spezialisierten ambulanten Palliativversorgung und des Rettungsdienstes im Falle des Erwerbs auf Verschreibung für den Stationsbedarf, den Notfallbedarf sowie den Rettungsdienstbedarf der Name des verschreibenden Arztes, Zahnarztes oder Tierarztes und die Nummer des Betäubungsmittelanforderungsscheines

Bestehen bei den Einrichtungen Teileinheiten, sind die Aufzeichnungen für jede einzelne von ihnen zu führen.

▶ **Weitere Hinweise zur Entnahme und Ausgabe** Die Medikamente dürfen nicht an Angehörige herausgegeben werden.

18.5.6 Entsorgung von BTM

Der Eigentümer von nicht mehr verkehrsfähigen Betäubungsmitteln hat diese auf seine Kosten in Gegenwart von zwei Zeugen in einer Weise zu vernichten, die eine auch nur teilweise Wiedergewinnung der Betäubungsmittel ausschließt. Außerdem ist bei der Vernichtung der Schutz von Menschen und Umwelt vor schädlichen Einwirkungen sicherzustellen.

Über die Vernichtung ist eine Niederschrift zu fertigen und diese drei Jahre aufzubewahren.

Das Bundesinstitut für Arzneimittel und Medizinprodukte kann den Eigentümer auffordern, die Betäubungsmittel auf seine Kosten an diese Behörden zur Vernichtung einzusenden.

Entsorgung
- BTM können von Heimen auch an die ausgebende Apotheke zur Vernichtung zurückgegeben werden. In diesem Fall muss das Protokoll der Apotheke über die Vernichtung zu den Akten genommen werden.

18.6 Straftaten gegen die sexuelle Selbstbestimmung

Straftaten gegen die sexuelle Selbstbestimmung sind im Strafgesetzbuch in den § 174 bis § 184l StGB normiert. Solche Straftaten werden laut der Kriminalstatistik von Bundeskriminalamt und statistischem Bundesamt (Kriminalstatistik 2019:) überwiegend von Männern begangen. In der Statistik aus dem Jahr 2019 sind von den Tatverdächtigen zwischen 18 und 21 Jahren 1077 Männer und nur 6 Frauen. Bei Erwachsenen ab 21 Jahre sind es 6087 Männer und 73 Frauen. Von den 8525 Opern Opfern waren 8006 Frauen und 513 Männer.

Allerdings muss davon ausgegangen werden, dass die Statistik nur einen Teil der tatsächlichen Straftaten abdeckt. Viele Delikte gegen die sexuelle Selbstbestimmung werden gar nicht angezeigt.

Die Straftaten gegen die sexuelle Selbstbestimmung sind im dreizehnten Kapitel aufgeführt und umfassen insgesamt 35 Paragrafen.

Es müssen vermehrt auch strafbare Handlungen gegenüber Pflegepersonal oder auch zu pflegenden Personen untereinander festgestellt werden. In einer psychosozialen Einrichtung kam es durch junge, zu pflegende Personen zu massiven Körperverletzungshandlungen gegenüber den Pflegekräften, aber auch untereinander.

Verstärkt zeigen sich Fälle von sexuellen Straftaten insbesondere gegenüber weiblichem Pflegepersonal.

18.7   Beteiligung an einer Straftat

Neben der eigenständigen Begehung einer Straftat ist auch die Beteiligung an einer solchen möglich. Das Strafgesetzbuch pönalisiert die Anstiftung, Beihilfe und Mittäterschaft.

18.7.1 Anstiftung

Als Anstifter wird gleich einem Täter bestraft, wer vorsätzlich einen anderen zu dessen vorsätzlich begangener rechtswidriger Tat bestimmt hat (§ 26 StGB).

Der Anstifter sieht die Tat nicht als seine eigene. Er will sich in der Regel nicht selbst die „Hände schmutzig" machen und überredet dazu lieber jemand anderen. Der Anstifter überredet den späteren Täter dazu, eine Straftat zu begehen, und hält sich selbst im Hintergrund.

Beispiel: Die PDL redet auf die examinierte S. ein, tatsächlich nicht erbrachte Leistungen abzuzeichnen.

18.7.2 Beihilfe

Als Gehilfe wird bestraft, wer vorsätzlich einem anderen zu dessen vorsätzlich begangener rechts-

widriger Tat Hilfe geleistet hat (§ 27 Abs. 1 StGB).

Die Rechtsprechung bejaht die Beihilfe bereits dann, wenn die Haupttat in irgendeiner Weise durch die Hilfeleistung gefördert wurde (BGH, Urteil vom 16.11.2006, 3 StR 139/06 Rdnr. 36, 40). Der Bundesgerichtshof (BGH) definiert dabei das Hilfeleisten wie folgt: „Diese Hilfeleistung muss sich auf die Begehung der Haupttat zwar nicht kausal auswirken; erforderlich ist aber, dass sie die Haupttat zu irgendeinem Zeitpunkt zwischen Versuchsbeginn und Beendigung in irgendeiner Weise erleichtert oder fördert." (BGH, Beschlüsse 09.07.2015 – 2 StR 58/15, NStZ-RR 2015, 343, 344; vom 04.02.2016 – 1 StR 344/15, NStZ-RR 2016, 136, 137; Urteile vom 13.07.2016 – 1 StR 94/16, juris Rn. 24; ständige Rechtsprechung; BGH, Urteil vom 16.01.2008 – 2 StR 535/07, NStZ 2008, 284 mit weiteren Nachweisen)

Dabei ist auch eine psychische Beihilfe möglich, z. B. wenn der Gehilfe den noch nicht fest entschlossenen Täter in seiner Überzeugung zur Begehung der Tat bestärkt.

18.7.3 Mittäterschaft

Eine Mittäterschaft liegt immer dann vor, wenn mehrere die Straftat gemeinschaftlich begangen haben (§ 25 Abs. 2 StGB).

Der Unterschied zwischen Anstiftung und Mittäterschaft liegt darin, dass der Mittäter die Tat (auch) als seine eigene sieht. Er ist und sieht sich als Teil, ohne den die endgültige Vollendung nicht hätte gelingen können.

18.8   Nichtstun kann auch strafbar sein – Unterlassungsdelikte

Gemäß § 13 StGB macht sich strafbar, wer es unterlässt, den Eintritt einer Straftat zu verhindern, obwohl er rechtlich dazu verpflichtet war.

Entscheidend für die Strafbarkeit von Nichtstun im Zusammenhang mit einer Straftat ist die sogenannte Garantenstellung. Eine Garantenstellung verpflichtet einen Menschen, den Eintritt eines Schadens von einem Menschen oder einer Sache abzuwenden.

Beispiele

Wenn die examinierte Pflegekraft A. die notwendige Lagerung des Patienten P. unterlässt und dieser daraufhin einen Dekubitus bekommt, ist eine Körperverletzung durch Unterlassen begangen worden.

Wenn der Pfleger A. des Nachts immer Patienten quält und die Pflegerin B. davon Kenntnis hat, aber nicht einschreitet, macht sie sich ebenfalls der Körperverletzung durch Unterlassen strafbar. Auch der B. kommt eine Garantenstellung für das Wohlergehen der Patienten zu. Diese Garantenstellung umfasst die Verpflichtung, jeden möglichen Schaden im Rahmen der Pflege und Unterbringung in der Einrichtung abzuwenden. ◄

Vor allem Führungskräften kann mangelndes Verantwortungsbewusstsein für das Handeln ihrer Mitarbeiter zum Verhängnis werden. In dem andauernden Strafverfahren und den zahlreichen Ermittlungen gegen Deutschlands schlimmsten Serienmörder, den Pfleger Niels H., wird gegen Einrichtungsleiter*Innen und Pflegedienstleiter*Innen, in denen Neils H. arbeitete, ermittelt. Diese Ermittlungen haben den Vorwurf der Beihilfe zum Mord durch Unterlassen zum Gegenstand.

Rechtsprechungsverzeichnis

Literatur

Bredthauer, Doris: Bewegungseinschränkende Maßnahmen bei dementen alten Menschen in der Psychiatrie; Berzlanovich et al. [2012]: Todesfälle bei Gurtfixierungen, abrufbar unter: http://www.aerzteblatt.de/archiv/118941
Expertenstandard Sturzprophylaxe in der Pflege" des Deutschen Netzwerks für Qualitätsentwicklung [DNQP], 2013
Jacobs, K. u. a.: Pflegereport 2017. Schwerpunkt: Die Versorgung der Pflegebedürftigen. S. 119 ff.).
Laux und Dietmaier 2009: Psychopharmaka: ein Ratgeber für Betroffene und Angehörige; Schwabe und Pfaffrath 2011: Arzneiverordnungs-Report 2011; Schröder 2006: Psychopathologie der Demenz und Landespräventionsamt Nordrhein-Westfalen 2005: Alter – Ein Risiko?
Meyer, G.; Köpke, S.; Möhler R., 2016; http://www.slaek.de/media/dokumente/04presse/aerzteblatt/archiv/2011-2020/2016/02/0216_070.pdf
http://werdenfelserweg-original.de/

Deutscher Bundestag Drucksache 18/13049, 18. Wahlperiode 29.06.2017
Kriminalstatistik des Bundeskriminalamtes für das Jahr 2019 / Sexualdelikte: https://www.bka.de/DE/AktuelleInformationen/StatistikenLagebilder/Polizeiliche-Kriminalstatistik/PKS2019/InteraktiveKarten/interaktiveKarten_node.html
Kriminalstatistik von Bundeskriminalamt und statistischem Bundesamt (https://www.bka.de/DE/AktuelleInformationen/StatistikenLagebilder/Polizeiliche-Kriminalstatistik/PKS2019/InteraktiveKarten/interaktiveKarten_node.html)
KKH – Kassen-Abzocke: Pflegedienste erneut trauriger Spitzenreiter (https://www.kkh.de/presse/pressemeldungen/abrechnungsbetrug-2020#:~:text=768%20Verdachtsf%C3%A4lle%20wurden%20bundesweit%20gemeldet,Hinweise%20in%202020%20auf%20Pflegeleistungen.), (zit. KKH, 2020).

Rechtsprechung

BGH, Urteil vom 23.10.2007 – 1 StR 238/07
LG Frankfurt, Urteil vom 29.02.2012 – Az.: 5/24 Ns-3530, Js 202270/09 (21/10)
BVerfG, 24.07.2018 – 2 BvR 309/15, 2 BvR 502/16
BGH, Urteil vom 16.11,2006, 3 StR 139/06 Rdnr. 36, 40
BGH, Beschluss vom 9.7.2015 – 2 StR 58/15, NStZ-RR 2015, 343, 344;
BGH, Beschluss vom 4.2.2016 – 1 StR 344/15, NStZ-RR 2016, 136, 137
BGH, Urteil vom 13.7.2016 – 1 StR 94/16, juris Rn. 24;
BGH, Urteil vom 16.1.2008 – 2 StR 535/07, NStZ 2008, 284

Weiterführende Quellen

Strafgesetzbuch
https://www.gesetze-im-internet.de/stgb/
Das Strafgesetzbuch – online und immer auf dem neuesten Stand
Der Fall Nils H. – Deutschlands **schlimmster Massenmörder**
https://www.youtube.com/watch?v=7RbZ9x_2Pyw
Der Fall Nils H. ist ein Paradebeispiel für das Versagen von Vorgesetzten und Kollegen: Fehlendes Verantwortungsbewusstsein und Wegschaumentalität machten diese Taten erst möglich.
Abrechnungsbetrug in der Pflege
https://www.youtube.com/watch?v=Atq1oVCCOWY
Eine Reportage des Bayerischen Rundfunks beschäftigt sich mit Abrechnungsbetrug in der Pflege. Diese Form der Kriminalität nimmt immer mehr zu. Es entstehen Schäden in Millionenhöhe.
Jaschke: **Tatort außerklinische Intensivpflege – Ein Praxisbericht (GuP 2016, 172)**
Dieser Artikel ist ein Bericht aus der Praxis. Er geht der Frage nach, wann und unter welchen Voraussetzungen sich die von rein monetären Interessen geleiteten Strukturen in der außerklinischen Intensivpflege entwickeln konnten und wohin diese führten.

Dokumentation, Datenschutz, Auskunfts- und Schweigepflicht

19

Inhaltsverzeichnis

19.1 Datenschutz und Dokumentation

Datenschutz und Dokumentation sind für die pflegerische Praxis zwei wichtige juristische Themenfelder von erheblicher praktischer Relevanz. Während die Schweigepflicht Angehörigen der medizinischen und pflegenden Berufe eine besondere Diskretion in Bezug auf alle in Verbindung mit dem Beruf erlangten Informationen auferlegt, geht es im Datenschutz (lediglich) um den Schutz von „personenbezogenen Daten". Das Thema ist unter verschiedenen Aspekten in vorherigen Kapiteln immer wieder beleuchtet worden, sodass hier nur noch auf grundlegende Fragestellungen und das Auskunftsrecht eingegangen wird.

19.1.1 Datenschutz

Im gesamten Gebiet der Europäischen Union sowie den Staaten des europäischen Wirtschaftsraums schafft die Datenschutz-Grundverordnung (DSGVO) einheitliche Regelungen zur Verarbeitung personenbezogener Daten, sowohl private als auch öffentliche. Die in der DSGVO verabschiedeten Regelungen haben ihren Niederschlag auch im deutschen Gesetz gefunden. Rechtliche Grundlage für den Datenschutz in Deutschland sind das deutsche Bundesdatenschutzgesetz (BDSG), die Datenschutzgesetze der Länder, die die europäischen Vorgaben der DSGVO übernommen haben.

Personenbezogene Daten
Es ist wichtig zu wissen, dass es beim Datenschutz nicht um die Geheimhaltung jeder Form von Informationen geht. Im Datenschutz geht es lediglich um sogenannte „personenbezogene" Daten.

Daten sind dann „personenbezogen", wenn sie in irgendeiner Art und Weise einer Person zugeordnet werden können und persönliche oder sachliche Verhältnisse beschreiben. Dazu genügt es, wenn die Person nicht namentlich benannt wird, aber bestimmbar, d. h. ihre Identität auf irgendeine Art zu erkennen ist. Sind personenbezogene Daten bereits Dritten zugänglich gemacht worden, z. B. über soziale Netzwerke, fallen sie nicht mehr unter den Schutz des BDSG. Hierunter fallen insbesondere alle Informationen, die in der Patientenakte bzw. der Pflegeplanung und -dokumentation vermerkt sind.

Grundsatz der Datenvermeidung

Das BDSG verbietet grundsätzlich die Speicherung von personenbezogenen Daten und erlaubt sie nur, wenn sie aufgrund einer Rechtsgrundlage (z. B. eines Gesetzes) notwendig ist oder die Person ausdrücklich zustimmt. Das Gesetz bestimmt damit, dass die Speicherung von personenbezogenen Daten, soweit es geht, vermieden wird.

Pflichten bei der Speicherung von Daten

Gemäß § 630 f Abs. 1 BGB, § 10 Abs. 1 BO BW und § 57 Abs. 1 BMV-Ä (hier landesrechtliche Normen für das Land Baden-Württemberg) ist der behandelnde Arzt verpflichtet, zum Zweck der Dokumentation im unmittelbaren zeitlichen Zusammenhang mit der Behandlung eine Patientenakte in Papierform oder elektronisch zu führen. Berichtigungen und Änderungen von Eintragungen in der Patientenakte sind nur zulässig, wenn neben dem ursprünglichen Inhalt erkennbar bleibt, wann sie vorgenommen worden sind. Dies ist auch für elektronisch geführte Patientenakten sicherzustellen.

Der Umfang der anzufertigenden Unterlagen hat der Gesetzgeber in § 630 f Abs. 2 BGB definiert. Danach ist der Behandelnde verpflichtet, in der Patientenakte sämtliche aus fachlicher Sicht für die derzeitige und künftige Behandlung wesentlichen Maßnahmen und deren Ergebnisse aufzuzeichnen, insbesondere die Anamnese, Diagnosen, Untersuchungen, Untersuchungsergebnisse, Befunde, Therapien und ihre Wirkungen, Eingriffe und ihre Wirkungen, Einwilligungen und Aufklärungen. Arztbriefe sind in die Patientenakte aufzunehmen.

Den Zeitrahmen der Aufbewahrung der Akten ist übereinstimmend in § 630 f Abs. 4 BGB, § 10 BO BW und § 57 Abs. 2 BMV-Ä geregelt. Der Behandelnde hat die Patientenakte für die Dauer von zehn Jahren nach Abschluss der Behandlung aufzubewahren, soweit nicht nach anderen Vorschriften andere Aufbewahrungsfristen bestehen.

Das Wichtigste im Überblick

- Es dürfen grundsätzlich keine personenbezogenen Daten an Dritte herausgegeben werden.
- Eine Weitergabe muss durch ein Einverständnis der betreffenden Person gedeckt sein.
- Jeder Mensch, dessen Daten gespeichert werden, hat ein Recht, den Grund und den Umfang der gespeicherten Daten zu erfahren.
- Schriftliche personenbezogene Daten müssen unter Verschluss und EDV-gestützte Aufzeichnungen passwortgesichert sein.
- Bei allen Fragen ist immer umgehend der/die Datenschutzbeauftragte des Hauses zu kontaktieren.

Längere Aufbewahrung der Aufklärung sinnvoll

Allerdings können bei einer Verletzung von Leben, Körper oder Gesundheit – also regelmäßig auch bei nachgewiesenen fehlerhaften oder ohne Einwilligung durchgeführten ärztlichen Eingriffen – Schadensersatzansprüche auch noch bis zu 30 Jahren nach der Behandlung gegenüber dem behandelnden Arzt oder dem jeweiligen Krankenhaus geltend gemacht und durchgesetzt werden.

Dies bedeutet, dass sich der Arzt/die Einrichtung auch nach Ablauf von 10 Jahren Schadensersatzansprüchen und gerichtlichen Verfahren ausgesetzt sehen kann.

In den meisten Fällen wird dabei von den Patienten vorgetragen, dass nicht fachgerecht und daher behandlungsfehlerhaft vorgegangen wurde. Beweispflichtig hierfür ist in der Regel der Patient. Dazu dienen ihm ganz entscheidend die Behandlungsunterlagen über die seinerzeitige Behandlung. Hat der Arzt die Unterlagen aber nach Ablauf von 10 Jahren – den berufs- und datenschutzrechtlichen Anforderungen entsprechend – bereits erlaubterweise vernichtet, wird es dem Patienten nahezu unmöglich sein, einen Behandlungsfehler nachzuweisen.

Bezüglich der Aufklärungsdokumentation, bei der andere Beweislastregeln gelten, ist jedoch deutlich zu differenzieren; die Situation ist hier ganz anders zu beurteilen, was auch das OLG Hamm (Urteil vom 09.05.2017 – Az. 26 U 91/16) in einer vom BGH und anderen OLGs bestätigten Entscheidung hervorhebt.

Bekanntermaßen ist der behandelnde Arzt oder das Krankenhaus für eine ordnungsgemäß erbrachte Aufklärung und die darauf beruhende Einwilligung der Patienten darlegungs- und beweispflichtig. Dies muss durch Zeugen und insbesondere anhand der Vorlage des (vom Patienten) unterschriebenen Aufklärungsbogens nachgewiesen werden. Insbesondere muss dargelegt werden, dass die Aufklärung über den Eingriff tatsächlich und in angemessenem Umfang erfolgte. An dieser Beweislastverteilung ändert auch der Ablauf der 10-jährigen Mindestaufbewahrungspflicht von Behandlungsunterlagen, zu denen die Aufklärungsbögen zählen, nichts.

Wäre der Arzt oder die Einrichtung also z. B. 25 Jahre nach Abschluss der Behandlung einer Klage eines Patienten ausgesetzt, in der dieser vorträgt, er sei nicht ordnungsgemäß aufgeklärt worden, könnte das Land ohne den Aufklärungsbogen den Prozess im Regelfall nicht gewinnen. Zeugen werden sich nach so langer Zeit regelmäßig nicht mehr an den konkreten Einzelfall erinnern können. Und auch der Beweis, dass man bei bestimmten Indikationen immer so aufkläre, ist nach so langer Zeit nicht wirklich durchschlagskräftig.

Eine frühzeitige Vernichtung der Aufklärungsdokumentation nach Ablauf von 10 Jahren kann also der Einrichtung oder dem Arzt im Prozess um eine ordnungsgemäße ärztliche Aufklärung „um die Ohren fliegen".

Um auf Nummer sicher zu gehen, sollte einerseits die Behandlungsdokumentation nach Ablauf der berufsrechtlichen und gesetzlichen Fristen (s. o.) vernichtet werden, andererseits aber die Aufklärungsdokumentation über den Zeitraum von 10 Jahren hinaus, bestenfalls 30 Jahre nach Abschluss der Behandlung, aufbewahrt werden.

Mögliche strafrechtliche Konsequenzen einer vorzeitigen Vernichtung
Eine vorzeitige Vernichtung der Akten könnte auch strafrechtliche Konsequenzen nach sich ziehen. Eine tatsächliche Prüfung kann allerdings zu diesem Zeitpunkt nicht erfolgen, da es auf die Umstände des Einzelfalls ankäme. In Frage kämen aber u. U. eine Strafbarkeit gem. § 274 Abs. 1 Nr. 1 StGB (Urkundenunterdrückung) und § 357 StGB (Verleitung eines Untergebenen zu einer Straftat). Für den Praxisalltag sind folgende Grundsätze unbedingt zu beachten:

- Es dürfen keine Daten und personenbezogenen Informationen an irgendjemand herausgeben werden.
- Eine Weitergabe von personenbezogenen Daten zu medizinischen Zwecken muss durch ein Einverständnis des Bewohners gedeckt sein.
- Der Bewohner ist über jede Weitergabe von Daten umgehend und umfassend zu unterrichten.
- Ansonsten ist jedem Bewohner auf Nachfrage umfassend Auskunft über alle von ihm gespeicherten Daten zu geben.
- Schriftliche Aufzeichnungen sind immer unter Verschluss zu halten.
- EDV-gestützte Daten müssen passwortgesichert sein. Das Passwort darf nicht weitergegeben werden.
- Bei Fragen ist umgehend der Datenschutzbeauftragte des Hauses zu kontaktieren.

Datenschutzbeauftragter
Hat eine Einrichtung einen öffentlich-rechtlichen Träger, besteht die Pflicht zur Nennung eines Datenschutzbeauftragten. Diese Rechtsgrundlage ist in Art. 37 Abs. 1 a der Datenschutz-Grundverordnung festgeschrieben.

Ansonsten ist für Pflegeeinrichtungen mit mehr als 20 Mitarbeitern ein Datenschutzbeauftragter oder eine Datenschutzbeauftragte zu benennen (Art. 37 Abs. 4 DSGVO in Verbindung mit § 38 Abs. 1 BDSG).

Auskunfts- und Schweigepflicht in der Praxis
Der Aufklärung im Arzt-Patienten-Gespräch
kommt eine hohe Bedeutung zu, die bei mangelhafter oder gar fehlender Information durch den
Arzt schwere haftungsrechtliche Konsequenzen
bei Schadenseintritt nach sich zieht.

Das Pflegepersonal kommt nicht in die Verle-
genheit, Diagnosen besprechen zu müssen. Allerdings sind Fragen zu Therapieplänen oder zum
Stand der Behandlung oder zum Gesundheitszustand gängige Praxis. Trotz der großen Relevanz
gibt es keine spezialgesetzliche Regelung in
Bezug auf die Pflichten des Pflegepersonals. Allerdings ergeben sich diese insbesondere aus den
allgemeinen Regeln zum Datenschutz sowie der
Verschwiegenheitspflicht. Wenn eine Auskunft
erteilt wird, gilt selbstverständlich, dass diese
wahrheitsgemäß erfolgen muss.

Problem: Falsch- oder Nichtinformation
Unabhängig von der Frage, wer überhaupt neben
dem Patienten Informationen erhalten darf, kann
jede Fehl- und Falschinformation zumindest zivilrechtliche Schadensersatzansprüche auslösen.

Wenn sich Pflegepersonal bei der Beantwortung einer Frage unsicher ist, muss er oder sie im
Zweifel immer Rücksprache nehmen und sich
der Richtigkeit der Antwort versichern.

Bewusste Falschinformationen gegenüber Patienten, Bewohnern und Angehörigen oder in sozialen Netzwerken, z. B. im Zusammenhang mit
der Covid-Pandemie bezüglich Impfungen, der
Schwere der Erkrankung etc., kann darüber hinaus zu arbeitsrechtlichen Konsequenzen bis hin
zur Kündigung führen.

19.2 Auskunftspflichten

Neben der grundsätzlichen Wahrheitspflicht besteht darüber hinaus eine berufsständische
Schweigepflicht des gesamten medizinischen
Personals, inklusive der Pflegekräfte. Es dürfen
ohne die explizite Einwilligung des Bewohners/
Patienten/zu Pflegenden *keine* Informationen an
Dritte herausgegeben werden. Diese Schweigepflicht beinhaltet auch ein Zeugnisverweige-
rungsrecht gegenüber den Strafverfolgungsbe-

hörden. Die Berechtigung zur Zeugnisverweige-
rung entfällt nur, wenn die Aussage zur
Aufklärung eines Verbrechens beitragen soll oder
wenn Gegenstand der Untersuchung eine Straftat
des Friedensverrats und der Gefährdung des demokratischen Rechtsstaats, des Landesverrats
und der Gefährdung der äußeren Sicherheit, eine
Straftat gegen die sexuelle Selbstbestimmung,
eine Geldwäsche ist, deren Vortat mit einer im
Mindestmaß erhöhten Freiheitsstrafe bedroht ist.

Verstöße gegen das Schweigeverbot können
von den jeweiligen Gesundheitsbehörden eines
Landes mit Strafen bis zum Entzug der Berufs-
ausübungserlaubnis geahndet werden.

Die Auskunftserteilung gegenüber den Angehörigen des/der Patient*in und anderen Bezugs-
personen des Pflegeempfängers setzt immer dessen Einverständnis voraus. Zur Schaffung von
Rechtssicherheit empfiehlt es sich, die auskunfts-
berechtigten Personen schon im Heim- oder Pflegevertrag zu bestimmen und um eine entsprechende Entbindung von der Schweigepflicht zu
bitten. Hier können auch eventuelle Vorsorge-
vollmachten und Patientenverfügungen von Bedeutung sein. Ansonsten ist immer im Einzelfall
ein schriftliches Einverständnis einzuholen.

Nur in dem Fall, in dem das Einverständnis
des Pflegeempfängers nicht eingeholt werden
kann, weil dieser dazu nicht in der Lage ist, kann
unter Umständen auf das mutmaßliche Einverständnis abgestellt werden. Soweit nichts Gegen-
teiliges bekannt ist, kann in der Regel gemutmaßt
werden, dass der Pflegeempfänger damit einverstanden ist, dass seinen nahen Angehörigen (Ehepartner, Eltern, Kinder) Auskünfte erteilt werden.

Die Auskunftserteilung kann auch durch einen
Notstand (§ 34 StGB) gerechtfertigt sein, etwa
bei einer gegenwärtigen Gefahr für Leib oder
Leben des Pflegeempfängers.

Auch nach dem Tod des/der Patienten/in oder
Pflegeempfängers endet die Schweigepflicht
prinzipiell nicht.

Dadurch können sich aber rechtliche Fragen
ergeben, wie es dann z. B. damit bei der Durchsetzung von Erb-, Versicherungs- oder Schadensersatzansprüchen aussieht.

Für den Pfleger/die Pflegerin können darüber
hinaus eigene Belange des Handelnden, im Ext-

remfall beim Vorwurf eines tödlichen Behandlungsfehlers, betroffen sein und den Betroffenen/ die Betroffene vor ein rechtliches und seelisches Dilemma stellen. Sollte es zu solchen Situationen kommen, in denen unter Umständen ein Bruch der postmortalen Schweigepflicht notwendig wird, ist immer rechtlicher Beistand hinzuzuziehen.

Zwar ist auch der Austausch von Daten und Informationen mit externen Ärzten oder Therapeuten absolut verboten, solange kein Einverständnis des Bewohners/Patienten vorliegt. In der Praxis wird allerdings die Erlaubnis über den Heim- oder Behandlungsvertrag eingeholt. Sollte eine solche Einwilligung aber nicht vorliegen, dürfen auf keinen Fall Daten oder Informationen, z. B. unter Kollegen, ausgetauscht werden. Auch und gerade ein „kurzer Blick" in die Patienten-/ Bewohnerakte wäre dann nicht erlaubt.

Aufgabe: Wie würden Sie in folgendem Fall entscheiden? Die A ist Bewohnerin eines Altenheims und hat einen IQ von ca. 25. Ihre kognitive Aufnahmefähigkeit ist damit mehr als eingeschränkt. Sie ist außerdem leicht autistisch. Sie hat starke Angstzustände, wenn sie die gewohnte Umgebung verlassen muss. Bei einer Routineuntersuchung wird Krebs in fortgeschrittenem Stadium diagnostiziert. A hat nur noch wenig Wochen zu leben. Der behandelnde Arzt B und die Bezugspflegerin beraten, was zu tun ist. Wie würden Sie entscheiden?

Es gibt in diesem Fall nicht die eine richtige Lösung. Bitte bedenken Sie, dass das Recht immer dem Menschen zu dienen hat und nie zum Selbstzweck werden darf!

Weiterführende Literatur- und Rechtsprechungsverzeichnis

Oberlandesgericht Hamm, Urteil vom 09.05.2017 – 26 U 91/16

Weitere Quellen

Datenschutzgrundverordnung
https://dejure.org/gesetze/DSGVO
Die Datenschutzgrundverordnung – online und immer aktuell im Netz.

Qualität und Qualitätsprüfungen 20

Inhaltsverzeichnis

© Der/die Autor(en), exklusiv lizenziert an Springer-Verlag GmbH, DE, ein Teil von Springer
Nature 2023
J. Smolibowski, *Recht in der Pflege verstehen*, https://doi.org/10.1007/978-3-662-66341-7_20

20.1   Überblick

Das Recht steht nie im luftleeren Raum, sondern greift gestaltend in soziale, makro- und mikroökonomische Abläufe ein. Es gibt kaum einen anderen Bereich als den der „Qualität in der Pflege", in den der Gesetzgeber so tiefgreifend eingegriffen und teilweise die Wirkmechanismen des Marktes vollständig auf den Kopf gestellt hat – mit Sicherheit gut gemeint, aber mit teils schlimmen Folgen.

20.2   Was ist Qualität?

Der Begriff „Qualität" ist vielseitig besetzt. Jeder benutzt ihn und hat ganz eigene Vorstellungen davon, was „Qualität" in verschiedenen Kontexten bedeutet. Während für den einen das Essen im Restaurant um die Ecke ein kulinarischer Hochgenuss ist, scheint es dem weltgewandten Gourmet praktisch ungenießbar. Die löchrige „Designerjeans" ist für die eine das Nonplusultra der Mode, während es für die andere nur eine kaputte Hose ist. Das, was wir als qualitativ wertvoll erachten, hängt immer von unserem individuellen Standpunkt ab. Qualität ist nicht per se als absoluter Gradmesser für die Güte einer Sache geeignet, sondern muss immer im situativen, persönlichen und sachlichen Kontext gesehen werden. Dies ist insbesondere dann wichtig, wenn Qualität zur Bestimmung pflegerischen Handelns sowie der die Pflege unterstützenden Strukturen und Prozesse definiert werden soll. Qualität (lat. *qualitas*: Beschaffenheit, Merkmal, Eigenschaft, Zustand) wird landläufig als „Summe oder Güte aller Eigenschaften eines Objektes, Systems oder Prozesses" definiert. Der Begriff „Qualität" ist kein aus sich heraus erklärender Begriff. Er bedarf der genauen Definition durch bestimmte Qualitätsparameter, die je nach Produkt oder Dienstleistung eine andere Gewichtung und Ausrichtung haben.

Grundsätzlich lassen sich vier verschiedene Bedeutungen der Qualität festhalten:

a) Qualität als neutrale Beschreibung der Summe aller Eigenschaften eines Objektes, Systems oder Prozesses.

b) Qualität als bewertende Beschreibung der Güte aller Eigenschaften eines Objektes, Systems oder Prozesses.

c) Qualität als bewertende Beschreibung, der der Handlung und deren Ergebnissen vorgelagerten individuellen Werthaltungen.

d) Qualität als bewertende Beschreibung des Grades der Umsetzung von unternehmerischen Zielen im Hinblick auf die Verwirklichung von Kundenwünschen.

Grundsätzlich lässt sich sagen, dass Qualität als Übereinstimmung der Erwartungen des Kunden mit der tatsächlich erbrachten Leistung bezeichnet werden kann. Dabei spielen z. B. bei Dienstleistungen nicht nur die Güte der Leistung als solche, sondern auch noch andere Parameter, wie z. B. Freundlichkeit und Ambiente, bei der Einschätzung eine wichtige Rolle.

Garvin (1984), der zwischen fünf verschiedenen Sichtweisen im Hinblick auf den Qualitätsbegriff unterscheidet, beschreibt den kundenorientierten Qualitätsansatz wie folgt: Das kundenbezogene Qualitätsverständnis definiert Qualität als die perfekte Realisierung aller Kundenanforderungen an ein Produkt und entspricht der Qualitätsdefinition der ISO 9000:2005.

Das Fehlen von definierten Qualitätsmerkmalen, d. h. die fehlende Umsetzung einer Kundenforderung, wirkt sich damit negativ auf die Qualität des Produktes aus. Eine Zugabe weiterer Merkmale, welche vom Kunden nicht gewünscht sind, kann die Qualität nicht positiv beeinflussen, da sie für den Kunden nutzlos sind. Daher kann auch keine Kompensation von fehlenden Merkmalen durch Zugabe anderer Funktionen erfolgen.

Lüttke (2007) sieht Qualität als „Mutter aller Haltungen", dem jeder Handlung vorgelagerten individuellen Erkenntnisprozess eines zielgerichtet handelnden Individuums zugeordnet ist. Sie ist erkennbar an der Kommunikation des jeweiligen Individuums, an der Wesenheit des Menschtyps (z. B. extrinsischer oder intrinsischer Motivationsgrundhaltung) und an der Übereinstimmung des Seins, des Sagens und Tuns (Kommunikation), vom Handlungsergebnis ableitbar. Diese Definition widerspricht den bekannten

Definitionen nicht – sie ist vielmehr eine erweiterte Sichtweise, aus der sich insbesondere produkt- und systemtechnisch fokussierte Definitionen ableiten lassen.

Tatsächlich hat sich der Begriff „Qualität" im wirtschaftlichen Alltag als ein allgemeiner Wertmaßstab etabliert, der die Zweckangemessenheit eines Produkts (Produktqualität), einer Dienstleistung (Servicequalität) oder eines Prozesses (Prozessqualität) zum Ausdruck bringen soll. Damit ist gemeint, inwieweit Produkt, Prozess und Struktur geeignet sind, die Wünsche und Bedürfnisse des Kunden zu erfüllen.

Wo sich Produktqualität mit quantitativen Größen messen lässt, wird sie häufig als technische Qualität bezeichnet. Das betrifft beispielsweise Eigenschaften wie Bruchfestigkeit, Belastbarkeit, Langlebigkeit, Farbechtheit usw. Als eine der einfachsten Definitionen für Qualität gilt hier die Regel: Qualität ist die Übereinstimmung von „Ist" und „Soll", also die Erfüllung von Spezifikationen oder Vorgaben (fulfillment of a specification) im Gegensatz zu der Erfüllung von Erwartungen und Zielen als dem übergreifenden Qualitätsanspruch (fitness for purpose). In der Produktion werden hierbei heute Kennzahlen zur Qualität über rechnergestützte Systeme bestimmt. Diese Systeme zur Qualitätssicherung werden CAQ-Systeme (CAQ von engl. Computer Aided Quality assurance) genannt.

Für Unternehmen ist der Grad der Übereinstimmung der Kundenerwartungen mit den angebotenen Leistungen und Produkten entscheidend für ihr Überleben. Nur wenn die Kundenerwartungen entsprechend erfüllt oder übertroffen werden, hat das Unternehmen eine Chance, auf dem Markt zu überleben. Das Qualitätsempfinden des Kunden ist demnach als Steuerungsgröße für das Management von zentraler Bedeutung. Zielsetzung der Unternehmensstrategie muss die Befriedigung von Bedürfnissen ihrer Zielgruppe sein; denn diese Zielgruppe und deren Bedürfnisse sind ja der Grund, warum es das Unternehmen überhaupt gibt – sie sind sozusagen die „Lebensberechtigung" eines Unternehmens in der freien Marktwirtschaft.

Fällt entweder die Zielgruppe oder das Bedürfnis weg, muss das Unternehmen seine Produkte/Dienstleistungen ändern, oder es verschwindet vom Markt. Wäre dem nicht so, hätten wir immer noch eine Faustkeilindustrie und würden Schwerter und Ritterrüstungen herstellen. Veränderungen sind gut, denn sie entstehen, weil Menschen sich Gedanken gemacht haben, wie sie die Bedürfnisse und Wünsche anderer Menschen immer besser befriedigen können. Kommen neue Produkte und Dienstleistungen auf den Markt, die im Hinblick auf die Kundenwünsche einen Fortschritt bedeuten, haben die alten Produkte und Dienstleistungen keine Chance mehr. Die Kunden stimmen „mit den Füßen" ab und kaufen die veralteten Angebote nicht mehr. Der Markt entwickelt sich. Dadurch entsteht auch eine ständige Neuanpassung der für die Qualität relevanten Parameter.

20.3 Qualität in der Pflege

In der Pflege ist dies grundlegend anders. In der Pflege ist die Beschreibung der Qualität nach Donabedian (1996) maßgebend. Danach ist die Pflegequalität „der Grad der Übereinstimmung zwischen den Zielen des Gesundheitswesens und der wirklich geleisteten Pflege" (Donabedian 1980; Giebing 1991). Er unterscheidet drei Qualitätssicherungsebenen:

- Die Strukturqualität betrifft die bauliche, personelle und technische Ausstattung, also die Infrastruktur, z. B. das Ausbildungsniveau der Pflegepersonen und das verwendete Hilfsmaterial.
- Die Prozessqualität ist die Qualität der Pflegemaßnahmen und ihrer Ausführung. Dazu gehören u. a. die Durchführung der Pflegestandards, der Pflegeplan und die Pflegeprozessdokumentation.
- Mit der Ergebnisqualität (Outcome-Qualität) wird die Wirkung des Pflegeprozesses erfasst. Bei der Bewertung gehen u. a. auch Aspekte der Wirtschaftlichkeit mit ein.

Die Ziele des Gesundheitssystems sind im SGB XI und das SGB V definiert. Allerdings unterliegt alles pflegerische Handeln als limitierendem Faktor dem sogenannten Wirtschaftlichkeitsgebot (§ 29 SGB XI und § 8 SGB V).

§ 29 Wirtschaftlichkeitsgebot (SGB XI)

(1) Die Leistungen müssen wirksam und wirtschaftlich sein; sie dürfen das Maß des Notwendigen nicht übersteigen. Leistungen, die diese Voraussetzungen nicht erfüllen, können Pflegebedürftige nicht beanspruchen, dürfen die Pflegekassen nicht bewilligen und dürfen die Leistungserbringer nicht zu Lasten der sozialen Pflegeversicherung bewirken.

(2) Leistungen dürfen nur bei Leistungserbringern in Anspruch genommen werden, mit denen die Pflegekassen oder die für sie tätigen Verbände Verträge abgeschlossen haben.

§ 12 Wirtschaftlichkeitsgebot (SGB V)

(1) Die Leistungen müssen ausreichend, zweckmäßig und wirtschaftlich sein; sie dürfen das Maß des Notwendigen nicht überschreiten. Leistungen, die nicht notwendig oder unwirtschaftlich sind, können Versicherte nicht beanspruchen, dürfen die Leistungserbringer nicht bewirken und die Krankenkassen nicht bewilligen.

(2) Ist für eine Leistung ein Festbetrag festgesetzt, erfüllt die Krankenkasse ihre Leistungspflicht mit dem Festbetrag.

(3) Hat die Krankenkasse Leistungen ohne Rechtsgrundlage oder entgegen geltendem Recht erbracht und hat ein Vorstandsmitglied hiervon gewusst oder hätte es hiervon wissen müssen, hat die zuständige Aufsichtsbehörde nach Anhörung des Vorstandsmitglieds den Verwaltungsrat zu veranlassen, das Vorstandsmitglied auf Ersatz des aus der Pflichtverletzung entstandenen Schadens in Anspruch zu nehmen, falls der Verwaltungsrat das Regressverfahren nicht bereits von sich aus eingeleitet hat.

Nach beiden Vorschriften dürfen die Leistungen das „Maß des Notwendigen" nicht überschreiten. Damit ist egal, was andere Paragrafen im Hinblick auf die Pflege und die Qualität bereithalten, die Leistungen sind limitiert. Die Qualität wird also vom Gesetzgeber nicht wie in der freien Wirtschaft als Parameter einer Zielgruppe für die Entscheidung der Inanspruchnahmen einer Leistung oder des Kaufs eines Produktes verstanden. Vielmehr wird der Verbraucher – in diesem Fall der Patient – völlig aus dem System genommen. Dadurch ist die Qualität nicht mehr, wie in der freien Wirtschaft, ein Innovationstreiber. Innovation und Verbesserung der Produkte und Dienstleistungen werden nun nicht mehr durch den Markt getrieben, sondern von einem Gremium bestimmt. Die Qualität kann also nicht mehr als „perpetuum mobile" einer steten Erneuerungs- und Verbesserungskultur innerhalb der Pflegebranche dienen. Hinzu kommt noch, dass das Geld für die in der Pflege erbrachten Leistungen nicht vom Patienten, sondern von den Kassen kommt. Der Leistungsempfänger hat also keine Möglichkeit, „mit den Füßen abzustimmen", d.h. über sein Kaufverhalten den Markt zu beeinflussen. Ziel des Gesetzgebers mag gewesen sein, einen so heiklen und für die Bevölkerung zentralen Punkt der sozialen Sicherung und Versorgung nicht den Kräften des freien Marktes zu überlassen. Die Befürchtung, die in diesem Zusammenhang immer wieder geäußert wird, ist die einer zwei Klassen-Behandlung. Tatsache ist, dass wir bereits – auch mit diesem System – in einer Mehr-Klassen-Gesellschaft angekommen sind. Entwicklungen kann man in einer freien Gesellschaft nicht aufhalten. Man kann aber im Hinblick auf bestimmte Parameter bestimmte Vorgaben machen. Wenn man befürchtet, dass im Rahmen einer „Mehr-Klassen-Medizin" bestimmte Gruppen benachteiligt werden, sollte man die Leistung nicht auf das „Notwendige" begrenzen, sondern z. B. die den in Deutschland üblichen Standard in Bezug auf eine Leistung als nicht zu unterschreitende Schwelle ansetzen. Damit hätte man zum einen eine dynamische Schranke eingezogen, die die stetige Weiterent-

wicklung ermöglicht, und zum anderen ein Zurückfallen hinter den sich ständig nach oben ent-
wickelnden Standard verhindert.

Der Staat gibt aber vielmehr vor,

- welche Dienstleistungen und Produkte in der
Pflege angeboten werden,
- in welchen Strukturen die Dienstleistung zu
erfolgen hat und
- was diese Leistungen wert sind.

In der Pflege werden damit die strategischen
Ziele von der Erfüllung struktureller staatlicher
Vorgaben abhängig gemacht. Gemessen wird gerade nicht, in welchem Umfang Kundenwünsche
erfüllt werden, sondern vor allem, mit welcher
Präzision gesetzliche Vorgaben abgearbeitet werden.

Darüber hinaus konterkariert das Wirtschaftlichkeitsgebot das grundlegende Selbstverständnis der Pflegekräfte – und das heißt, den Patienten immer die beste Pflege angedeihen zu lassen.
Nach dem Wirtschaftlichkeitsgebot ist die bestmögliche Pflege tatsächlich gesetzlich verboten.
Qualität ist damit in der Pflege kein dynamischer
Treiber, sondern ein limitierender Faktor.

20.4 Der Qualitätsausschuss nach § 113 SGB XI

Die gesetzlichen Regelungen des SGB XI in Bezug
auf die Qualität in der Altenpflege sind komplex, geprägt von einem Ausschuss- und Gremiendenken,
verschachtelt und kaum verständlich. Bezeichnen-
derweise sind die Personen, die unter mikroökono-
mischen Gesichtspunkten der Dreh- und Angelpunkt
für die Festlegung der leistungs- und produktspezifi-
schen Qualitätsparameter in einem bestimmten Seg-
ment darstellen – nämlich die Kunden bzw. Patienten –, bei der Festlegung der Qualität nicht beteiligt.
Sie spielen keine Rolle. Abgesehen davon gab es
eine kundenunabhängige Festlegung von dem, was
„Qualität" ist, nur in sozialistischen Ländern, wie
z. B. der DDR. Ähnlich wie in diesen Staaten ent-

scheidet stattdessen ein Gremium, was der Patient
für gut oder schlecht zu finden hat.

Entscheidend für die Festsetzung der Quali-
tätsmaßstäbe und deren Überprüfung in der Altenpflege ist der sogenannte „Qualitätsausschuss". Seine Zusammensetzung, Kompetenzen,
Aufgaben und Pflichten sind im § 113 SGB XI
geregelt. Diese Konstellation manifestiert die
durch das Leistungsdreieck (Patient–Kasse–
Leistungserbringer) verursachte Problematik,
dass der Leistungserbringer zwei „Herren zu dienen" hat: auf der einen Seite der Kasse – die das
Geld bezahlt – und auf der anderen Seite dem
Patienten – dem man aus ethischen Gründen verpflichtet ist. Aus dieser Konstellation erwachsen
nicht nur unnötige Spannungen; sie ist mitverant-
wortlich dafür, dass unser Gesundheitssystem eines der teuersten ist.

Hätte der Gesetzgeber einfach bestimmte
Mindeststandards bezüglich der fachlichen
Qualität, der vorzuhaltenden Strukturen inkl.
des Personals (am besten auch noch ein anstän-
diges Mindestgehalt) sowie ein Maximum an
Wochenarbeitsstunden bestimmt, könnte man
sich den Qualitätsausschuss und viel Geld spa-
ren. Die normale Entwicklung eines gesunden
und für Patienten und Angestellte limitierten
Wettbewerbs könnten im Bereich Leistung am
Patienten eine ständige Weiterentwicklung erfahren. Diese ist durch das vorhandene System
nicht nur gehemmt, sie ist vollständig blockiert.

20.4.1 Aufgabe des Qualitätsausschusses

Der Qualitätsausschuss trifft Vereinbarungen und
erlässt Beschlüsse bezüglich der Beratung von
Patienten

- zu Beratungsstandards,
- zur erforderlichen Qualifikation der Bera-
tungspersonen sowie
- zu erforderlichenfalls einzuleitenden Maßnahmen im Einzelfall (nach § 37 Absatz 5).

Bezüglich der Pflege von Patienten gibt es:

- **Maßstäbe und Grundsätze** für die **Qualität, Qualitätssicherung** und **Qualitätsdarstellung** in der ambulanten, teilstationären, vollstationären und Kurzzeitpflege, insbesondere
- die Einführung von **Expertenstandards** (nach 113a SGB XI)
- sowie für die **Entwicklung eines** einrichtungsinternen **Qualitätsmanagements**, das auf eine stetige Sicherung und Weiterentwicklung der Pflegequalität ausgerichtet ist und flexible Maßnahmen zur Qualitätssicherung in Krisensituationen umfasst.
- Bezüglich der Anforderungen an eine praxistaugliche, den Pflegeprozess unterstützende und die Pflegequalität fördernde **Pflegedokumentation.**

Darüber hinaus geht § 113 SGB XI sehr detailliert darauf ein, was noch im Einzelnen in den Vereinbarungen zu regeln ist:

- Dass die **Mitarbeiterinnen und Mitarbeiter** von ambulanten Pflegediensten, die Betreuungsmaßnahmen erbringen (entsprechend den Richtlinien nach § 112a SGB XI), zu den Anforderungen an das Qualitätsmanagement und die Qualitätssicherung für ambulante Betreuungsdienste **qualifiziert** sein müssen. Sie sind in regelmäßigen Abständen an den medizinisch-pflegefachlichen Fortschritt anzupassen (nach § 113 SGB XI).
- Welche Ergebnisse bei der **Darstellung der Qualität** für den ambulanten und den stationären Bereich zugrunde zu legen sind und
- inwieweit die Ergebnisse durch weitere **Informationen** ergänzt werden.
- Das **Verfahren zur Kürzung (sic!) der Pflegevergütung** (§ 115 Abs. 3b SGB XI).
- Das Nähere zur **Arbeitsweise des Qualitätsausschusses**, insbesondere

- zur Benennung der Mitglieder und der unparteiischen Mitglieder,
- zur Amtsdauer, Amtsführung und Entschädigung für den Zeitaufwand der unparteiischen Mitglieder,
- zum Vorsitz,
- zu den Beschlussverfahren,
- zur Errichtung einer qualifizierten Geschäftsstelle, auch mit der Aufgabe als wissenschaftliche Beratungs- und Koordinierungsstelle,
- zur Sicherstellung der jeweiligen Auftragserteilung,
- zur Einbeziehung weiterer Sachverständiger oder Gutachter,
- zur Bildung von Arbeitsgruppen,
- zur Gewährleistung der Beteiligungs- und Mitberatungsrechte nach dem SGB XI einschließlich der Erstattung von Reisekosten, eines Verdienstausfalls sowie die Zahlung eines Pauschbetrages (nach § 118 Absatz 1 Satz 6 SGB XI) sowie
- zur Verteilung der Kosten für die Entschädigung der unparteiischen Mitglieder und der einbezogenen weiteren Sachverständigen und Gutachter sowie für die Erstattung von Reisekosten

Sehr detailliert geht das Gesetz darauf ein, wie der Qualitätsausschuss Instrumente zur Feststellung, Evaluierung und Weiterentwicklung von Qualität zu etablieren hat.

Der Gesetzgeber hat die Vertragsparteien verpflichtet, zur Sicherstellung der Wissenschaftlichkeit bei der Wahrnehmung ihrer Aufgaben mit Unterstützung der qualifizierten Geschäftsstelle fachlich unabhängige wissenschaftliche Einrichtungen oder Sachverständige zu beauftragen. Hierfür wurden Aufgabenpakete und konkrete Umsetzungstermin (31. März 2017 bzw. 30.07.2017) festgelegt. Auf diese sehr speziellen Aufgaben wird im Einzelnen nicht mehr eingegangen.

20.4.2 Wie setzt sich der Qualitätsausschuss zusammen?

Der Qualitätsausschuss besteht gem. § 113 Abs. 2 SGB XI aus

- Vertretern des Spitzenverbandes Bund der Pflegekassen (Leistungsträger) und
- Vertretern der Vereinigungen der Träger der Pflegeeinrichtungen auf Bundesebene (Leistungserbringer)

in gleicher Zahl. Leistungsträger und Leistungserbringer können jeweils höchstens elf Mitglieder entsenden. Dem Qualitätsausschuss gehören auch

- ein Vertreter der Bundesarbeitsgemeinschaft der überörtlichen Träger der Sozialhilfe und
- ein Vertreter der kommunalen Spitzenverbände auf Bundesebene

an; sie werden auf die Zahl der Leistungsträger angerechnet. Dem Qualitätsausschuss kann auch

- ein Vertreter des Verbandes der privaten Krankenversicherung e. V.

angehören; die Entscheidung hierüber obliegt dem Verband der privaten Krankenversicherung e. V. Sofern der Verband der privaten Krankenversicherung e. V. ein Mitglied entsendet, wird dieses Mitglied auf die Zahl der Leistungsträger angerechnet.

Dem Qualitätsausschuss soll auch

- ein Vertreter der Verbände der Pflegeberufe

angehören; die Entscheidung hierüber obliegt den Verbänden der Pflegeberufe. Sofern die Verbände der Pflegeberufe ein Mitglied entsenden, wird dieses Mitglied auf die Zahl der Leistungserbringer angerechnet.

Jedes Mitglied erhält eine Stimme; die Stimmen sind gleich zu gewichten.

Der „Medizinische Dienst Bund" wirkt in den Sitzungen und an den Beschlussfassungen im Qualitätsausschuss, auch in seiner erweiterten Form, jedoch nur beratend mit.

Patientenvertreter*innen sind in diesem Gremium nicht vorgesehen. Ihre Interessen werden lediglich durch die auf Bundesebene maßgeblichen Organisationen für die Wahrnehmung der Interessen und der Selbsthilfe pflegebedürftiger und behinderter Menschen in den Sitzungen und an den Beschlussfassungen im Qualitätsausschuss, auch in seiner erweiterten Form, vertreten.

20.5 Verpflichtung zur Qualitätssicherung gem. SGB V

§ 135a SGB V ist einer der wenigen Lichtblicke in Bezug auf die gesetzlich ausgestaltete Qualität in der Pflege. Die Vorschrift verpflichtet die Leistungserbringer zur Sicherung und Weiterentwicklung der Qualität der von ihnen erbrachten Leistungen für alle Leistungen gemäß SGB V und somit vor allem im Bereich der Krankenhäuser und Reha-Kliniken. Diese müssen dem jeweiligen Stand der wissenschaftlichen Erkenntnis entsprechen und in der fachlich gebotenen Qualität erbracht werden. Allerdings ist diese Norm stets im Rahmen der Restriktionen des Wirtschaftlichkeitsgebots (siehe oben) zu betrachten.

Vertragsärzte, medizinische Versorgungszentren, zugelassene Krankenhäuser, Erbringer von Vorsorgeleistungen oder Rehabilitationsmaßnahmen und Einrichtungen, mit denen ein Versorgungsvertrag nach § 111a besteht, sind verpflichtet,

1. sich an einrichtungsübergreifenden Maßnahmen der Qualitätssicherung zu beteiligen, die insbesondere zum Ziel haben, die Ergebnisqualität zu verbessern, und
2. einrichtungsintern ein Qualitätsmanagement einzuführen und weiterzuentwickeln, wozu in Krankenhäusern auch die Verpflichtung zur Durchführung eines patientenorientierten Beschwerdemanagements gehört.

Förderung der Qualität

Gemäß § 135b SGB V haben die Kassenärztlichen Vereinigungen (KV) Maßnahmen zur Förderung der Qualität der vertragsärztlichen Versorgung durchzuführen. Die KVen prüfen außerdem die Qualität der erbrachten Leistungen (einschließlich der belegärztlichen Leistungen) im Einzelfall durch Stichproben; in Ausnahmefällen sind auch Vollerhebungen zulässig.

Der Gemeinsame Bundesausschuss bestimmt in Richtlinien Kriterien zur Qualitätsbeurteilung in der vertragsärztlichen Versorgung sowie Vorgaben zu Auswahl, Umfang und Verfahren der Qualitätsprüfungen. Dies gilt auch für die im Krankenhaus erbrachten ambulanten ärztlichen Leistungen.

Zur Förderung der Qualität der vertragsärztlichen Versorgung können die Kassenärztlichen Vereinigungen mit einzelnen Krankenkassen oder mit den für ihren Bezirk zuständigen Landesverbänden der Krankenkassen oder den Verbänden der Ersatzkassen Vereinbarungen schließen, in denen für bestimmte Leistungen einheitlich strukturierte und elektronisch dokumentierte besondere Leistungs-, Struktur- oder Qualitätsmerkmale festgelegt werden. Bei deren Erfüllung erhalten die an dem jeweiligen Vertrag teilnehmenden Ärzte Zuschläge zu den Vergütungen.

Ebenso fördert die Deutsche Krankenhausgesellschaft im Rahmen ihrer Aufgaben die Qualität der Versorgung im Krankenhaus. Sie hat in ihren Beratungs- und Formulierungshilfen für Verträge der Krankenhäuser mit leitenden Ärzten im Einvernehmen mit der Bundesärztekammer Empfehlungen abzugeben, die sicherstellen, dass Zielvereinbarungen ausgeschlossen sind, die auf finanzielle Anreize, insbesondere für einzelne Leistungen, Leistungsmengen, Leistungskomplexe oder Messgrößen hierfür, abstellen. Die Empfehlungen sollen insbesondere die Unabhängigkeit medizinischer Entscheidungen sichern.

Bei Pflegeeinrichtungen sind gem. § 112 SGB XI die Träger der Pflegeeinrichtungen für die Qualität der Leistungen ihrer Einrichtungen, einschließlich der Sicherung und Weiterentwicklung der Pflegequalität, verantwortlich. Maßstäbe für die Beurteilung der Leistungsfähigkeit einer Pflegeeinrichtung und die Qualität ihrer Leistungen sind die für sie verbindlichen Anforderungen in den Vereinbarungen nach § 113 SGB V sowie die vereinbarten Leistungs- und Qualitätsmerkmale (§ 84 Abs. 5).

Die zugelassenen Pflegeeinrichtungen sind verpflichtet,

- Maßnahmen der Qualitätssicherung sowie ein Qualitätsmanagement nach Maßgabe der Vereinbarungen nach § 113 durchzuführen,
- Expertenstandards nach § 113a anzuwenden sowie
- bei Qualitätsprüfungen nach § 114 mitzuwirken.

Bei stationärer Pflege erstreckt sich die Qualitätssicherung neben den allgemeinen Pflegeleistungen auch auf die medizinische Behandlungspflege (die Betreuung, die Leistungen bei Unterkunft und Verpflegung) sowie auf die Zusatzleistungen.

Der Medizinische Dienst und der Prüfdienst des Verbandes der privaten Krankenversicherung e. V. beraten die Pflegeeinrichtungen in Fragen der Qualitätssicherung mit dem Ziel, Qualitätsmängeln rechtzeitig vorzubeugen und die Eigenverantwortung der Pflegeeinrichtungen und ihrer Träger für die Sicherung und Weiterentwicklung der Pflegequalität zu stärken.

20.6   Qualitätsprüfungen in Alten- und Pflegeheimen und der MDK

Die Prüfung der Qualitätsanforderungen durch den Medizinischen Dienst der Krankenkassen gemäß § 114 SGB XI ist für den Alltag in den Altenheimen von großer Bedeutung. Diese Prüfungen werden in der Regel mit Anspannung erwartet. Zahlreiche Seminare verschiedenster Anbieter, die Einrichtungen bei der Durchführung einer solchen Prüfung beraten, zeugen davon, dass es nicht darum geht, ein Qualitätsempfinden der Bewohner abzufragen und weiterzuentwickeln als vielmehr bestimmte allgemeine Standards nachzuweisen.

20.6.1 Grundlagen der Prüfung

Zur Durchführung einer Qualitätsprüfung erteilen die Landesverbände der Pflegekassen dem Medizinischen Dienst und dem Prüfdienst des Verbandes der privaten Krankenversicherung e. V. einen Prüfauftrag. Der Prüfauftrag enthält Angaben zur Prüfart, zum Prüfgegenstand und zum Prüfumfang. Die Prüfung erfolgt als

- Regelprüfung,
- Anlassprüfung oder
- Wiederholungsprüfung.

Die Pflegeeinrichtungen haben die ordnungsgemäße Durchführung der Prüfungen zu ermöglichen. Vollstationäre Pflegeeinrichtungen sind seit dem 1. Januar 2014 verpflichtet, die Landesverbände der Pflegekassen unmittelbar nach einer Regelprüfung darüber zu informieren, wie die ärztliche, fachärztliche und zahnärztliche Versorgung sowie die Arzneimittelversorgung in den Einrichtungen geregelt sind. Sie sollen insbesondere auf Folgendes hinweisen:

- auf den Abschluss und den Inhalt von Kooperationsverträgen oder die Einbindung der Einrichtung in Ärztenetze,
- auf den Abschluss von Vereinbarungen mit Apotheken sowie
- ab dem 1. Juli 2016 auf die Zusammenarbeit mit einem Hospiz- und Palliativnetz.

Wesentliche Änderungen hinsichtlich der ärztlichen, fachärztlichen und zahnärztlichen Versorgung, der Arzneimittelversorgung sowie der Zusammenarbeit mit einem Hospiz- und Palliativnetz sind den Landesverbänden der Pflegekassen innerhalb von vier Wochen zu melden.

20.6.2 In welchen Abständen findet eine Prüfung statt

Der Medizinische Dienst der Krankenkassen prüft auf Veranlassung der Landesverbände der Pflegekassen in zugelassenen Pflegeeinrichtungen regelmäßig, im Abstand von höchstens einem Jahr, eine Prüfung. Die Prüfung kann auch durch den Prüfdienst des Verbandes der privaten Krankenversicherung e. V. oder durch von ihnen bestellte Sachverständige (Regelprüfung) erfolgen.

Bei einem guten Prüfungsergebnis kommt eine Verlängerung des Prüfungsrhythmus in Betracht.

20.6.3 Was wird genau geprüft?

Zu prüfen ist, ob die Qualitätsanforderungen nach dem SGB XI und nach den auf dieser Grundlage abgeschlossenen vertraglichen Vereinbarungen erfüllt sind. Die Regelprüfung erfasst insbesondere

- wesentliche Aspekte des Pflegezustandes und die Wirksamkeit der Pflege- und Betreuungsmaßnahmen (**Ergebnisqualität**).
- Sie kann auch auf den Ablauf, die Durchführung und die Evaluation der Leistungserbringung (**Prozessqualität**) sowie
- die unmittelbaren Rahmenbedingungen der Leistungserbringung (**Strukturqualität**)

erstreckt werden.

20.6.4 Die Regelprüfung

Es gibt zwei Arten der Prüfungen. Die erste ist die Regelprüfung (diese Prüfung ist der Normalfall und findet, wie der Name schon sagt, regelmäßig statt) , die zweite ist die Anlassprüfung, die immer dann angesetzt wird, wenn es einen akuten Grund zur Nach- und Überprüfung gibt.

Die Regelprüfung bezieht sich auf die Qualität

- der allgemeinen Pflegeleistungen,
- der medizinischen Behandlungspflege,
- der Betreuung einschließlich der zusätzlichen Betreuung und Aktivierung (im Sinne des § 43b SGB XI),
- der Leistungen bei Unterkunft und Verpflegung (§ 87 SGB XI) und
- der Zusatzleistungen (§ 88 SGB XI).
- Auch die (nach § 37 SGB V) erbrachten Leistungen der häuslichen Krankenpflege sind in die Regelprüfung einzubeziehen, unabhängig davon, ob von der Pflegeversicherung Leistungen nach § 36 SGB XI erbracht werden.
- In die Regelprüfung einzubeziehen sind auch Leistungen der außerklinischen Intensivpflege (nach § 37c SGB V), die auf der Grundlage eines Versorgungsvertrages mit den Krankenkassen (gemäß § 132I Absatz 5 Nummer 4 SGB V) erbracht werden, unabhängig davon, ob von der Pflegeversicherung Leistungen (nach § 36 SGB XI) erbracht werden.

In bestimmten Fällen (nach § 114 Abs. 2 Satz 10 SGB XI) ist in die Regelprüfung mindestens eine Person, die Leistungen der außerklinischen Intensivpflege erhält, einzubeziehen.

- Die Regelprüfung umfasst auch die Abrechnung der genannten Leistungen.
- Zu prüfen ist auch, ob die Versorgung der Pflegebedürftigen den Empfehlungen der Kommission für Krankenhaushygiene und Infektionsprävention nach § 23 Absatz 1 des Infektionsschutzgesetzes entspricht.

Der „Spitzenverband Bund der Pflegekassen" beschließt im Benehmen mit dem „Medizinischen Dienst des Spitzenverbandes Bund der Krankenkassen" und dem Prüfdienst des Verbandes der Privaten Krankenversicherung e. V. sowie im Einvernehmen mit dem Bundesministerium für Gesundheit unverzüglich das Nähere zur Durchführbarkeit von Prüfungen, insbesondere, unter welchen Voraussetzungen Prüfaufträge angesichts der aktuellen Infektionslage angemessen sind und welche spezifischen Vorgaben, insbe-

sondere zur Hygiene, zu beachten sind. Dabei sind insbesondere die aktuellen wissenschaftlichen Erkenntnisse zu berücksichtigen. Der Beschluss ist entsprechend der Entwicklung der SARS-CoV-2-Pandemie zu aktualisieren.

Die Landesverbände der Pflegekassen haben im Rahmen der Zusammenarbeit mit den nach heimrechtlichen Vorschriften zuständigen Aufsichtsbehörden (§ 117 SGB XI) vor einer Regelprüfung insbesondere zu erfragen, ob Qualitätsanforderungen

- in einer Prüfung der nach heimrechtlichen Vorschriften zuständigen Aufsichtsbehörde oder
- in einem nach Landesrecht durchgeführten Prüfverfahren berücksichtigt worden sind.

Hierzu können auch Vereinbarungen auf Landesebene zwischen den Landesverbänden der Pflegekassen und den nach heimrechtlichen Vorschriften zuständigen Aufsichtsbehörden sowie den für weitere Prüfverfahren zuständigen Aufsichtsbehörden getroffen werden.

Um Doppelprüfungen zu vermeiden, haben die Landesverbände der Pflegekassen den Prüfumfang der Regelprüfung in angemessener Weise zu verringern, wenn

- die Prüfungen nicht länger als neun Monate zurückliegen,
- die Prüfergebnisse nach pflegefachlichen Kriterien den Ergebnissen einer Regelprüfung gleichwertig sind und
- die Veröffentlichung der von den Pflegeeinrichtungen erbrachten Leistungen und deren Qualität gemäß § 115 Absatz 1a gewährleistet ist.

Die Pflegeeinrichtung kann jedoch verlangen, dass von einer Verringerung der Prüfpflicht abgesehen wird.

20.6.5 Die Anlassprüfung

Bei Anlassprüfungen geht der Prüfauftrag in der Regel über den jeweiligen Prüfanlass hinaus; Er umfasst eine vollständige Prüfung mit dem Schwerpunkt der Ergebnisqualität.

Gibt es im Rahmen einer Anlass-, Regel- oder Wiederholungsprüfung sachlich begründete Hinweise auf eine nicht fachgerechte Pflege bei Pflegebedürftigen, auf die sich die Prüfung nicht erstreckt, sind die betroffenen Pflegebedürftigen unter Beachtung der datenschutzrechtlichen Bestimmungen in die Prüfung einzubeziehen. Die Prüfung ist insgesamt als Anlassprüfung durchzuführen. Im Zusammenhang mit einer zuvor durchgeführten Regel- oder Anlassprüfung kann von den Landesverbänden der Pflegekassen eine Wiederholungsprüfung veranlasst werden, um zu überprüfen, ob die festgestellten Qualitätsmängel durch die (nach § 115 Abs. 2 SGB XI) angeordneten Maßnahmen beseitigt worden sind.

20.6.6 Durchführung der Qualitätsprüfungen (§ 114 SGB XI)

Der Medizinische Dienst, der Prüfdienst des Verbandes der privaten Krankenversicherung e. V. und die von den Landesverbänden der Pflegekassen bestellten Sachverständigen sind im Rahmen ihres Prüfauftrags (nach § 114 SGB XI) jeweils berechtigt und verpflichtet, an Ort und Stelle zu überprüfen, ob die zugelassenen Pflegeeinrichtungen die Leistungs- und Qualitätsanforderungen nach SGB XI erfüllen.

Die Prüfungen sind grundsätzlich am Tag zuvor anzukündigen. Anlassprüfungen sollen unangemeldet erfolgen. Die Prüfungen in zugelassenen vollstationären Pflegeeinrichtungen sollen unangekündigt erfolgen, wenn

- die Einrichtung ihrer Verpflichtung (nach § 114b Absatz 1 SGB XI) gar nicht nachkommt,
- die Datenübermittlung unvollständig war oder
- von der Datenauswertungsstelle (nach § 113 Absatz 1b SGB XI) mangelnde Plausibilität der übermittelten Daten festgestellt wurde.

20.6.7 MDK-Richtlinien für die Prüfung von stationären Einrichtungen

Neben der Prüfung haben der Medizinische Dienst, der Prüfdienst des Verbandes der privaten Krankenversicherung e. V. und die von den Landesverbänden der Pflegekassen bestellten Sachverständigen auch im Rahmen der Qualitätsprüfungen die Pflegeeinrichtungen in Fragen der Qualitätssicherung eine beratende Funktion. Hierfür hat der MDK dezidierte Richtlinien (MDK-Richtlinien 2022) entwickelt.

Inhalt und Umfang der Qualitätsprüfung

Regel-, Anlass- und Wiederholungsprüfungen der Pflegeeinrichtungen erfolgen anhand folgender Richtlinien: Beurteilung der personenbezogenen Versorgung, Beurteilung auf der Einrichtungsebene und Gesamtergebnis der Plausibilitätskontrolle. Diese Prüfbögen sind nach den Anlagen 4 (Erläuterungen zu den Prüfbögen), 5 (Qualitätsbewertung Qualitätsprüfung) und 6 (Bewertung von Auffälligkeiten bei der Plausibilitätskontrolle) auszufüllen. Die Inhalte und der Umfang der Prüfung sind nicht veränderbar. Sie können von den Landesverbänden der Pflegekassen nicht verändert, verringert oder erweitert werden. Die Prüfbögen und Anlagen können über das Internet abgerufen werden.

Bei Wiederholungsprüfungen im Auftrag der Landesverbände der Pflegekassen ist zu prüfen, ob die festgestellten Qualitätsmängel durch entsprechende Maßnahmen beseitigt worden sind. Dabei werden im Qualitätsbereich 6 (Organisationsaspekte und internes Qualitätsmanagement) die beanstandeten einrichtungsbezogenen Kriterien erneut geprüft. Nicht beanstandete Kriterien werden unverändert übernommen. Die personenbezogenen Qualitätsaspekte sind vollständig zu prüfen.

Basis der Prüfungen sind:

- die Maßstäbe und Grundsätze zur Sicherung und Weiterentwicklung der Pflegequalität nach § 113 SGB XI für die vollstationäre

Pflege und für die Kurzzeitpflege in der jeweils aktuellen Fassung,

- der aktuelle Stand des Wissens,
- die Expertenstandards nach § 113a SGB XI,
- die qualitätsrelevanten Inhalte der Verträge der Pflege- und Krankenkassen mit der jeweiligen Pflegeeinrichtung,
- die Rahmenverträge nach § 75 SGB XI
- die Richtlinien zur Verordnung häuslicher Krankenpflege nach § 92 Absatz 1 Satz 2 Nr. 6 und Absatz 7 Nr. 1 SGB V sowie
- die relevanten Empfehlungen der Kommission für Krankenhaushygiene und Infektionsprävention nach § 23 Absatz 1 Infektionsschutzgesetz (IfSG).

Die durch das Prüfteam im Einzelnen zu beurteilenden Sachverhalte sind in die folgenden sechs Qualitätsbereiche untergliedert:

- Qualitätsbereich 1: Unterstützung bei der Mobilität und Selbstversorgung QPR – VOLLSTATIONÄRE PFLEGE
- Qualitätsbereich 2: Unterstützung bei der Bewältigung von krankheits- und therapiebedingten Anforderungen und Belastungen
- Qualitätsbereich 3: Unterstützung bei der Gestaltung des Alltagslebens und der sozialen Kontakte
- Qualitätsbereich 4: Unterstützung in besonderen Bedarfs- und Versorgungssituationen
- Qualitätsbereich 5: Bedarfsübergreifende fachliche Anforderungen
- Qualitätsbereich 6: Organisationsaspekte und internes Qualitätsmanagement

Jeder der sechs Qualitätsbereiche umfasst mehrere Qualitätsaspekte, die jeweils umfassende Themen abbilden. Die Qualitätsbereiche 1 bis 4 werden mit der Anlage 1 (Prüfbogen A: Beurteilung der personenbezogenen Versorgung) und die Qualitätsbereiche 5 und 6 mit der Anlage 2 (Prüfbogen B: Beurteilung auf der Einrichtungsebene) erfasst.

Die neu konzipierte Qualitätsprüfung wurde notwendig, nachdem sowohl die Art als auch die Darstellung der Pflegequalität (Pflegenoten) in den vorangegangenen Jahren in die Kritik geraten war. Es war nach mehreren Skandalen offensichtlich, dass Qualitätsmängel der Einrichtungen zum einen nicht erkannt wurden und zum anderen für Verbraucherinnen und Verbraucher nicht klar erkennbar waren. Deshalb hat der Gesetzgeber 2016 mit dem Pflegestärkungsgesetz II den Pflegequalitätsausschuss – ein gemeinsames Gremium von Pflegekassen und Leistungserbringern – eingerichtet und beauftragt, ein neues Prüfverfahren und eine Alternative zur früheren Pflegenotendarstellung zu entwickeln.

20.6.8 Was ändert sich bei der Prüfung in Heimen?

Die externe Bewertung der Pflegequalität durch den Medizinischen Dienst basiert wie bisher auf der Inaugenscheinnahme der Bewohnerinnen und Bewohner sowie dem persönlichen Gespräch mit ihnen. Die Qualitätsprüferinnen und -prüfer des Medizinischen Dienstes stellen in jeder Einrichtung anhand einer Stichprobe von neun Bewohnerinnen und Bewohnern die Qualitätssituation fest und untersuchen, wie die Versorgung bei jedem Einzelnen ist. Wie gut wird bei Mobilität und Selbstversorgung (Essen, Trinken, Waschen, Toilettengang usw.) unterstützt? Was macht das Heim bei der Bewältigung von krankheits- und therapiebedingten Anforderungen, zum Beispiel bei Medikamentengaben und systematischer Schmerzerfassung?

Hilft die Einrichtung den Bewohnerinnen und Bewohnern bei der Gestaltung des Alltagslebens und der sozialen Kontakte, unterstützt sie zum Beispiel bei der Tagesstrukturierung, Beschäftigung und Kommunikation? Wie sieht die Unterstützung in besonderen Bedarfs- und Versorgungssituationen aus, etwa im Hinblick auf die Unterstützung von Menschen mit Demenz bei herausforderndem Verhalten? Und wie gehen die Pflegekräfte mit individuellen Risiken und Gefährdungen um, zum Beispiel bei der Hilfsmittelversorgung? Danach überprüft der Medizinische Dienst bei sechs dieser neun Pflegebedürftigen, ob die von der Einrichtung selbst ermittelten Indikatorendaten plausibel sind. Passt das Gesamtbild, das sich der Medizinische Dienst gemacht hat, zu dem, was das Heim an die Datenauswertungsstelle gemeldet hat? Ist nachvollziehbar, wie sich Selbstständigkeit und Mobilität des Pflegebedürftigen entwickelt haben?

Ein weiterer wichtiger Baustein der Qualitätsprüfung ist das Fachgespräch, das die Qualitätsprüferinnen und -prüfer des Medizinischen Dienstes in der Einrichtung führen. Das Prüfteam bespricht mit den Pflegekräften vor Ort die Prüfergebnisse der Personenstichprobe und bezieht dabei die Perspektive der Einrichtungsmitarbeiterinnen und -mitarbeiter ein. Der Medizinische Dienst berät die Einrichtung und gibt Empfehlungen, wie die Qualität konkret verbessert werden kann. Die pflegefachliche Beratung gewinnt insgesamt an Bedeutung.

20.6.9 Erhebung und Übermittlung von indikatorenbezogenen Daten nach § 114b SGB XI

Vollstationäre Pflegeeinrichtungen sind verpflichtet, ab dem 1. Januar 2022 halbjährlich zu einem bestimmten Stichtag indikatorenbezogene Daten zur vergleichenden Messung und Darstellung von Ergebnisqualität im vollstationären Bereich zu erheben und an die Datenauswertungsstelle (nach § 113 Absatz 1b SGB XI) zu übermitteln.

Der Indikatorenansatz bedeutet, dass die stationären Einrichtungen Informationen zu ihren Versorgungsergebnissen sammeln. Anhand ihrer Auswertung erhält man Kennzahlen, d. h. Indikatoren. Diese geben an, ob eine Einrichtung im Vergleich zu anderen Einrichtungen (zum Beispiel bei schwerwiegenden Sturzfolgen) besser oder schlechter ist. Ein Indikator stellt also dabei immer eine Verhältniszahl dar.

Die indikatorenbezogenen Daten, so der Gesetzgeber, sind auf der Grundlage einer strukturierten Datenerhebung im Rahmen des internen Qualitätsmanagements zu erfassen.

An dieser Stelle ist es wichtig, sich noch einmal den Unterschied zwischen „internem" und „externem" Qualitätsmanagement vor Augen zu führen:

Das externe QM zielt auf Standardisierung und Vergleichbarkeit ab. Die Einrichtung lässt sich im Hinblick auf die Erfüllung bestimmter Standards prüfen. Beispiele hierfür sind ISO 9001, Prüfung durch den MDI, Stiftung Warentest. Diese Standards bürgen für eine bestimmte (strukturelle) Qualität; d. h., sie zeigen (nur) ein Leistungspotenzial. Sie sagen allerdings nichts darüber aus, inwieweit die Leistungen die Anforderungen der Kunden tatsächlich erfüllen.

Beispiel

in einer Blindenschule werden Kurse angeboten („Malen nach Zahlen"). Die Kurse erfüllen alle gesetzlichen Voraussetzungen und die Lehrer sind zertifiziert und ausgezeichnet. Die Abläufe des Unternehmens sind nach DIN 9001 zertifiziert. Das externe QM bescheinigt dem Unternehmen (zu Recht) eine Top-Performance. Inwiefern allerdings das Leistungsangebot mit den tatsächlichen Kundenwünschen übereinstimmt, prüfen externe QMs grundsätzlich nicht. Dem Angebot würden damit Bestnoten sicher sein, obwohl es von den Kunden mit an Sicherheit grenzender Wahrscheinlichkeit nicht genutzt werden wird. ◄

Das interne QM zielt auf eine Steigerung der Wettbewerbsfähigkeit. Die Einrichtung optimiert hierdurch ihre Strukturen und Prozesse, um so attraktiver für den Kunden zu werden. Das interne QM beschäftigt sich z. B. in Qualitätszirkeln mit der Optimierung von Abläufen und Leistungen. Der wichtigste Erfolgsparameter beim internen QM ist immer die Übereinstimmung des Leistungsangebots mit den Erwartungen der Zielgruppe.

20.6.10 Verlängerung des Prüfrhythmus in vollstationären Einrichtungen (§ 114c SGB XI)

Abweichend von § 114 Absatz 2 kann eine Prüfung in einer zugelassenen vollstationären Pflegeeinrichtung ab dem 1. Januar 2023 regelmäßig im Abstand von höchstens zwei Jahren stattfinden, wenn durch die jeweilige Einrichtung ein hohes Qualitätsniveau erreicht worden ist.

20.6.11 Zusammenarbeit mit den nach heimrechtlichen Vorschriften zuständigen Aufsichtsbehörden (§ 117 SGB XI)

Die Landesverbände der Pflegekassen sowie der Medizinische Dienst und der Prüfdienst des Verbandes der privaten Krankenversicherung e. V. arbeiten mit den nach heimrechtlichen Vorschriften zuständigen Aufsichtsbehörden bei der Zulassung und der Überprüfung der Pflegeeinrichtungen eng zusammen, um ihre wechselseitigen Aufgaben nach SGB XI und nach den heimrechtlichen Vorschriften insbesondere durch

- regelmäßige gegenseitige Information und Beratung,
- Terminabsprachen für eine gemeinsame und arbeitsteilige Überprüfung von Pflegeeinrichtungen oder
- Verständigung über die im Einzelfall notwendigen Maßnahmen

wirksam aufeinander abzustimmen. Dabei ist sicherzustellen, dass Doppelprüfungen nach Möglichkeit vermieden werden. Zur Erfüllung dieser Aufgaben sind die Landesverbände der Pflegekassen sowie der Medizinische Dienst und der Prüfdienst des Verbandes der privaten Krankenversicherung e. V. verpflichtet, in den Arbeits-

gemeinschaften nach den heimrechtlichen Vorschriften mitzuwirken und sich an entsprechenden Vereinbarungen zu beteiligen.

20.7 Qualitätsprüfung der Pflege in Krankenhäusern

Grundlage für die Prüfung von Krankenhäusern ist § 275 Abs. 2 SGB V. Danach haben sich auch Krankenhäuser durch den MDK prüfen lassen. Mit dem Krankenhausstrukturgesetz wurde der § 275a dem Sozialgesetzbuch V angefügt. Er präzisiert und erweitert die rechtlichen Voraussetzungen für die Prüfungen.

§ 275a SGB V – Durchführung und Umfang von Qualitätskontrollen in Krankenhäusern durch den Medizinischen Dienst

(1) Der Medizinische Dienst führt nach Maßgabe der folgenden Absätze und der Richtlinie des Gemeinsamen Bundesausschusses nach § 137 Absatz 3 SGB V Kontrollen zur Einhaltung von Qualitätsanforderungen in den nach §§ 107, 108, 109 SGB V zugelassenen Krankenhäusern durch. Voraussetzung für die Durchführung einer solchen Kontrolle ist, dass der Medizinische Dienst hierzu von einer vom Gemeinsamen Bundesausschuss in der Richtlinie nach § 137 Absatz 3 V festgelegten Stelle oder einer Stelle nach Absatz 4 beauftragt wurde. Die Kontrollen sind aufwandsarm zu gestalten und können unangemeldet durchgeführt werden.

(2) Art und Umfang der vom Medizinischen Dienst durchzuführenden Kontrollen bestimmen sich abschließend nach dem konkreten Auftrag, den die in den Absätzen 3 und 4 genannten Stellen erteilen. Der Auftrag muss bei Kontrollen, die durch Anhaltspunkte begründet sein müssen, in einem angemessenen Verhältnis zu den Anhaltspunkten stehen, die Auslöser für die Kontrollen sind. Gegenstand der Aufträge können sein:

1. die Einhaltung der Qualitätsanforderungen nach den §§ 135b SGB V und 136 bis 136c SGB V,

2. die Kontrolle der Richtigkeit der Dokumentation von Krankenhäusern im Rahmen der externen stationären Qualitätssicherung und

3. die Einhaltung der Qualitätsanforderungen der Länder, soweit dies landesrechtlich vorgesehen ist.

Werden bei Durchführung der Kontrollen Anhaltspunkte für erhebliche Qualitätsmängel offenbar, die außerhalb des Kontrollauftrags liegen, so teilt der Medizinische Dienst diese dem Auftraggeber nach Absatz 3 oder Absatz 4 sowie dem Krankenhaus unverzüglich mit. Satz 2 gilt nicht für Stichprobenprüfungen zur Validierung der Qualitätssicherungsdaten nach § 137 Absatz 3 Satz 1 SGB V.

(3) Die vom Gemeinsamen Bundesausschuss hierfür bestimmten Stellen beauftragen den Medizinischen Dienst nach Maßgabe der Richtlinie nach § 137 Absatz 3 SGB V mit Kontrollen nach Absatz 1 in Verbindung mit Absatz 2 Satz 3 Nummer 1 und 2. Soweit der Auftrag auch eine Kontrolle der Richtigkeit der Dokumentation nach Absatz 2 Satz 3 Nummer 2 beinhaltet, sind dem Medizinischen Dienst vom Gemeinsamen Bundesausschuss die Datensätze zu übermitteln, die das Krankenhaus im Rahmen der externen stationären Qualitätssicherung den zuständigen Stellen gemeldet hat und deren Richtigkeit der Medizinische Dienst im Rahmen der Kontrolle zu prüfen hat.

(4) Der Medizinische Dienst kann auch von den für die Krankenhausplanung zuständigen Stellen der Länder mit Kontrollen nach Absatz 1 in Verbindung mit Absatz 2 Satz 3 Nummer 3 beauftragt werden.

Ergebnisse von 357 Qualitätsprüfungen gemäß den Bestimmungen des G-BA zu 10 verschiedenen Versorgungskomplexen/Verfahren in Hessen zeigten in den Jahren 2006–2016, dass in rund 20 % der Fälle die vorgeschriebenen Anforderungen nicht erfüllt wurden. Im selben Zeitraum wurden 1624 Qualitätsprüfungen gemäß den Vorgaben des DIMDI zu 33 verschiedenen Komplexkodes durchgeführt. In rund 40 % der Fälle wurden die vorgeschriebenen Anforderungen nicht erfüllt (Ritter et al. 2018).

Die bei den Prüfungen erhobenen Defizite belegen die Notwendigkeit von Qualitätskontrollen durch eine unabhängige und qualifizierte Instanz. Die Qualitätsprüfungen tragen zur Qualitätssicherung und damit zur Struktur-, Prozess- und Ergebnisqualität in den Krankenhäusern bei. Die in Hessen etablierte Prüfpraxis ist auf die zukünftig bundesweit durchzuführenden Qualitätskontrollen übertragbar (Ritter et al. 2018).

20.8 Qualitätssicherung in Reha-Kliniken

Die Qualitätssicherung in den Reha-Kliniken richtet sich nach den Vorgaben des § 37 SGB IX. Danach vereinbaren die Rehabilitationsträger gemeinsame Empfehlungen zur Sicherung und Weiterentwicklung der Qualität der Leistungen, insbesondere zur barrierefreien Leistungserbringung sowie für die Durchführung vergleichender Qualitätsanalysen als Grundlage für ein effektives Qualitätsmanagement der Leistungserbringer.

Die Erbringer von Leistungen, d. h. die Reha-Einrichtungen, stellen ein Qualitätsmanagement sicher, das durch zielgerichtete und systematische Verfahren und Maßnahmen die Qualität der Versorgung gewährleistet und kontinuierlich verbessert. Stationäre Rehabilitationseinrichtungen haben sich an dem Zertifizierungsverfahren nach § 37 Absatz SGB IX zu beteiligen.

Gemäß dieser Vorschrift vereinbaren die Spitzenverbände der Rehabilitationsträger im Rahmen der Bundesarbeitsgemeinschaft für Rehabilitation grundsätzliche Anforderungen an ein einrichtungsinternes Qualitätsmanagement sowie ein einheitliches, unabhängiges Zertifizierungsverfahren, mit dem die erfolgreiche Umsetzung des Qualitätsmanagements in regelmäßigen Abständen nachgewiesen wird.

20.9 Expertenstandards

Expertenstandards sind keine Gesetze und deshalb nicht verbindlich im Hinblick auf ihre Anwendung. Dennoch sind sie allgemein anerkannte Instrumente, die den spezifischen Beitrag der Pflege für die gesundheitliche Versorgung von Patienten, Bewohnern und ihren Angehörigen zu zentralen Qualitätsrisiken aufzeigen. Gerichten dienen sie als Maßstab für die Bestimmung der „im Verkehr üblichen Sorgfalt" (§ 276 Abs. 2 BGB) und darüber hinaus als Grundlage für eine kontinuierliche Verbesserung der Pflegequalität in ambulanten und stationären Gesundheits- und Pflegeeinrichtungen.

Das Deutsche Netzwerk für Qualitätsentwicklung in der Pflege (DNQP) und der Deutsche Pflegerat (DPR) haben bisher folgende Standards entwickelt:

- Dekubitusprophylaxe in der Pflege
- Entlassungsmanagement in der Pflege
- Schmerzmanagement in der Pflege
- Sturzprophylaxe in der Pflege
- Förderung der Harnkontinenz in der Pflege
- Pflege von Menschen mit chronischen Wunden
- Ernährungsmanagement zur Sicherung und Förderung der oralen Ernährung in der Pflege
- Förderung der physiologischen Geburt
- Beziehungsgestaltung in der Pflege von Menschen mit Demenz
- Erhaltung und Förderung der Mobilität

Die Standards sind immer nach dem gleichen Muster aufgebaut und erfüllen folgende Kriterien:

- Sie bilden den aktuellen Stand des Wissens.
- Sie sind trennscharf und messbar.
- Sie benennen verbindliche Maßnahmen, professionelle Gestaltungsspielräume und die verantwortlichen Akteure.

- Sie zeigen Kooperationsebenen mit anderen Berufsgruppen und Institutionen auf.
- Sie machen Interdependenzen zwischen Struktur-, Prozess- und Ergebnisqualität sichtbar.
- Sie orientieren sich konsequent an den Bedürfnissen der jeweiligen Zielgruppe.
- Sie müssen praxistauglich sein.

Alle Expertenstandards können auf der Website des DNQP kostenlos abgerufen werden (siehe Weitere Quellen). Die Buchveröffentlichungen, die zusätzliche Kommentierung enthalten, sind jedoch kostenpflichtig.

Weiterführende Literatur- und Rechtsprechungsverzeichnis

Donabedian, Avedis: The Definition of Quality and Approaches to Its Assessment, Explorations in Quality Assessment and Monitoring. Band 1, Health Administration Press, Chicago, Il.,1980,
Garvin, D. A.: What does Product Quality Really Mean?, Sloan Management Review, Fall 1984, pp. 25–43
Giebing, H., Qualitätssicherung in den Niederlanden: eine Philosophie für die Praxis, in: Die Schwester, Der Pfleger (30), Nr. 12/Dez. 1991, S. 1109)
Lüttke, Oliver: Qualität und Kulturelles Kapital, Berlin, 2007

MDK-Richtlinien:
(https://md-bund.de/fileadmin/dokumente/Publikationen/ SPV/PV_Qualitaetspruefung/QPR_vollstationaer_190522.pdf)
Ritter, Sebastian; Lehr, Frauke; Gaertner, Thomas; van Essen, Jörg: Qualitätsprüfungen in Krankenhäusern durch den MDK Hessen: Erfahrungen und Ausblick – ein Praxisbericht, 2018

Weitere Quellen

Deutsches Netzwerk für Qualitätsentwicklung in der Pflege
https://www.dnqp.de/expertenstandards-und-auditinstrumente/
Expertenstandards und Auditinstrumente

Inhaltsverzeichnis

21.1 Was regelt das Sozialrecht?

Der Begriff „Sozialrecht" wird in Deutschland erst seit den 1960er- bis 1980er-Jahren mit der sozialen Sicherung in Verbindung gebracht. Vom Ende des 19. Jahrhunderts bis zur Mitte des 20. Jahrhunderts hatte man unter „Sozialrecht" das heutige Gesellschaftsrecht, also die rechtlichen Regelungen von juristischen Personen (einschließlich denen des öffentlichen Rechts) verstanden.

Das moderne Sozialrecht ist unter dem Druck der Sozialdemokraten als Antwort auf die brennenden sozialen Fragen des ausgehenden 19. Jahrhunderts entstanden. Die zunehmende Verelendung der Massen, die durch die Landflucht die Städte fluteten und als billige Arbeitskräfte

ohne Rechte ausgebeutet wurden, sorgten für zunehmenden sozialen Sprengstoff. Immer mehr Arbeiter schlossen sich der Arbeiterbewegung an. Der wilhelminische Staat reagierte zunächst repressiv; versuchte aber dann, die Situation mit den sogenannten „Sozialistengesetzen" zu entschärfen.

1884 trat das „Gesetz, betreffend die Krankenversicherung für Arbeiter" in Kraft, 1885 folgte das Unfallversicherungsgesetz, 1891 das Gesetz zur Absicherung von Invalidität und Alter. Am 19. Juni 1911 wurde die Reichsversicherungsordnung verabschiedet. Das gleichzeitig beschlossene „Versicherungsgesetz für Angestellte" sorgte für eine soziale Sicherung, die zwischen Arbeitern und Beamten einzuordnen war. Diese Gesetze, die bis heute in verschiedenen Büchern

Tab. 21.1 Sozialrecht – Ein Überblick

Buch	Titel/Regelungsmaterie	in Kraft seit
SGB I	Allgemeiner Teil	1. Januar 1976
SGB II	Grundsicherung für Arbeitssuchende	1. Januar 2005
SGB II	Arbeitsförderung	1. Januar 1998
SGB IV	Gemeinsame Vorschriften für die Sozialversicherung	1. Januar 1977
SGB V	Gesetzliche Krankenversicherung	1. Januar 1989
SGB VI	Gesetzliche Rentenversicherung	1. Januar 1992
SGB VII	Gesetzliche Unfallversicherung	1. Januar 1997
SGB VIII	Kinder- und Jugendhilfe	3. Oktober 1990 (neue Bundesländer) 1. Januar 1991 (alte Bundesländer)
SGB IX	Rehabilitation und Teilhabe behinderter Menschen	1. Juli 2001 1. Januar 2018 (Neufassung)
SGB X	Sozialverwaltungsverfahren und Sozialdatenschutz	1. Januar 1981 1. Januar 1983
SGB XI	Gesetzliche Pflegeversicherung	1. Januar 1995
SGB XII	Sozialhilfe	1. Januar 2005
SGB XIV	Soziale Entschädigung	Größtenteils 1. Januar 2024

des SGB weiterbestehen, bilden die Grundlage des deutschen Sozialstaates.

Unter Sozialrecht versteht man heute alle Rechtsnormen, die der Absicherung sozialer Risiken wie insbesondere Krankheit, Pflegebedürftigkeit, Arbeits- und Einkommenslosigkeit, Alter oder Tod dienen. Das deutsche Sozialrecht besteht aus zahlreichen Gesetzeswerken. Die wichtigsten sind die 12 Sozialgesetzbücher (SGB I bis XII). Für die Pflegepraxis sind vor allem das SGB V (Krankenversicherung), das SGB XI (Pflegeversicherung) und das SGB XII (Sozialhilfe) von besonderer Relevanz (s. Tab. 21.1).

21.2 Leistungsrechte aus SGB V, SGB XI und SGB XII

In Deutschland besteht in Bezug auf die Erbringung von Leistungen im Gesundheitsbereich ein rechtliches Dreiecksverhältnis, welches durch das Leistungserbringungsrecht geregelt wird. Da z. B. Pflegekassen in der Regel keine eigenen Einrichtungen und Dienste betreiben dürfen, müssen sie zur Erbringung der Leistungen mit geeigneten Dienstleistern Versorgungsverträge abschließen, in denen Art, Inhalt, Umfang und

Vergütung der Heimpflege festgelegt werden (§ 69, § 73 SGB XI).

Diese Konstellation wird von der neueren Rechtsprechung als Sachleistungsverschaffung bezeichnet (Vgl. BSG, Urteil vom 28.10.2008 – B 8 SO 22/07 R). Diese Beziehung kann man sich als gleichseitiges Dreieck vorstellen (s. Abb. 21.1).

Es bestehen

- ein öffentlich-rechtliches Sozialrechtsverhältnis (Grundverhältnis) zwischen dem Leistungsberechtigten und dem Leistungsträger, in dem bestimmte Sozialleistungen bewilligt werden,
- ein privatrechtlicher Vertrag (Erfüllungsverhältnis) zwischen dem Leistungsberechtigten und dem Leistungserbringer, aus dem der Leistungsberechtigte Zahlungsansprüchen des Leistungserbringers für die erbrachten Vertragsleistungen ausgesetzt ist und
- ein öffentlich-rechtlicher Vertrag (Leistungsverschaffungsverhältnis) zwischen dem Leistungsträger und dem Leistungserbringer, der Leistungs-, Vergütungs- und Prüfungsvereinbarungen enthält. Eine Zahlung erfolgt ohne Umweg über den Leistungsberechtigten direkt an die Einrichtung.

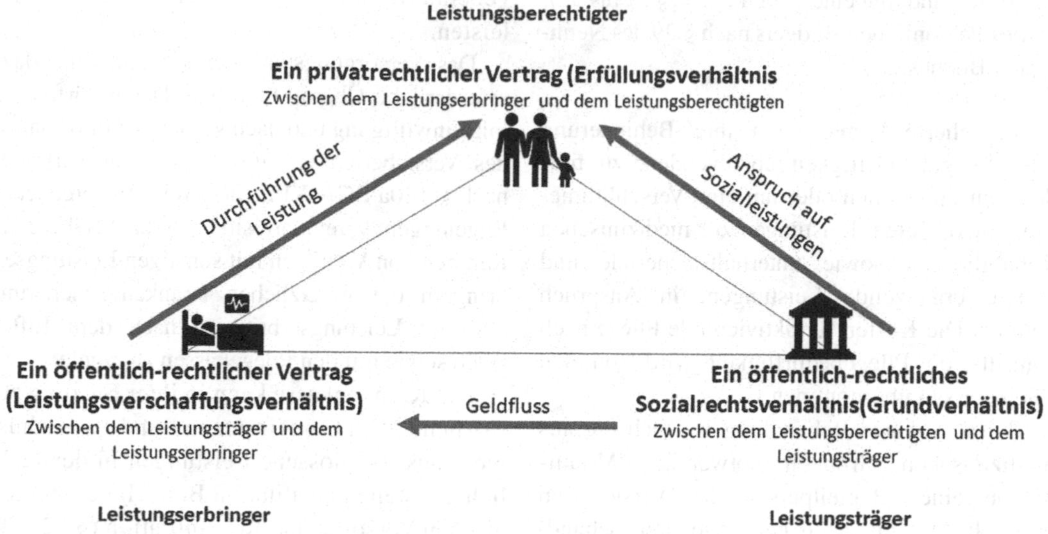

Abb. 21.1   Dreieck der Leistungsbeschaffung

Diese Konstruktion der Leistungen im Dreieck hat eine große Auswirkung auf das Qualitätsmanagement, das Qualitätsempfinden und die Messung von Qualität in der Pflege (siehe Kap. „Qualität und Qualitätsprüfungent").

dabei durch Aufklärung, Beratung und Leistungen zu helfen und unter Berücksichtigung von geschlechts-, alters- und behinderungsspezifischen Besonderheiten auf gesunde Lebensverhältnisse hinzuwirken.

21.3   Die gesetzliche Krankenversicherung SGB V – Aufgaben und Ziele

Die Aufgaben der Krankenversicherung werden in § 1 SGB V definiert. Danach hat die Krankenversicherung als Solidargemeinschaft die Aufgabe, die Gesundheit der Versicherten zu erhalten, wiederherzustellen oder ihren Gesundheitszustand zu bessern. Das umfasst auch die Förderung der gesundheitlichen Eigenkompetenz und Eigenverantwortung der Versicherten. Das Gesetz sieht aber auch die Versicherten in der Mitverantwortung für ihre Gesundheit. Sie sollen durch eine gesundheitsbewusste Lebensführung, durch frühzeitige Beteiligung an gesundheitlichen Vorsorgemaßnahmen sowie durch aktive Mitwirkung an Krankenbehandlung und Rehabilitation dazu beitragen, den Eintritt von Krankheit und Behinderung zu vermeiden oder ihre Folgen zu überwinden. Die Krankenkassen haben den Versicherten

21.3.1 Leistungen der gesetzlichen Krankenversicherung

Die Leistungen der gesetzlichen Krankenkassen stellen gemäß § 2, 2a die im Dritten Kapitel des SGB V genannten Leistungen unter Beachtung des Wirtschaftlichkeitsgebots (§ 12) zur Verfügung, soweit diese Leistungen nicht der Eigenverantwortung der Versicherten zugerechnet werden.

Versicherte haben nach den folgenden Vorschriften Anspruch auf Leistungen

- bei Schwangerschaft und Mutterschaft (§§ 24c bis 24i),
- zur Verhütung von Krankheiten und von deren Verschlimmerung sowie zur Empfängnisverhütung, bei Sterilisation und bei Schwangerschaftsabbruch (§§ 20 bis 24b),
- zur Erfassung von gesundheitlichen Risiken und Früherkennung von Krankheiten (§§ 25 und 26),

- zur Behandlung einer Krankheit (§§ 27 bis 52),
- des Persönlichen Budgets nach § 29 des Neunten Buches.

Versicherte können, um ihre Behinderung oder Pflegebedürftigkeit abzuwenden, zu mildern, auszugleichen oder um eine Verschlimmerung zu verhüten, Leistungen zur medizinischen Rehabilitation sowie unterhaltssichernde und andere ergänzende Leistungen, in Anspruch nehmen Die Kosten für aktivierende Pflege nach Eintritt von Pflegebedürftigkeit wird von den Pflegekassen übernommen.

Bei stationärer Behandlung ist auch die aus medizinischen Gründen notwendige Mitaufnahme einer Begleitperson des Versicherten möglich. Das gilt auch bei stationärer Behandlung in einem Krankenhaus nach § 108 oder einer Vorsorge- oder Rehabilitationseinrichtung nach § 107 Absatz 2. Hier ist die Mitaufnahme einer Pflegekraft erlaubt, soweit Versicherte ihre Pflege nach § 63b Absatz 6 Satz 1 des Zwölften Buches durch von ihnen beschäftigte besondere Pflegekräfte sicherstellen.

Ist bei stationärer Behandlung die Anwesenheit einer Begleitperson aus medizinischen Gründen notwendig, eine Mitaufnahme in die stationäre Einrichtung jedoch nicht möglich, kann die Unterbringung der Begleitperson auch außerhalb des Krankenhauses oder der Vorsorge- oder Rehabilitationseinrichtung erfolgen. Die Krankenkasse bestimmt nach den medizinischen Erfordernissen des Einzelfalls Art und Dauer der Leistungen für eine Unterbringung nach pflichtgemäßem Ermessen; die Kosten dieser Leistungen dürfen nicht höher sein als die für eine Mitaufnahme der Begleitperson in die stationäre Einrichtung anfallenden Kosten.

Versicherte haben außerdem Anspruch auf ein Versorgungsmanagement, insbesondere zur Lösung von Problemen beim Übergang in die verschiedenen Versorgungsbereiche. Dies umfasst auch die fachärztliche Anschlussversorgung. Die Pflegeeinrichtungen sind in das Versorgungsmanagement mit einzubeziehen; dabei ist eine enge Zusammenarbeit mit Pflegeberatern und Pflegeberaterinnen zu gewährleisten.

Das Versorgungsmanagement und eine dazu erforderliche Übermittlung von Daten dürfen nur mit Einwilligung und nach vorheriger Information des Versicherten erfolgen. Soweit in Verträgen nach § 140a SGB XI nicht bereits entsprechende Regelungen vereinbart sind, ist das Nähere im Rahmen von Verträgen mit sonstigen Leistungserbringern der gesetzlichen Krankenversicherung und mit Leistungserbringern nach dem Elften Buch sowie mit den Pflegekassen zu regeln.

Die Krankenkasse kann in ihrer Satzung zusätzliche, vom Gemeinsamen Bundesausschuss nicht ausgeschlossene Leistungen in der fachlich gebotenen Qualität im Bereich der medizinischen Vorsorge und Rehabilitation (§§ 23, 40 SGB V), der Leistungen von Hebammen bei Schwangerschaft und Mutterschaft (§ 24d SGB V), der künstlichen Befruchtung (§ 27a SGB V), der zahnärztlichen Behandlung ohne die Versorgung mit Zahnersatz (§ 28 Absatz 2 SGB V), bei der Versorgung mit nicht verschreibungspflichtigen apothekenpflichtigen Arzneimitteln (§ 34 Absatz 1 Satz 1 SGB V), mit Heilmitteln (§ 32 SGB V), mit Hilfsmitteln (§ 33 SGB V) und mit digitalen Gesundheitsanwendungen (§ 33a SGB V), im Bereich der häuslichen Krankenpflege (§ 37 SGB V) und der Haushaltshilfe (§ 38 SGB V) sowie Leistungen von nicht zugelassenen Leistungserbringern vorsehen. Die Satzung muss insbesondere die Art, die Dauer und den Umfang der Leistung bestimmen; sie hat hinreichende Anforderungen an die Qualität der Leistungserbringung zu regeln. Die zusätzlichen Leistungen sind von den Krankenkassen in ihrer Rechnungslegung gesondert auszuweisen.

Der Gesetzgeber bestimmt darüber hinaus, dass

- die Qualität und Wirksamkeit immer dem allgemein anerkannten Stand der medizinischen Erkenntnisse zu entsprechen haben und
- den medizinischen Fortschritt berücksichtigen müssen. Außerdem

- Außerdem müssen sie dem Wirtschaftlichkeitserfordernis genügen (siehe Kap. 20).

Versicherte mit einer lebensbedrohlichen oder regelmäßig tödlichen Erkrankung oder mit einer zumindest wertungsmäßig vergleichbaren Erkrankung, für die eine allgemein anerkannte, dem medizinischen Standard entsprechende Leistung nicht zur Verfügung steht, können auch eine vom Standard abweichende Leistung beanspruchen, wenn eine nicht ganz entfernt liegende Aussicht auf Heilung oder auf eine spürbare positive Einwirkung auf den Krankheitsverlauf besteht.

Die Krankenkasse erteilt grundsätzlich für Leistungen vor Beginn der Behandlung eine Kostenübernahmeerklärung.

Die Versicherten erhalten die Leistungen grundsätzlich als Sach- und Dienstleistungen (soweit dieses oder das Neunte Sozialgesetzbuch nichts Abweichendes vorsieht).

Über die Erbringung der Sach- und Dienstleistungen schließen die Krankenkassen nach den Vorschriften des Vierten Kapitels des SGB V Verträge mit den Leistungserbringern ab (siehe Kapitel „Qualität und Qualitätsprüfungen" – der Patient ist nicht Vertragspartner). Bei der Auswahl der Leistungserbringer ist ihre Vielfalt zu beachten; außerdem ist den religiösen Bedürfnissen der Versicherten Rechnung zu tragen.

21.4 SGB XI – die Pflegeversicherung

Das SGB XI – die gesetzliche Pflegeversicherung – ist als jüngste Ergänzung der Sozialgesetzbücher am 01.01.1995 in Kraft getreten.

Mit der Pflegeversicherung, so die Bundesregierung 1995 in der Begründung zum Gesetzentwurf (Deutscher Bundestag, 12. Wahlperiode, Drucksache 12/5262), sollte die bisherige Versorgung Pflegebedürftiger umfassend verbessert und auf eine neue Grundlage gestellt werden. Ein wichtiges Anliegen der damaligen Regierung war, die aus der Pflegebedürftigkeit entstehenden Belastungen zu mildern und sicherstellen. Außerdem sollte die überwiegende Zahl der Pflegebedürftigen nicht mehr auf Sozialhilfe angewiesen sein. Als Leistungen sollen vorrangig Hilfen zur häuslichen Pflege zur Verfügung gestellt werden, um den Pflegebedürftigen möglichst lange das Verbleiben in der gewohnten häuslichen und familiären Umgebung zu ermöglichen. Der unterstützende Charakter der Leistungen hat zur Folge, dass Pflege und Betreuung durch Familienangehörige aber auch weiterhin notwendig sind.

In den Schutz der sozialen Pflegeversicherung sind kraft Gesetzes alle einbezogen, die in der gesetzlichen Krankenversicherung versichert sind. Wer gegen Krankheit bei einem privaten Krankenversicherungsunternehmen versichert ist, muss eine private Pflegeversicherung abschließen. Träger der sozialen Pflegeversicherung sind die Pflegekassen; ihre Aufgaben werden von den Krankenkassen (§ 4 SGB V) wahrgenommen. Die Pflegeversicherung hat die Aufgabe, Pflegebedürftigen Hilfe zu leisten, die wegen der Schwere der Pflegebedürftigkeit auf solidarische Unterstützung angewiesen sind.

Die Ausgaben der Pflegeversicherung werden durch Beiträge der Mitglieder und der Arbeitgeber finanziert. Die Beiträge richten sich nach den beitragspflichtigen Einnahmen der Mitglieder. Für versicherte Familienangehörige und eingetragene Lebenspartner (Lebenspartner) werden Beiträge nicht erhoben.

21.4.1 Ziele und Entwicklung des Gesetzes

Das SGB XI trägt im Hinblick auf seine Finanzierung die Bürde der Umlagefinanzierung. Damit folgt es der Tradition des deutschen sozialen Sicherungssystems. Es war jedoch schon zum Zeitpunkt der Entstehung des Gesetzes klar, dass eine solche Finanzierung auf tönernen Füßen steht. Sie wurde dennoch auf ausdrücklichen Wunsch des damaligen Arbeits- und Sozialministers Norbert Blüm sowie Bundeskanzler Dr. Helmut Kohl gegen den Rat sämtlicher Experten so beschlossen. Norbert Blüm hat sich in späteren Jahren von dieser Finanzierungsform distanziert und hat sie einen seiner „größten politischen Fehler" genannt.

Die ersten marginalen Veränderungen des Gesetzes starteten im Jahre 2006. Wichtige und grundlegende Reformen, Veränderungen und Ergänzungen des SGB XI waren u. a. das Pflege-Weiterentwicklungsgesetz vom 28. Mai 2008 (BGBl. I S. 874), Pflege-Neuausrichtungs-Gesetz (PNG) vom 23. Oktober 2012 (BGBl. I S. 2246), das Erste Pflegestärkungsgesetz (PSG I) vom 17. Dezember 2014 (BGBl. I S. 2222) sowie das Gesetz zur besseren Vereinbarkeit von Familie, Pflege und Beruf vom 23. Dezember 2014 (BGBl. I S. 2462) hinzu.

Mit dem Zweiten Pflegestärkungsgesetz (PSG II) vom 21. Dezember 2015 (BGBl. I S. 2424) sollte, so der Gesetzgeber, ein seit Jahren diskutierter Paradigmenwechsel im Recht der sozialen Pflegeversicherung vollzogen werden: Ab Januar 2017 wurde der Pflegebedürftigkeitsbegriff grundlegend neu definiert und ein neues Begutachtungsverfahren eingeführt. Das Pflegestärkungsgesetz 2 änderte außerdem die Rahmenbedingungen und die gesetzlichen Vorgaben für die Pflege sehr umfassend.

Das Dritte Pflegestärkungsgesetz (PSG III) vom 23. Dezember 2016 (BGBl. I S. 3191) stellt ein erneutes großes Reformvorhaben seit Einführung der gesetzlichen Pflegeversicherung dar. Im Vordergrund dieser Novelle stand die Stärkung der Rolle der Kommunen in der Pflege durch bessere Steuerungsmöglichkeiten. Weitere Kernthemen waren die Kooperations- und Koordinationsstrukturen sowie eine bessere Verzahnung der kommunalen Beratung und Beteiligung am Auf- und Ausbau niederschwelliger Angebote (vgl. §§ 123 und 124 SGB XI mit entsprechenden Modellvorhaben). Gleichzeitig wurden die sozialhilferechtlichen Vorschriften (Zwölftes Buch Sozialgesetzbuch) SGB XII sowie im sozialen Entschädigungsrecht (Bundesversorgungsgesetz, BVG) die Regelungen an den neuen Pflegebedürftigkeitsbegriff angepasst. Während des Gesetzgebungsverfahrens wurden neben den oben genannten Hauptthemen noch zahlreiche Modifikationen, Korrekturen und Klarstellungen eingefügt, die teilweise nicht unerhebliche, teils dramatische Auswirkungen (z. B. auf die Vergütung von Pflegekräften, §§ 75, 84, 85, 89 SGB XI) hatten und noch haben.

Mit dem Pflegepersonal-Stärkungsgesetz (PpSG) vom 11. Dezember 2018 (BGBl. I S. 2394) „sollen (…) spürbare Entlastungen im Alltag der Pflegekräfte durch eine bessere Personalausstattung und bessere Arbeitsbedingungen in der Kranken- und Altenpflege erreicht werden, um die Pflege und Betreuung der Patientinnen und Patienten sowie der Pflegebedürftigen weiter zu verbessern. Darüber hinaus soll durch Neuregelungen des Infektionsschutzgesetzes der Schutz der öffentlichen Gesundheit gestärkt werden." (DT, Drucksache 19/4453)

Der Grund für das MDK-Reformgesetz vom 14. Dezember 2019 (BGBl. I S. 2789) war, „dass die Unabhängigkeit der Medizinischen Dienste der Krankenversicherung (MDK) in den letzten Jahren zunehmend kritisch hinterfragt worden (…) (war). Die im Auftrag der Krankenkassen durch die MDK durchgeführten Abrechnungsprüfungen führten zu einer Vielzahl von Streitigkeiten. (…) die Medizinischen Dienste der Krankenversicherung (sollten) gestärkt und ihre Unabhängigkeit gewährleistet werden (…). Zudem (…) (sollte) durch bundesweit einheitliche und verbindliche Regelungen die Wahrnehmung ihrer Aufgaben sichergestellt werden. Um diese Ziele erreichen zu können, (…) (bedurfte) es einer Reform der Organisation der MDK (…)." (BT-Drucksachen 19/13397, 19/13547)

In der Zeit der pandemischen Notlage wurden das COVID-19-Krankenhausentlastungsgesetz vom 27. März 2020 (BGBl. I S. 580), das „Zweite Gesetz zum Schutz der Bevölkerung bei einer epidemischen Lage von nationaler Tragweite" vom 19. Mai 2020 (BGBl. I S. 1018) sowie das Gesetz zur Fortgeltung der die epidemische Lage von nationaler Tragweite betreffenden Regelungen vom 29. März 2021 (BGBl. I S. 370) verabschiedet.

Am 11. Juni 2021 ist mit dem Gesundheitsversorgungs- und Pflegeverbesserungsgesetz (GPVG) vom 22. Dezember 2020 (BGBl. I S. 3299) das bis dato letzte einschneidende Änderungsgesetz, das nicht unmittelbar durch die pandemische Lage bedingt war, vom Bundestag beschlossen worden. Die Änderungen beziehen sich neben dem SGB XI ebenso auf das SGB V (siehe da). Das Gesetz tritt in großen Teilen ab 01. Januar 2022 in Kraft – die Vorgaben zur Tarifbindung ab 01.09.2022, wobei vorher schon Fristen für Umsetzungsschritte eingezogen werden.

Bereits beschlossene, aber noch nicht in Kraft getretene Gesetze
Gesundheitsversorgungsweiterentwicklungsgesetz (GVWG) vom 11. Juli 2021 (BGBl. I S. 2754) – Inkrafttreten schrittweise vom 01.01.2022 bis 01.01.2026

Mit dem Gesetz verfolgt die Bundesregierung das Ziel, unter anderem die Festlegung weiterer Mindestmengen in der Krankenhausversorgung und ihre Durchsetzung zu fördern (BT-Drucksache 19/30560). Weiterhin sollen sogenannte Qualitätsverträge mit Krankenhäusern erprobt, verbindlicher gestaltet und der Anwendungsbereich durch den Gemeinsamen Bundesausschuss (G-BA) erweitert werden. Daneben sollen die Vorgaben für deren Evaluierung präzisiert werden. Darüber hinaus soll der G-BA soll den Auftrag erhalten, Zweitmeinungsverfahren durch jährlich mindestens zwei neue Verfahren weiter kontinuierlich auszubauen. Zu guter letzt, sollen Regelungen eingeführt werden, die die Transparenz und Qualität in der Versorgung durch die Veröffentlichung einrichtungsbezogener Vergleiche fördern.

21.4.2 Leistungen des SGB XI

Gemäß § 4 SGB XI sind die Leistungen der Pflegeversicherung

- Dienst-, Sach- und Geldleistungen für
  - den Bedarf an körperbezogenen Pflegemaßnahmen,
  - pflegerischen Betreuungsmaßnahmen und
- Hilfen bei der Haushaltsführung sowie Kostenerstattung.

Art und Umfang der Leistungen richten sich

- nach der Schwere der Pflegebedürftigkeit und danach,

- ob häusliche, teilstationäre oder vollstationäre Pflege in Anspruch genommen wird.

Bei häuslicher und teilstationärer Pflege ergänzen die Leistungen der Pflegeversicherung die familiäre, nachbarschaftliche oder sonstige ehrenamtliche Pflege und Betreuung.

Bei teil- und vollstationärer Pflege werden die Pflegebedürftigen von Aufwendungen entlastet, die für ihre Versorgung nach Art und Schwere der Pflegebedürftigkeit erforderlich sind (pflegebedingte Aufwendungen). Die Aufwendungen für Unterkunft und Verpflegung tragen die Pflegebedürftigen selbst.

Pflegekassen, Pflegeeinrichtungen und Pflegebedürftige haben genau wie bei Leistungen der gesetzlichen Krankenkasse (siehe oben SGB V) darauf hinzuwirken, dass die Leistungen wirksam und wirtschaftlich erbracht und nur im notwendigen Umfang in Anspruch genommen werden.

21.4.3 Die wichtigsten Regelungen und Definitionen für die Pflegepraxis

Die Rechte und Pflichten der Pflegeeinrichtungen sind in § 11 SGB XI definiert. Danach

- pflegen,
- versorgen und
- betreuen

sie die Pflegebedürftigen, die ihre Leistungen in Anspruch nehmen, entsprechend dem allgemein anerkannten Stand medizinisch-pflegerischer Erkenntnisse. Inhalt und Organisation der Leistungen haben eine humane und aktivierende Pflege unter Achtung der Menschenwürde zu gewährleisten.

21.4.4 Der Begriff der Pflegebedürftigkeit

Für die Pflege ist der Begriff der Pflegebedürftigkeit aus verschiedenen Gründen von besonderer Bedeutung. Dieser wird in § 14 SGB XI definiert.

Pflegebedürftig im Sinne dieses Buches sind Personen, die gesundheitlich bedingte Beeinträchtigungen der Selbstständigkeit oder der Fähigkeiten aufweisen und deshalb der Hilfe durch andere bedürfen (§ 14 Abs. 1 S. 1. SGB XI).

Es muss sich um Personen handeln, die

- körperliche,
- kognitive oder
- psychische Beeinträchtigungen oder
- gesundheitlich bedingte Belastungen oder
- Anforderungen nicht selbstständig kompensieren oder bewältigen können.

Die Pflegebedürftigkeit muss

- auf Dauer, voraussichtlich für mindestens sechs Monate, und
- mit mindestens der in § 15 SGB XI (siehe unten) festgelegten Schwere bestehen.

Maßgeblich für das Vorliegen von gesundheitlich bedingten Beeinträchtigungen der Selbstständigkeit oder der Fähigkeiten sind die in den folgenden sechs Bereichen genannten pflegefachlich begründeten Kriterien:

1. Mobilität	Positionswechsel im Bett, Halten einer stabilen Sitzposition, Umsetzen, Fortbewegen innerhalb des Wohnbereichs, Treppensteigen
2. kognitive und kommunikative Fähigkeiten	Erkennen von Personen aus dem näheren Umfeld, örtliche Orientierung, zeitliche Orientierung, Erinnern an wesentliche Ereignisse oder Beobachtungen, Steuern von mehrschrittigen Alltagshandlungen, Treffen von Entscheidungen im Alltagsleben, Verstehen von Sachverhalten und Informationen, Erkennen von Risiken und Gefahren, Mitteilen von elementaren Bedürfnissen, Verstehen von Aufforderungen, Beteiligen an einem Gespräch
3. Verhaltensweisen und psychische Problemlagen	motorisch geprägte Verhaltensauffälligkeiten, nächtliche Unruhe, selbstschädigendes und autoaggressives Verhalten, Beschädigen von Gegenständen, physisch aggressives Verhalten gegenüber anderen Personen, verbale Aggression, andere pflegerelevante vokale Auffälligkeiten, Abwehr pflegerischer und anderer unterstützender Maßnahmen, Wahnvorstellungen, Ängste, Antriebslosigkeit bei depressiver Stimmungslage, sozial inadäquate Verhaltensweisen, sonstige pflegerelevante inadäquate Handlungen
4. Selbstversorgung	Waschen des vorderen Oberkörpers, Körperpflege im Bereich des Kopfes, Waschen des Intimbereichs, Duschen und Baden einschließlich Waschen der Haare, An- und Auskleiden des Oberkörpers, An- und Auskleiden des Unterkörpers, mundgerechtes Zubereiten der Nahrung und Eingießen von Getränken, Essen, Trinken, Benutzen einer Toilette oder eines Toilettenstuhls, Bewältigen der Folgen einer Harninkontinenz und Umgang mit Dauerkatheter und Urostoma, Bewältigen der Folgen einer Stuhlinkontinenz und Umgang mit Stoma, Ernährung parenteral oder über Sonde, Bestehen gravierender Probleme bei der Nahrungsaufnahme bei Kindern bis zu 18 Monaten, die einen außergewöhnlich pflegeintensiven Hilfebedarf auslösen
5. Bewältigung von und selbstständiger Umgang mit krankheits- oder therapiebedingten Anforderungen und Belastungen	a) in Bezug auf Medikation, Injektionen, Versorgung intravenöser Zugänge, Absaugen und Sauerstoffgabe, Einreibungen sowie Kälte- und Wärmeanwendungen, Messung und Deutung von Körperzuständen, körpernahe Hilfsmittel b) in Bezug auf Verbandswechsel und Wundversorgung, Versorgung mit Stoma, regelmäßige Einmalkatheterisierung und Nutzung von Abführmethoden, Therapiemaßnahmen in häuslicher Umgebung

	c) in Bezug auf zeit- und technik-intensive Maßnahmen in häuslicher Umgebung, Arztbesuche, Besuche anderer medizinischer oder therapeutischer Einrichtungen, zeitlich ausgedehnte Besuche medizinischer oder therapeutischer Einrichtungen, Besuch von Einrichtungen zur Frühförderung bei Kindern d) in Bezug auf das Einhalten einer Diät oder anderer krankheits- oder therapiebedingter Verhaltensvorschriften
6. Gestaltung des Alltagslebens und sozialer Kontakte:	Gestaltung des Tagesablaufs und Anpassung an Veränderungen, Ruhen und Schlafen, Sich-Beschäftigen, Vornehmen von in die Zukunft gerichteten Planungen, Interaktion mit Personen im direkten Kontakt, Kontaktpflege zu Personen außerhalb des direkten Umfelds

Beeinträchtigungen der Selbstständigkeit oder der Fähigkeiten, die dazu führen, dass die Haushaltsführung nicht mehr ohne Hilfe bewältigt werden kann, werden ebenfalls berücksichtigt.

21.4.5 Pflegegrad

Die Ermittlung des Grades der Pflegebedürftigkeit erfolgt nach den Vorgaben des § 15 SGB XI.

Pflegebedürftige erhalten nach der Schwere der Beeinträchtigungen der Selbstständigkeit oder der Fähigkeiten einen Grad der Pflegebedürftigkeit (Pflegegrad).

Der Pflegegrad wird mit Hilfe eines pflegefachlich begründeten Begutachtungsinstruments ermittelt.

Dieses Begutachtungsinstrument ist in sechs Module gegliedert, die den sechs Bereichen in § 14 Absatz 2 SGB XI (siehe oben) entsprechen. In jedem Modul sind für die in den Bereichen genannten Kriterien die in Anlage 1 des SGB XI dargestellten Kategorien vorgesehen.

Die Kategorien stellen die in ihnen zum Ausdruck kommenden verschiedenen Schweregrade der Beeinträchtigungen der Selbstständigkeit oder der Fähigkeiten dar. Den Kategorien werden

in Bezug auf die einzelnen Kriterien pflegefachlich fundierte Einzelpunkte zugeordnet, die aus Anlage 1 ersichtlich sind.

In jedem Modul werden die jeweils erreichbaren Summen aus Einzelpunkten nach den in Anlage 2 festgelegten Punktbereichen gegliedert. Die Summen der Punkte werden nach den in ihnen zum Ausdruck kommenden Schweregraden der Beeinträchtigungen der Selbstständigkeit oder der Fähigkeiten wie folgt bezeichnet (s. Tab. 21.2).

Jedem Punktbereich in einem Modul werden unter Berücksichtigung der in ihm zum Ausdruck kommenden Schwere der Beeinträchtigungen der Selbstständigkeit oder der Fähigkeiten sowie der folgenden Gewichtung der Module die in Anlage 2 festgelegten, gewichteten Punkte zugeordnet. Die Module des Begutachtungsinstruments werden wie folgt gewichtet (s. Tab. 21.3).

Zur Ermittlung des Pflegegrades sind die bei der Begutachtung festgestellten Einzelpunkte in jedem Modul zu addieren und dem in Anlage 2

Tab. 21.2 Kategorien der Schweregrade der Beeinträchtigung der Selbstständigkeit

Punktbereich 0	keine Beeinträchtigungen der Selbstständigkeit oder der Fähigkeiten
Punktbereich 1	geringe Beeinträchtigungen der Selbstständigkeit oder der Fähigkeiten
Punktbereich 2	erhebliche Beeinträchtigungen der Selbstständigkeit oder der Fähigkeiten
Punktbereich 3	schwere Beeinträchtigungen der Selbstständigkeit oder der Fähigkeiten
Punktbereich 4	schwerste Beeinträchtigungen der Selbstständigkeit oder der Fähigkeiten

Tab. 21.3 Gewichtung der Module des Begutachtungsinstruments

1. Mobilität	10 %
2. kognitive und kommunikative Fähigkeiten sowie Verhaltensweisen und psychische Problemlagen zusammen	15 %
3. Selbstversorgung	40 %
4. Bewältigung von und selbstständiger Umgang mit krankheits- oder therapiebedingten Anforderungen und Belastungen	20 %
5. Gestaltung des Alltagslebens und sozialer Kontakte	15 %

Tab. 21.4 Pflegegrade

Pflegegrad	Bewertung	Beschreibung
Pflegegrad 1*	ab 12,5 bis unter 27 Gesamtpunkte	geringe Beeinträchtigungen der Selbstständigkeit oder der Fähigkeiten
Pflegegrad 2*	ab 27 bis unter 47,5 Gesamtpunkte	erhebliche Beeinträchtigungen der Selbstständigkeit oder der Fähigkeiten,
Pflegegrad 3*	ab 47,5 bis unter 70 Gesamtpunkte	schwere Beeinträchtigungen der Selbstständigkeit oder der Fähigkeiten,
Pflegegrad 4*	ab 70 bis unter 90 Gesamtpunkte	schwerste Beeinträchtigungen der Selbstständigkeit oder der Fähigkeiten
Pflegegrad 5	ab 90 bis 100 Gesamtpunkte	schwerste Beeinträchtigungen der Selbstständigkeit oder der Fähigkeiten mit besonderen Anforderungen an die pflegerische Versorgung

*Pflegebedürftige mit besonderen Bedarfskonstellationen, die einen spezifischen, außergewöhnlich hohen Hilfebedarf mit besonderen Anforderungen an die pflegerische Versorgung aufweisen, können aus pflegefachlichen Gründen dem Pflegegrad 5 zugeordnet werden, auch wenn ihre Gesamtpunkte unter 90 liegen.

festgelegten Punktbereich sowie den sich daraus ergebenden gewichteten Punkten zuzuordnen.

Den Modulen 2 und 3 ist ein gemeinsamer gewichteter Punkt zuzuordnen, der aus den höchsten gewichteten Punkten entweder des Moduls 2 oder des Moduls 3 besteht.

Aus den gewichteten Punkten aller Module sind durch Addition die Gesamtpunkte zu bilden.

Auf der Basis der erreichten Gesamtpunkte sind pflegebedürftige Personen in einen der nachfolgenden Pflegegrade einzuordnen (s. Tab. 21.4).

Der Medizinische Dienst Bund hat (in den Richtlinien nach § 17 Absatz 1 SGB XI) die pflegefachlich begründeten Voraussetzungen für solche besonderen Bedarfskonstellationen konkretisiert.

Bei der Begutachtung sind auch solche Kriterien zu berücksichtigen, die zu einem Hilfebe-

Tab. 21.5 Einstufung pflegebedürftiger Kinder

Pflegegrad	Punktezahl
Pflegegrad 2	ab 12,5 bis unter 27 Gesamtpunkte
Pflegegrad 3	ab 27 bis unter 47,5 Gesamtpunkte
Pflegegrad 4	ab 47,5 bis unter 70 Gesamtpunkte
Pflegegrad 5	ab 70 bis 100 Gesamtpunkte

darf führen, für den Leistungen des Fünften Buches (Krankenversicherung) vorgesehen sind. Dies gilt auch für krankheitsspezifische Pflegemaßnahmen. Krankheitsspezifische Pflegemaßnahmen sind Maßnahmen der Behandlungspflege, bei denen der behandlungspflegerische Hilfebedarf aus medizinisch-pflegerischen Gründen regelmäßig und auf Dauer untrennbarer Bestandteil einer pflegerischen Maßnahme in den in § 14 Absatz 2 SGB V genannten sechs Bereichen (siehe oben) ist oder mit einer solchen notwendig in einem unmittelbaren zeitlichen und sachlichen Zusammenhang steht.

Pflegebedürftigkeit bei Kindern
Bei pflegebedürftigen Kindern wird der Pflegegrad durch einen Vergleich der Beeinträchtigungen ihrer Selbstständigkeit und ihrer Fähigkeiten mit altersentsprechend entwickelten Kindern ermittelt. Im Übrigen gilt das vorher Gesagte entsprechend.

Pflegebedürftige Kinder im Alter bis zu 18 Monaten werden abweichend von der obigen Tabelle wie folgt eingestuft (s. Tab. 21.5).

Weiterführende Literatur- und Rechtsprechungsverzeichnis

Literatur

Deutscher Bundestag, Drucksachen 19/13397, 19. Wahlperiode, 23.09.2019
Deutscher Bundestag, Drucksache 19/13547 zu Drucksache 19/13397, 19. Wahlperiode, 25.09.2019
Deutscher Bundestag, Drucksache 19/30560, 19. Wahlperiode, 10.06.2021
Deutscher Bundestag, Drucksache 19/4453, 19. Wahlperiode, 24.09.2018
Deutscher Bundestag, Drucksache 12/5262, 12. Wahlperiode, 24.06.1992

Rechtsprechung

Keine

Weitere Quellen

Entscheidung des Bundesverfassungsgerichts zur Gewährleistung des Existenzminimums
https://www.bundesverfassungsgericht.de/SharedDocs/Entscheidungen/DE/2014/07/ls20140723_1bvl001012.html

Eine lesenswerte Entscheidung des Bundesverfassungsgerichts, die zeigt, dass auch Juristen verständlich schreiben und formulieren können.

Entscheidung bezüglich des Inkrafttreten von SGB XI
https://www.bundesverfassungsgericht.de/SharedDocs/Entscheidungen/DE/2001/04/rs20010403_1bvr201495.html

Das Bundesverfassungsgericht gibt in dieser Entscheidung einen sehr ausführlichen Abriss über die Entstehung des SGB XI.

Stichwortverzeichnis

Printed in the United States
by Baker & Taylor Publisher Services

Printed in the United States
by Baker & Taylor Publisher Services